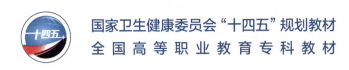

国家卫生健康委员会"十四五"规划教材

全国高等职业教育专科教材

供临床医学专业用

医学文献检索

第 5 版

主 编 孙思琴 庞 津

副主编 李 静 刘 伟

编 者 （按姓氏笔画排序）

王 宁 山西医科大学汾阳学院

王 婷 新疆医科大学

宁晓旭 湖北中医药高等专科学校

刘 伟 赣南卫生健康职业学院

孙思琴 山东第一医科大学（山东省医学科学院）

李 静 安徽医学高等专科学校

庞 津 天津医学高等专科学校

蒋新军 海南医科大学（海南省医学科学院）

楚存坤 山东第一医科大学（山东省医学科学院）

蔡金伟 南阳医学高等专科学校

新形态教材

人民卫生出版社
·北 京·

图书在版编目（CIP）数据

医学文献检索 / 孙思琴，庞津主编 . -- 5 版 .
北京 ：人民卫生出版社，2024. 8. --（高等职业教育专科临床医学专业教材）. -- ISBN 978-7-117-36569-7

Ⅰ. R-058

中国国家版本馆 CIP 数据核字第 2024WV2826 号

| 人卫智网 | www.ipmph.com | 医学教育、学术、考试、健康，购书智慧智能综合服务平台 |
| 人卫官网 | www.pmph.com | 人卫官方资讯发布平台 |

医学文献检索
Yixue Wenxian Jiansuo
第 5 版

主　　编：孙思琴　庞　津
出版发行：人民卫生出版社（中继线 010-59780011）
地　　址：北京市朝阳区潘家园南里 19 号
邮　　编：100021
E - mail: pmph @ pmph.com
购书热线：010-59787592　010-59787584　010-65264830
印　　刷：河北新华第一印刷有限责任公司
经　　销：新华书店
开　　本：850 × 1168　1/16　印张：15
字　　数：423 千字
版　　次：2003 年 12 月第 1 版　　2024 年 8 月第 5 版
印　　次：2024 年 10 月第 1 次印刷
标准书号：ISBN 978-7-117-36569-7
定　　价：52.00 元
打击盗版举报电话：010-59787491　E-mail: WQ @ pmph.com
质量问题联系电话：010-59787234　E-mail: zhiliang @ pmph.com
数字融合服务电话：4001118166　E-mail: zengzhi @ pmph.com

以习近平新时代中国特色社会主义思想为指导,全面贯彻党的二十大精神,落实《国务院办公厅关于加快医学教育创新发展的指导意见》等文件要求,更好地发挥教材对临床医学专业高素质实用型专门人才培养的支撑作用,进一步提升助理全科医师的培养水平,人民卫生出版社在教育部、国家卫生健康委员会领导和支持下,由全国卫生健康职业教育教学指导委员会指导,依据最新版《高等职业学校临床医学专业教学标准》,经过充分的调研论证,启动了全国高等职业教育专科临床医学专业第九轮规划教材修订工作。经第七届全国高等职业教育专科临床医学专业规划教材建设评审委员会深入论证,确定了教材修订的整体规划,明确了修订基本原则:

1. 落实立德树人根本任务 坚持将马克思主义立场、观点、方法贯穿教材编写始终。坚持"为党育人、为国育才",全面落实立德树人根本任务,深入挖掘课程教学内容中的思想政治教育元素,加工凝练后有机融入教材编写,发挥教材"培根铸魂、启智增慧"作用,培养具有"敬佑生命、救死扶伤、甘于奉献、大爱无疆"医学职业精神的时代新人。

2. 对接岗位工作需要、符合专业教学标准 教材建设突出职教类型特点,紧紧围绕"三教"改革,以专业教学标准为依据,以助理全科医师岗位胜任力培养为主线,体现临床新技术、新工艺、新规范、新标准,反映卫生健康人才培养模式改革方向,将知识、能力、素质培养有机结合。适应教学模式改革与教学方法创新需要,满足项目、案例、模块化教学等不同学习方式要求,在教材的内容、形式、媒介等多方面创新改进,有效激发学生学习兴趣和创造潜能。按照教学标准,将《中医学》改名为《中医学基础与适宜技术》,新增《基本公共卫生服务实务》。

3. 全面强化质量管理 履行"尺寸教材、国之大者"职责,成立第七届全国高等职业教育专科临床医学专业规划教材建设评审委员会,严格编委选用审核把关,主编人会、编写会、定稿会强化编委培训、突出责任,全流程落实"凡编必审"要求,打造精品教材。

4. 推动新形态教材建设 突出精品意识,聚焦形态创新,进一步切实提升教材适用性,打造兼具经典性、立体化、数字化、融合化的新形态教材。根据课程特点和专业技能教学需要,《临床医学实践技能》本轮采用活页式教材出版。

第九轮教材共 29 种,均为国家卫生健康委员会"十四五"规划教材。

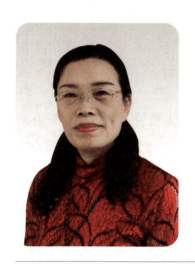

孙思琴

研究馆员

　　山东第一医科大学（山东省医学科学院）文献检索教研室主任，兼任山东省医学情报图书协会常务理事。主要从事医学信息检索教学和服务工作。2016 年荣获泰山医学院"十佳师德标兵"的荣誉称号，2020 年被评为泰安市优秀中国农工党员。共发表研究论文 41 篇，编写教材 13 部（7 部担任主编）。

　　青年是国家的未来和民族的希望。同学们肩负时代责任，高扬理想风帆，潜心苦读，做有理想、有追求、有担当、有作为、有品质、有修养的大学生。要向我国各领域杰出科学家们学习，争取青出于蓝而胜于蓝。

　　医山探路，学海泛舟，文库寻宝，献策攻略，检尽资源，索得钥匙。

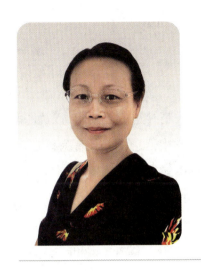

庞 津
副教授

天津医学高等专科学校教师,兼任天津市企业科技特派员(2016—2026年)。从事信息素养一线教学28年。主编人民卫生出版社等规划教材5本,为国家级精品资源共享课程《实用药物学基础》主要成员、国家教学资源库"高等职业教育药物制剂技术专业教学资源库药学服务技能综合实训子项目"负责人,作为第一指导教师指导学生获得第八届中国国际"互联网+"大学生创新创业大赛天津赛区铜奖和2022年"挑战杯"天津市大学生创业计划竞赛铜奖。主持省部级以上课题5项,参与省部级以上课题4项,发表科研论文数十篇,获软件著作权1项。

文献信息检索是获取知识的途径、科学研究的向导和终身教育的基础。掌握检索方法与技能,可以快速、准确、全面地获取所需知识,提高学习、研究的科学性和正确性。

本次教材修订全面贯彻党的教育方针，落实党的二十大精神进教材要求，以"立德"为根本、以"树人"为目标，坚持为党育人、为国育才的初心，以提高医学生信息素养教育为核心，注重理论与检索实例相结合，顺应当前我国高等职业教育专科医学教育模式的发展，培养学生自主学习和终身学习的能力，为学生将来从事医学专业学习和工作奠定良好的基础。

本教材的修订主要依据高等职业教育专科临床医学专业的培养目标，努力满足临床医学相关专业的教学计划和教学大纲的要求。教材编写注重"三基"(基本理论、基本知识和基本技能)、"五性"(思想性、科学性、先进性、启发性和适用性)，在第4版的基础上将内容更新和完善。同时，借鉴第4版教材在使用过程中收集的意见和建议，针对临床医学专业高等职业教育专科的教学特色，本教材增补新的知识，修改或删除不再适宜的内容，更加注重培养学生获取信息的能力和探索新知识的兴趣。

本次教材修订主要在以下几个方面开展了工作：①强化与其他专业课程的衔接。体现专业特色，将循证医学证据检索作为单独一章，使学生能够全面系统地了解循证医学在临床实践的应用，掌握如何获取临床问题的最佳答案，对循证医学证据检索的内容做了更新，在详细介绍循证医学信息资源的基础上增加了检索实例等内容。②更新数据库内容。本教材对常用数据库检索工具的收录范围、检索页面和检索功能进行了更新，如 CNKI、CBM、PubMed 等。数据库配合大量的图片介绍，力争展示各个数据库使用的最新检索界面图，便于学生"按图索骥"，实现自主学习。③注重"三基"的培养。各章设置了学习目标、案例导入、检索实例、知识拓展和思考题，这样便于学生在学习中掌握重点和难点、巩固知识、启发思维、掌握检索方法。④优化数字内容。教材推进"互联网＋医学教育"，继续提供与纸质教材相配套的数字资源，图文并茂，生动有趣。每一章的课件、思维导图、视频和练习题都设置了二维码，便于学生进行自主学习；思维导图中树状图式的知识导览，便于学生提高学习效果；微课视频便于学生充分利用碎片化时间进行学习。

本教材的编者由多年从事教学工作的优秀高校教师组成，具有丰富的教学、科研和写作经验，是一支出色的编写团队。对各位编者的辛勤付出、团结合作，表示衷心感谢！在编写过程中，参考借鉴了前辈和同行的论著，在此表示感谢！教材中有不当之处，敬请读者批评指正！

本教材可供全国高等职业教育专科临床医学专业及其他专业师生教学使用。

孙思琴　庞　津

2024 年 8 月

第一章 | 绪 论

教学课件

思维导图

> **学习目标**
>
> 1. 掌握：信息素养的内涵；文献的概念、级别和四个要素；信息的概念及其基本特征。
> 2. 熟悉：网络道德失范现象；学术不端行为；知识的分类；文献的类型；信息、知识和文献之间的相互关系。
> 3. 了解：ACRL 于 2015 年颁布的"高等教育信息素养框架"；情报的属性。
> 4. 能灵活运用文献检索的基本理论知识，为后续的数据库检索技能学习奠定扎实的理论基础；在生活、学习和工作中能自觉遵守信息道德及学术规范，提升信息素养。医学文献检索课程是提高医学生信息素养教育的关键课程。
> 5. 具备对基本概念和基础理论知识的理解和应用能力。

在现代社会，信息已成为促进社会和经济发展的重要战略资源，信息化的水平已成为衡量一个国家综合国力和国际竞争力的标志。信息化社会对大学生的综合能力提出了更高层次的要求，其中信息素养就是高素质人才必备的能力之一。医学文献检索课程旨在培养医学生快速获取信息、分析评价信息和整合利用信息的方法，是提升医学生信息素养的重要途径。当代大学生面对信息环境的急剧变化，需要不断提升自身的信息素养，这对于大学生未来人生之路至关重要的。

第一节 信息素养

2018 年中华人民共和国教育部印发了关于《教育信息化 2.0 行动计划》的通知（教技〔2018〕6 号），提出信息素养全面提升行动，要充分认识提升信息素养对于落实立德树人目标、培养创新人才的重要作用，加强学生信息素养培育。加强学生课内外一体化的信息技术知识、技能、应用能力以及信息意识、信息伦理等方面的培育，将学生信息素养纳入学生综合素质评价体系，继续办好各类应用交流与推广活动，创新活动的内容和形式，全面提升学生信息素养。

一、信息素养的概念

信息素养（information literacy），又称信息素质。信息素养概念的首次使用是在 1974 年，美国信息产业协会（Information Industry Association，IIA）主席保罗·泽考斯基（Paul Zurkowski）在向美国全国图书馆和信息科学委员会（National Commission on Libraries and Information Science，NCLIS）提交的一份提案中，提出了信息素养的概念。

美国大学与研究图书馆协会（American College and Research Library，ACRL）在 2000 年颁布了"美国高等教育信息素养能力标准"，即 ACRL 标准，提出了关于信息素养最有代表性也较权威的定义是"能认识到何时需要信息，和有效地搜索、评估和使用所需信息的能力"。ACRL 于 2015 年颁布的《高等教育信息素养框架》（以下简称《框架》），使信息素养教育内容从基于技能转向基于阈概念和元素养。

ACRL 的《高等教育信息素养框架》

美国大学与研究图书馆协会 ACRL 于 2015 年颁布的《高等教育信息素养框架》(以下简称《框架》),使信息素养教育内容从基于技能转向基于阈概念(threshold concepts)和元素养(Meta-literacy)。《框架》(Framework)中的阈概念是指那些在任何学科领域中以增强理解、思考以及实践方式起通道或门户作用的理念。此外,《框架》主要采纳了元素养的概念。元素养是指学生作为信息消费者和创造者成功参与合作性领域所需的一组全面的综合能力,它为我们开启了信息素养的全新愿景。元素养要求从行为上、情感上、认知上以及元认知上参与到信息生态系统中。《框架》基于元素养这一核心理念,特别强调元认知或叫作批判式反省(critical self-reflection),是一种对自己行动和思想的反思能力,同时强调学习者与环境的关系,以及对信息的主观和批判态度。

本《框架》按 6 个框架要素(frame)编排,每一个要素都包括 1 个信息素养的核心概念、1 组知识技能,以及 1 组行为方式。代表这些要素的 6 个概念按其英文字母顺序排列如下:

1. 权威的构建性与情境性(authority is constructed and contextual)。
2. 信息创建的过程性(information creation as a process)。
3. 信息的价值属性(information has value)。
4. 探究式研究(research as inquiry)。
5. 对话式学术研究(scholarship as conversation)。
6. 战略探索式检索(searching as strategic exploration)。

我国学者对信息素养的研究开始于 20 世纪 90 年代,有人认为信息素养有狭义和广义之分。狭义的信息素养是指具有应对和适应信息技术的能力;广义的信息素养是指具有检索和利用各种信息资源以解决信息需求的能力,还具有发现、评价信息的能力。

二、信息素养的内涵

医学是科技领域发展最迅速的学科之一,医学知识发展进程和更新周期不断加快。信息技术在医学领域的应用日趋广泛,临床医疗和医学相关科研工作信息化程度越来越高。未来医生及研究人员面临着不断扩大的工作领域,日益复杂的临床诊疗和科研等工作。以医学信息获取、评价和利用等处理能力为核心的信息素养是未来医学人才综合素养的核心,将成为今后临床医疗及医学相关科研工作的重要条件和必备素养。信息素养的内涵较丰富,主要包括以下几个方面:

(一)信息意识

信息意识指信息在人脑中的反映,即人对各种信息的自觉心理反应,反映人在信息活动过程中对信息的认识、态度、价值取向和一定需求。信息意识决定了人们对信息反应的程度,并影响人们对信息的需求。信息意识的强弱决定了人们利用信息的自觉程度。

医学生应具备良好的信息意识,积极认识和重视信息与信息技术在临床医疗、科研和管理中的重要作用,形成良好的信息习惯,善于捕捉、分析、判断和吸收医学领域的信息知识,具备对医学信息的敏感性和洞察性能力。

(二)信息知识

信息知识是指与信息有关的理论和方法。医学生应掌握的信息知识一般包括:

1. 医学信息基础知识 包括信息的概念、内涵、特征,以及医学信息源(不同信息源,如医学文献数据库、教材、参考工具书、专家诊断系统、网络医学资源等的特点和适用性)、医学数据库(如医疗病例记录)等。

2. 现代信息技术知识　包括信息技术的原理、作用、发展及其在医学领域的应用,以及医疗、科研中涉及的信息技术(如医院信息系统、电子病历、现代医疗技术)等。

3. 外语知识　特别是医学专业外语的听、说、读、写能力。

(三) 信息能力

信息能力是指有效利用信息技术和信息资源,获取信息、加工处理信息以及创造和交流新信息的能力。

医学生应掌握的信息能力包括:

1. 常用信息工具的使用能力及信息技术应用能力　包括会使用文字处理工具、浏览器、搜索引擎和电子邮件等,以及能够运用信息和通信技术解决医疗、科研的问题。

2. 信息获取和识别能力　医学生能够根据自己的需要选取合适的信息源,并掌握检索方法和技巧,采用多种方式,从信息源中提取自己所需要的有用信息。

3. 信息加工和处理能力　医学生能够从特定的目的和需求角度,结合医学专业知识对所获得的信息进行整理、鉴别、筛选、重组,并以适当方式分类存储。

4. 创造、传递新信息的能力　医学生能够根据所获得的信息,形成新的医学信息知识体系,以便应用于医疗和科研之中,并有效地与同学、同行、教师、病人等进行沟通和交流。

5. 终身学习的能力　随着计算机技术和网络技术的不断发展,医学数据库的检索功能和界面也随之发生变化。医学生要注重培养终身学习的能力,并关注专业领域的最新进展。

(四) 信息道德

信息道德是调节信息生产者、信息服务者、信息使用者之间相互关系的行为规范的总和,它是信息社会中基本的伦理道德之一。其主要内容包括信息交流与社会整体目标协调一致;遵循信息法律法规,抵制违法信息行为;尊重他人知识产权;正确处理信息开发、传播、使用三者之间的关系等。信息道德不是国家强行制定和执行的,而是依靠社会舆论的力量,人们的信念、习惯和教育的力量来维持的。

第二节　信息伦理及学术规范

信息技术的迅猛发展与应用,以及计算机和国际互联网的日益普及,整个社会信息化和网络化的特征越来越明显。互联网是把双刃剑,虽然网络能丰富人们的日常生活,使信息传递和交流变得方便迅捷,打破了传统人际交往的时空限制,让生活变得丰富多彩,为结交朋友、查阅资料、购物、求医问药、休闲娱乐提供了便利,提高了生活、学习和工作的效率;但是使社会遇到了前所未有的冲击和挑战,也引发了大量的道德问题和伦理困境,产生了许多社会问题和违法犯罪行为,诸如侵犯隐私权、侵犯知识产权、信息污染、信息犯罪、数字鸿沟、国家信息主权受到威胁以及信息活动中的利益利害冲突等。这些信息化发展带来的一系列道德伦理问题已经严重地影响了人们的生活及和谐社会的构建,同生态问题、人口问题、生命问题一样,信息伦理问题也是人类共同面临和关注的全球性问题。

中国互联网络信息中心(China Internet Network Information Center,CNNIC)于2023年8月28日在北京发布的第52次《中国互联网络发展状况统计报告》显示,截至2023年6月,中国网民规模达到10.79亿人,互联网普及率达76.4%。因此,很有必要在高等院校开展信息伦理道德教育,使大学生在信息检索和利用的过程中,能够了解和遵循相关的信息伦理道德的基本原则和规范,遵守国家有关互联网的法律、法规和政策,将会帮助大学生更好地利用信息。

一、信息伦理的定义

伦是指人与人之间的关系,理是道理与规则。伦理是指通过社会舆论、个人内心信念和价值观以及必要的行政手段,调节人与自然、个人与社会关系的行为准则和规范的总和,同时也是个人自我完善的一种手段和目标。

信息伦理是指在信息开发、获取、使用、管理、创造和传播过程中应该遵守一定的伦理规范和准则。

二、网络道德失范现象

所谓网络道德失范,是指网络社会生活中的基本道德规范的缺失与不健全所导致的社会道德调节作用的弱化以及失灵,个体的道德行为暂时出现某种程度失控的状况,并由此产生整个网络社会行为层面的混乱和失序。目前,网络道德失范现象正以各种各样的方式表现出来,给人类正常的生产、生活带来非常严重的影响。

网络道德行为失范现象主要表现在以下几个方面:

1. 信息超载　信息超载或信息过剩,指个人或系统所接收的信息超过其处理能力或有效应用的情况。泛滥的短信和垃圾邮件给处理和有效利用信息带来严重的危害,造成严重的社会和心理问题。正如有关专家所指出的"大量无序的信息,不是资源,而是灾难。"

2. 信息污染　信息污染是指人为地制造和发布有害的、虚假的、过时的或无用的不良信息而导致的危及人类健康生存和信息活动低效率的状况。

信息污染不仅影响了人们对有用信息的利用,而且带来网瘾、人际关系冷漠等许多社会问题。西方资产阶级的社会文化、价值标准、生活方式等观念通过网络被大肆宣传,金钱、暴力、色情、功利主义、享受主义、个人主义等消极颓废的内容被极力渲染,这些信息很容易诱发大学生的思想混乱乃至价值观的偏移。由于信息污染引起的证候(如大脑皮层信息输入输出失衡、心理不适应等现象),被现代医学称为"信息污染综合征",给人们的生活、学习及身心健康造成极大的危害。

3. 侵犯隐私权　合理的个人隐私作为人的基本权利,应得到充分的保障。对个人隐私权的保护是对人性自由和尊严的尊重,是一项基本的社会伦理要求。随着网络功能的强大,个人数据的收集与利用更为方便和快捷,使隐私权受到前所未有的挑战,一方面对个人信息的收集变得更加容易,另一方面个人的信息更容易被当作商品交换和买卖,这属于网络行为失范的范畴。网络隐私权的侵权者往往出于各种各样的目的,运用形形色色的手段,对网上用户的个人隐私信息进行非法收集甚至盗取,匿名在网上散布谣言,肆意攻击、侮辱他人的人格。轻者个人隐私权被侵犯,重者人身安全还会受到威胁。

4. 侵犯知识产权　信息技术使得知识和信息产品容易被复制,监控和约束都十分困难。搜索引擎的出现使得互联网上各类文字、图片和音像信息唾手可得。目前由知识产权保护而引发的法律和道德问题越来越复杂,且知识产权的保护界限处于较模糊的状态。网络环境中出现了数字化权、软件版权、域名权、超文本链接中的权利等新的知识产权问题。

5. 数字鸿沟　数字鸿沟又称为信息鸿沟,是拥有、应用信息技术者和不拥有、不会应用信息技术者之间的鸿沟。数字鸿沟不仅存在于国家和地区内部,也存在于国家和地区之间。经济发达的国家和地区,有更多的优势和条件,以更快的速度、更广的渠道占有和使用信息,进而利用信息创造更多的经济财富;而经济落后的国家和地区则处于弱势,使经济的发展更加迟缓。这种国家与国家之间、地区与地区之间经济和信息技术发展的不平衡,造成了人们获取信息的能力出现了严重的两极分化。

6. 信息安全隐患　信息安全是指信息网络的硬件、软件及其系统中的数据受到保护,不受偶然的或者恶意的原因而遭到破坏、更改、泄露,系统连续、可靠、正常地运行,信息服务不中断。信息安全本身包括的范围很广泛,大到国家军事政治等机密安全,小到如防范商业企业机密泄露、防范青少年对不良信息的浏览、防范个人信息的泄露等。目前,全球信息安全形势变得日益复杂和严峻,信息安全已成为不容忽视的国家安全战略。

7. 信息犯罪 信息犯罪行为是指利用信息技术故意实施的严重危害社会、应负刑事责任的行为。信息犯罪的类型多种多样，最常见的有信息窃取和盗用、信息欺诈和勒索、信息攻击和破坏、信息污染和滥用。信息犯罪给国家安全和主权、知识产权以及个人信息权等带来了巨大的威胁，并日益成为困扰人们现代生活的又一个社会问题。

大学生要树立正确的信息道德观念，能科学合理地使用网络信息资源；规范网络利用行为和网络礼仪，提高大学生的信息素养和识别、抵制负面信息的能力。大学生面对网络世界的各种诱惑，要懂得"勿以恶小而为之，勿以善小而不为"的深刻道理，要传承中华文明，养成上网"自省"和"慎独"的优良品质。

三、学术不端行为的界定

2016年7月中华人民共和国教育部颁布《高等学校预防与处理学术不端行为办法》（教育部令第40号，以下简称《办法》）。《办法》是教育部针对高等学校预防与处理学术不端行为作出的规定。《办法》明确了六类学术不端情形，包括剽窃、抄袭、侵占他人学术成果，篡改他人研究成果，伪造数据或捏造事实，不当署名，提供虚假学术信息，买卖或代写论文等。同时授权高等学校可以结合学校实际，自行规定六类之外的学术不端情形。《办法》的颁布实施，使高等学校处理学术不端行为有章可依、有规可循。依据《办法》健全完善高校学术不端行为预防与处理机制，依法规范处理学术不端行为、优化高等学校学术环境。高等学校要健全融合教育、预防、监督、惩治为一体的学术诚信体系，建立学术诚信档案，实行科研诚信跨部门跨区域的信息共享共用，对严重违背科研诚信的责任人采取联合惩戒措施。坚持学术不端"零容忍"，在职称评审、项目申报、成果奖励等方面对学术不端行为从严设限，加大惩治力度。

四、学术规范的意义

学术规范是指学术共同体根据学术发展的规律参与制定的有关各方共同遵守的有利于学术积累和创新的各种准则和要求。学术规范是从事学术活动的行为规范，是学术共同体成员必须遵循的准则，是保证学术共同体科学、高效、公正运行的条件，它从学术活动中约定俗成地产生，成为相对独立的规范系统。学术实践活动主要包括学术研究、学术出版、项目申报、成果鉴定、职称评审、学术引文、学术成果、学术评价、学术批评、学术管理等很多形式，这些形式都需要遵循学术规范。学术规范分为法律规范、政策规范、道德规范和技术规范。

学术规范具有三方面的意义：一是有助于彰显学术研究的价值，使学术活动制度化，学术研究标准化和专业化；二是有助于学术积累和创新，强调学术史的研究和学术传统的养成，从而推动学科发展；三是有助于解决学风建设问题，规约和惩处学术研究活动中的各种不良行为。为切实加强学术规范建设，国家各部委相继出台了一些指导性文件，如《高等学校哲学社会科学研究学术规范（试行）》《关于树立社会主义荣辱观进一步加强学术道德建设的意见》等。各高校为贯彻落实国家相应指导性文件精神，也制定出一些学术道德管理条例，以便更好地开展工作。

第三节　信息、知识、情报、文献

一、信息

（一）信息的定义

信息（information）一词既有着源远流长的历史，又有着众说纷纭的定义。唐代诗人杜牧在《寄远》一诗中写道："塞外音书无信息，道傍车马起尘埃。"其中信息是指音讯、消息。

20世纪随着科学技术的发展，人们对信息的认识和研究逐步建立在科学的基础上，形成了以信息为研究对象的理论——信息论，并迅速发展出一门具有丰富内涵的新学科——信息科学。1948年信息论的奠基人香农（C. E. Shannon，1916—2001，美国数学家），在《通信的数学原理》中首次提出信息的定义——"信息是用于消除随机不确定性的东西"。控制论的奠基人维纳（N. Wiener，1894—1964，美国数学家）认为"信息就是信息，不是物质，也不是能量"，把信息看成是与物质、能量具有同等重要性的客观世界三大要素之一。

信息在自然界、人类社会及思维活动中普遍存在。不同的事物具有不同的存在状态和运动方式，会表现出不同的信息，如地震、海啸、台风、洪水等给人们带来了大自然的信息；病人的症状和体征给医生传递的是疾病的信息；自体干细胞移植治疗红斑狼疮、放射性纳米粒子治疗癌症的研究等，给人类传递医学科技信息。因此没有信息，千变万化的事物之间就没有了联系，也就没有了大千世界的统一。

信息的定义为"信息是物质存在的一种方式、形态或运动状态，是事物的一种普遍属性，一般指数据、消息中包含的意义，可以使消息中所描述事件的不确定性减少。"由此我们可以将信息分为广义信息和狭义信息，广义信息指客观世界中各类事物的存在方式和运动状态及其规律、特征的外在表现形式，是自然界、人类社会和人类思维活动中存在的一切物质事物的一种属性。狭义信息指能反映事物存在和运动差异的、能为某种目的带来有用的、可以被理解或接受的消息、情况等。

（二）信息的特征

随着科学技术的高速发展，人们在学习、工作、日常生活中都能真真切切地感受到信息的便捷，也时时刻刻地在接受和利用信息。

信息主要有六大基本特征：

1. **普遍性** 信息普遍存在于自然界、人类社会以及人的思维活动中。信息是"无时不有、无处不在"的，例如，昼夜的变化是一种信息，它反映了地球自转的运动特性和状态；树的年轮是一种信息，它反映了树木生长的时间特性；在医学上，病人各种症状、体征的出现和变化、各种检验的数据结果、X线图像显示都是反映疾病的信息。

2. **依附性** 又称寄载性。信息能够体现物质和能量的形态、结构、状态和特性，但本身却不能独立存在。信息只有被各种符号系统组织为不同形式的符号序列，并最终依附于一定的载体上才可能被识别、存贮、传递、显示与利用。空气、声音、符号、文字、图像、生物、电磁波以及纸张、胶片、磁带、磁盘、光盘等，甚至人的大脑，都是信息的载体。

3. **传递性** 信息的传递性是指信息能借助一定的传输工具和载体进行传递，形成信息联系，被人们感受和接受。正是由于信息的存储性和传递性,使人类能够掌握更多的经验和知识,推动了人类文明的进程。

4. 共享性　人人都可以享用信息,而且可以跨越时空共享。分享的信息量不会因分享用户的多少而受影响,原有的信息量也不会因之而损耗或消失。随着信息技术以及信息网络的飞速发展,人类共享信息已越来越方便了。当某个组织或个人拥有某个信息时,可以无限次转送他人,因此可以无限次与他人共享。

5. 价值性　信息是一种资源,但并非所有的信息都能成为资源,只有那些经过人类开发与重新组织后的信息才能成为信息资源,特别是经过人的分析、综合和提炼后,才可以增加它的使用价值。

信息需要经过一定方式的传递,才能被人们接收和利用,信息只有被利用才会产生价值,否则就成为"信息垃圾"。信息的价值就在于被人们发现并且利用。

6. 时效性　信息在人们的使用过程中表现出强烈的时效性。"稍纵即逝""瞬息万变"便是信息时效性的真实写照。没有得到应用的信息没有价值,过时的信息也会失去意义。因此,这就要求人们在获取、交流信息的过程中必须尽量加快速度,以便及时利用信息和创造信息。

二、知识

(一) 知识的定义

《汉语词典》:知识(knowledge)是人们在改造世界的实践中所获得的认识和经验的总和。

人类在认识和改造客观世界的过程中,不断地发现和接受事物发出的信息。人通过大脑思维对大量的信息进行分析、综合,获得了对事物本质和规律的认识,总结出了经验,也就产生了知识。例如依据某些症状、体征诊断为某种疾病,这些症状和体征是该疾病信息的反映,而该疾病的确诊则是症状和体征的信息升华,这种信息升华就是疾病的诊断知识。因此,可以说,信息是知识的源泉和基础,知识是信息的升华和结果,系统化、理论化的信息就称为知识。知识虽来源于信息,但信息不等于知识。人们由信息获得知识,同时又产生新信息,这种更高形式的循环,使得信息愈来愈丰富,知识越来越全面,越来越深化,进一步提高了人们认识世界和改造世界的能力,从而不断推动社会向前发展。

(二) 知识的分类

根据不同的划分标准,可以将知识划分成不同的类型,经济合作与发展组织(Organization for Economic Co-operation and Development,OECD)将人类现有的知识分为四大类:

1. "Know what"(**对象性知识,知道是什么**)　关于事实方面的知识。
2. "Know why"(**价值性知识,知道为什么**)　关于自然原理和规律方面的知识。
3. "Know how"(**技术性知识,知道怎样做**)　关于技能或能力方面的知识。
4. "Know who"(**主体性知识,知道谁有知识**)　关于到哪里寻求知识的知识。

三、情报

(一) 情报的定义

情报(intelligence)最初产生于军事领域,主要是探察敌情的报告。这种情报具有保密性、时效性、传递性的特点。随着历史、社会以及科学技术的不断发展,情报的作用也不断地变化,从军事转移到科技、经济、社会服务等各领域。现已转化为人们获取知识、信息的一种重要手段。

目前能被多数学者认同接受的情报定义是情报是运用一定的媒体(载体),越过空间和时间传递给特定用户,解决科研、生产中的具体问题所需要的特定知识和信息。

我国情报学界具有代表性的观点是"情报是运动着的知识,这种知识是使用者在得到知识之前所不知道的""情报是传播中的知识""情报就是作为人们传递交流对象的知识"等等。

（二）情报的属性

1. 知识性　人们通过读书、看报、听广播、看电视、参加会议、参观访问等活动,都可以吸收到有用的知识。这些经过传递的有用知识,按广义的说法,就是人们所需要的情报。因此,情报的本质是知识。没有一定的知识内容,就不能成为情报。知识性是情报最主要的属性。

2. 传递性　情报还必须经过传递,知识若不进行传递交流、供人们利用,就不能构成情报。

3. 效用性　人们创造情报、交流传递情报的目的在于充分利用,不断提高效用性。情报的效用性表现为启迪思想、开阔眼界、增进知识、改变人们的知识结构、提高人们的认识能力、帮助人们去认识和改造世界。情报为用户服务,用户需要情报,效用性是衡量情报服务工作好坏的重要标志。

情报的种类有多种。按服务对象不同,可分为军事情报、科技情报、战略情报、战术情报、医学情报等;按传递媒介分为文字情报、实物情报、声像情报;按传递范围分为大众情报和专门情报等。

四、文献

（一）文献的定义

中华人民共和国国家标准《文献著录　第1部分:总则》(GB/T 3792.1—2009)给出的定义:文献(literature,document)是指记录有知识的一切载体。具体地说,用一定的方式(文字、图像、声音)记录在一定载体(纸张、磁盘、光盘等)上的知识都称之为文献。文献是知识的外在表现形式。

（二）文献的四要素

1. 信息内容　是文献中所表达的思想意识和知识观念。它是文献的内涵、灵魂之所在,直接体现了文献精神产品的性能,具有知识和情报价值。

2. 信息符号　是揭示文献信息内容的标识,表达知识情报的手段,记录和传播文献信息内容的媒介。信息符号主要是从语言不断衍化而来的,并逐步发展为文字、图画、表格、公式、编码、声频和视频等类型。

3. 记录方式　是指将信息内容通过特定的人工记录手段和方法使其附着于一定的文献载体上。文献记录方式具体包括刻画、书写、印刷、拍摄、录制、复印和计算机录入等。

4. 载体材料　是可供记录信息符号的物质材料,具有商品、保存和流通价值。文献载体大体经历了泥板、纸草、羊皮、蜡版、甲骨、金文、石头、简牍、缣帛等早期载体到纸张,再到现代各种新兴载体的发展过程。

文献是物化的精神产品,或者说,文献是知识信息的物化形态。其中,信息内容是文献的知识内核,载体材料是文献的存在形式和外壳,而信息符号和记录方式则是二者联系的桥梁和纽带。这四个要素相互联系就构成了文献的四维框架结构。

（三）文献的类型

文献资源类型多种多样,按不同分类标准可分为不同的类型,不同的文献资源具有不同的特点与作用。

1. 按出版类型划分

(1)**图书(book)**:图书也称为书籍,是编著者在大量收集、整理知识的基础上,结合自己的研究成果和工作经验,进行全面归纳、总结、深化的结果,是内容比较成熟、系统全面、有完整定型装帧形式的出版物。图书的装订形式比较讲究,完整定型,首尾衔接,结构严谨,自成体系。由封面、书名页、目次(目录)、正文、版权页、封底组成一个独立的整体,以册为单元。图书的版权页或封底一般有一个由 10 位或 13 位数字组成的国际标准书号(International Standard Book Number,ISBN),如 ISBN 978-7-117-27214-8。这是一种国际通用的书号,代表某种特定图书的某一版本,具有唯一性和专指性。

图书基本上有两大类：一般性图书和工具书两大类。一般性图书包括教科书、专著、论文集、丛书等；工具书指词典、百科全书、年鉴、手册、指南等。

（2）**期刊**（periodical，journal，magazine）：期刊又称杂志，是一种汇集了多位著者论文的连续出版物，具有固定的名称，统一的开本，定期或不定期出版，有统一出版形式和连续的出版序号，由专门的编辑机构编辑出版。与图书相比，其特点是出版周期短、报道速度快，内容广泛，知识新颖，信息量大，是重要的信息源。

（3）**特种文献**（special document）：特种文献是指图书、期刊以外，出版形式比较特殊的一类文献。这类文献介于图书与期刊之间，似书非书，似刊非刊，具有品种多、数量大、内容广泛、出版分散、收集比较困难（有的不公开发表）等特点，能从不同角度及时了解当前某领域的发明创造、动态、水平以及发展趋势，是文献中不可忽视的重要部分，参考价值大。主要有如下几种：

1）科技报告（scientific and technical reports）：也称研究报告或技术报告，中华人民共和国国家标准《科技报告编写规则》（GB/T 7713.3—2014）给出的定义：进行科研活动的组织或个人描述其从事的研究、设计、工程、试验和鉴定等活动的进展或结果，或描述一个科学或技术问题的现状或发展的文献。科技报告中包含丰富的信息，可以包括正反两方面的结果和经验，用于解释、应用或重复科研活动的结果或方法。科技报告的主要目的在于积累、交流、传播科学技术研究与实践的结果，并提出有关的行动建议。

科技报告内容专深具体，叙述详尽，数据可靠，推理严谨，报道速度快，所涉及的一般都是尖端科学和最新科研课题，能反映一个国家的科学技术成果、动向和发展水平，有直接的借鉴作用。它所反映的科研和技术革新成果比期刊论文快。由于它对某一课题研究进展和试验过程如实做了记录，因此，其内容专深具体、完整可靠。

2）专利文献：是实行专利制度的国家及国际性专利组织在审批、公布专利过程中产生的官方文件及有关出版物的总称，是科技文献的一个重要组成部分。专利文献包括专利说明书、专利公报、专利文摘、专利索引和专利分类表等。专利说明书是专利文献的主体，是某项专利的详细说明。专利文献内容新颖详尽、可靠、先进、实用、具体、数量庞大，是了解某些技术领域内新发明、新设计的重要途径。

3）会议文献：是指国际或国内专业学术会议上发表的论文和报告。这类文献学术性强，往往代表着某一学科或专业领域的最新成就和最新研究课题，是反映国际或国内的科技水平、动态和发展趋势的重要信息资料。

4）学位论文：学位论文是高校或科研单位的本科生、研究生，为获取学位资格而撰写的研究论文，主要指硕士学位论文和博士学位论文。论文的内容一般从科学研究的历史背景、述评开始，详细介绍研究过程、实验记录和具体数据等成果，所探讨的问题比较深入，对问题阐述得比较系统详尽。由于学位论文包括了原始的第一手资料，带有一定的独创性，因而是一种重要的信息资源。它一般由学位授予单位或国家指定单位专门收藏，对于科学研究和撰写学术论文均有参考价值。

5）产品样本：厂商为介绍推销其产品而印发的文献，包括产品说明书、产品目录、企业介绍等，图文并茂，形象直观，出版发行速度较快，多数由厂商赠送。其内容详尽、可靠性好、直观性强。从产品样本中可以获得关于产品结构和功能的详细说明。查阅和分析国内外有关产品样本，有助于了解国内外产品制造水平、工艺水平、技术水平及其有关技术的演变过程和发展动向。

6）标准文献：由权威机构批准、颁布的、可供人们执行的技术规格的规范性文献。标准是为社会获得最佳效益，经过有关专业人士的合作、协商或一致同意而起草的，它具有约束性、针对性、时间性，是了解国家经济、文化和科技水平的重要信息源。

7)政府出版物：由各国政府机构制作，指定出版社出版的文献。它包括法律、法令、议案、决议、通知、统计资料等行政性文献和科技文献。其数量庞大、内容广泛、资料可靠，是极其重要的信息资源。借助政府出版物，可以了解某一国家的科技政策、发展方向、经济政策。

2. 按加工深度（文献级别）划分

(1)零次文献（zero literature）：零次文献是指未经出版发行或未进入社会交流的最原始的文献。如私人笔记、底稿、手稿、个人通信、新闻稿、工程图纸、考察记录、实验记录、调查稿、口头交流、原始统计数字、技术档案、短信、微信、QQ 信息等。

特点：内容新颖，但不成熟，分布分散，不公开交流，难以获取。

(2)一次文献（primary literature）：又称原始文献，是依据作者本人的工作经验、观察或实际科研成果撰写的发明创造或一些新见解的文献，称之为一次文献。如研究性论文、学位论文、科技报告、会议论文、专利说明书、技术标准等。

特点：内容先进、成熟、具体、详尽、分散、数量庞大。

(3)二次文献（secondary literature）：也称检索工具，二次文献是对无序、分散的一次文献收集整理、浓缩、按一定顺序编排形成的有序化文献，即所谓的检索工具，如目录、索引、文摘、题录等。它具有报道性、检索性、汇集性、简明性等特点。二次文献不对一次文献的内容做学术性分析与评价，为获取一次文献提供线索。因其具有检索功能而称之为检索工具或检索系统。

特点：具有明显的汇集性、系统性和可检索性。

(4)三次文献（tertiary literature）：三次文献是根据二次文献提供的线索，对大量一次文献信息中的有关内容进行筛选、综合、分析、浓缩、提炼、重新组合而成的再生性文献。如百科全书、年鉴、手册、指南、综述性论文等。

特点：三次文献具有综合性、系统性、参考性、针对性。

综上所述，从零次文献、一次文献、二次文献到三次文献，是一个从不成熟到成熟，由分散到集中，由无序到有序，由博而深，不同层次的文献加工的过程。一次文献是检索的对象；二次文献是检索一次文献的工具；三次文献是一次文献的浓缩。

五、信息、知识、情报和文献的关系

信息是构成知识的原料，知识的产生离不开信息。人类不仅要通过信息感知、认识和改造世界，而且将所获得的部分信息升华为知识。知识是人类接受了来自自然界和人类社会的大量信息后，将反映自然现象和社会现象的信息经过加工而成的，用于指导人类社会实践。情报必须通过一定的传递手段把情报源的有关情报传递给情报的接收者，才能被利用，才能发挥其价值。因此，知识必须经过传递才能成为情报。文献则是记录信息、知识、情报的载体，是物化了的信息、知识和情报，是知识或信息的重要存储和传播工具，但不是所有的信息都会以文献形式保存下来。文献是信息范畴的一部分，同时，文献与知识、情报都有重合的部分。文献经过传递、应用于理论与实践又产生新的信息。

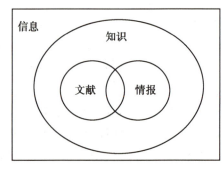

由此可见，信息、知识、文献和情报之间存在着内在的必然联系。知识是信息中的一部分，情报是知识中的一部分，知识被记录在载体上形成文献，文献是知识的一种外在表现形式。信息、知识、情报、文献四者关系如图 1-1 所示。

图 1-1　信息、知识、情报、文献四者关系

（孙思琴）

1. 如何通过医学文献检索课程的学习来提升自身的信息素养?
2. 大学生面对网络世界如何规避网络道德失范现象?
3. 请举例说明文献按加工深度(文献级别)划分的类型。
4. 中华人民共和国教育部明确了哪些行为属于学术不端行为?
5. 简述学术规范的意义。

ER 1-3

练习题

第二章 │ 信息检索基础

ER 2-1 教学课件

ER 2-2 思维导图

学习目标

1. 掌握：信息检索的概念；常用信息检索途径和检索技术；信息检索的评价。
2. 熟悉：信息检索语言；信息检索系统和信息检索策略。
3. 了解：信息检索的意义。
4. 具备对信息检索基础知识的认知能力。
5. 应用所学信息检索知识，能够正确选择检索词之间的布尔逻辑运算符，懂得如何获取与利用信息，为后期检索课程奠定基础。

信息检索是培养大学生能力的基本技能和方法之一，如何有效、快捷、准确地在信息海洋中查找到所需要的信息，并能够有效地利用，已经成为当今人才的必备素质，目前选择和利用信息最有效的科学手段就是信息检索，信息检索更是科学研究不可缺少的一项工作。因此，信息检索的意义和作用主要是能有效提高人们检索信息和利用信息的效率，掌握信息检索的方法和技能具有重要的意义。

第一节 信息检索概述

一、信息检索的概念

信息检索（information retrieval）是指通过一定的方法，从任一信息集合中查出特定信息的过程。而所谓的"信息集合"就是指检索系统，即手工检索的检索工具、计算机检索的数据库和硬件设备与软件系统。信息检索有广义和狭义之分，广义的信息检索是指将信息按一定的方式组织和存储起来，并根据信息的需要找出有关信息的过程和技术，通常被称为"信息存储与获取"；狭义的信息检索仅指获取，也就是信息查询，即从已经存储的且有检索功能的信息集合中找出所需信息的过程。广义的信息检索概念是相对信息工作者而言的，而狭义的信息检索是从用户的角度来理解的。

信息检索的目的是信息利用，是为了解决庞大的信息资源与人们对它们的特定需要之间的矛盾。

二、信息检索的类型

由于用户的信息需求不同，因而产生了不同类型的信息检索。依据不同的标准可划分为不同类型的信息检索。

（一）按信息检索的手段划分

1. **手工检索** 手工检索是传统的检索方式，其检索过程主要是利用各种印刷型检索工具，通过手工翻阅的方式来获取所需的信息。

2. 计算机检索 计算机检索是利用计算机及各种辅助设备来完成各种数据库的查找,从而获得所需信息的检索方式,是目前人们获取信息资源的重要手段。

(二)按信息检索的对象划分

1. 文献检索 文献检索是以文献为检索对象的信息检索。就是根据检索命题要求,以一定范围的文献或文献线索为对象,利用检索系统,从大量的文献集合中快速、准确地查找出符合特定需要的文献的过程。如查找有关新型冠状病毒疫苗研制的文献等。根据检索内容不同可分为书目检索和全文检索,其检索结果是切题或相关的文献线索或具体的文献。

2. 数据检索 数据检索是以特定的数值或数据作为检索对象的信息检索,包括各种统计数据、图表、参数、化学结构式、计算公式等。如查找高锰酸钾的理化常数、化学式、分子量等。其检索结果是数值型数据。

3. 事实检索 事实检索是以特定的事实为检索对象,利用特定的参考工具书或事实型数据库查找出某一事物的基本概念、基本情况,事物发生的时间、地点、前因后果等。如查找何谓中药的四气、什么是HPV病毒、何人何时首先提出了人类基因组计划等。其检索结果是基本事实。

(三)按信息检索的技术划分

1. 全文文本信息检索 全文文本信息检索即全文数据库检索,是通过计算机将文献的全貌,包括文字、图形和图像等信息转换成计算机可读形式,直接采用自然语言作为检索入口,检索时以文中任意信息单元作为检索点,计算机自动进行高速比照,完成检索过程。

2. 多媒体信息检索 多媒体信息检索是指能够检出支持两种以上媒体的数据库检索。

3. 超文本信息检索 超文本信息检索是通过超文本链接来实现的,提供浏览式查询,可进行跨库检索。

4. 网络信息资源检索 网络信息资源检索是一种集合各种新型检索技术于一体,能够对各种类型、各种媒体的信息进行跨时间、跨地域的检索。与传统信息检索方式相比,它具有深入、实时、快速、跨时空、共享和多媒体应用等优点。

三、信息检索的原理

广义的信息检索包括信息的存储和获取两个不可分割的过程(图2-1)。信息检索的原理是指通过一定的方法和手段使信息存储和获取这两个过程所采用的特征标识达到一致,以便有效地获取和利用信息。

(一)信息存储

信息存储主要是对大量、分散、无序的信息资源进行标引,形成信息的外表和内容特征标识,为信息检索提供经过整序(即形成检索途径)的信息集合的过程。信息存储时,首先要对信息的外表特征和内容特征进行分析,然后选用特定的信息检索语言表达相应的信息特征,也就是将外表特征或主题概念转换成对应的信息特征标识,最后将这些特征标识按其内容和出处进行排序,存储在检索工具或检索系统中。

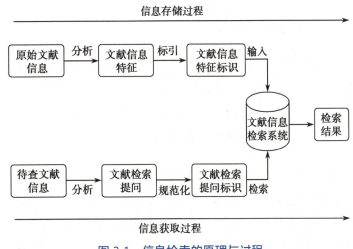

图 2-1 信息检索的原理与过程

（二）信息获取

信息获取过程是根据特定的信息需求,确定检索概念及其范围,然后选用一定的检索语言,将检索概念转换成检索提问标识,按此到检索系统中去查找文献线索,最后对其进行逐篇筛选,以确定需要的文献。

存储是获取的基础,获取是存储的目的,两者是相辅相成、相互依存的辩证关系。作为信息的需求者,应当了解信息的存储和获取的基本原理,正确使用数据库中的规范化检索语言,以求达到存储信息集合与获取需求集合匹配问题上的高度一致,提高信息检索的效率。

四、信息检索的意义

（一）信息检索是获取知识的有效途径,有助于实现知识更新

随着科技的飞速发展,新知识的不断涌现,知识更新周期随之变短。只有不断学习新知识,运用新方法,更新自身的知识结构,才能顺应时代的发展。作为自主获取知识的最重要途径,信息检索则成为人们获取新知识、新方法和新技术,提高自我认知的最重要、最有效的途径。

（二）信息检索有助于把握科研动态和趋势,拓宽创新视野

信息检索的基本目的就是借鉴前人经验,避免重复劳动。任何一个课题从选题、立项、试验直到科研成果鉴定,整个科研过程,都需要进行信息检索,以判定科研成果的先进性、科学性和实用性,使所研究的课题站在更高的起点上。因此,掌握信息检索技术,便能快速、准确地完成科技信息积累工作和及时获取到最新科研动态信息,得到新的想法、新的思路,寻找到新的灵感及突破口,拓宽创新视野。

（三）信息检索能够提高信息素养,培养创新人才

信息素养教育主要培养大学生主动获取各种信息的意识,掌握信息获取和利用的能力,恪守信息道德。信息检索是当代人才必备的能力,是信息素质教育的重要内容,对于增强学生的信息素养,提高学生的自学能力,培养学生的科研素养有重要作用。只有掌握信息检索技术与方法,才能高效获取、正确评价和善于利用信息。所以说信息检索是培养大学生的信息能力,提升其信息素养的最有效方式。只有培养学生的自立和创新精神,日后才能成为创新人才。

第二节　信息检索语言

一、信息检索语言的概念

信息检索语言是信息检索中用来描述信息源特征和表达检索提问的一种专门的人工语言,是信息检索系统的重要组成部分,是信息存储人员和检索人员都要使用的语言工具,是沟通信息存储与信息获取两个过程的桥梁。在信息存储过程中,用它来描述信息的内容和外表特征,从而形成检索标识;而在信息获取过程中,用它来描述检索提问,从而形成提问标识;当提问标识与检索标识一致时,才能快速准确地检索到所需文献,达到预期目的。因此,学好检索语言是掌握检索技能的基础。

信息检索语言一般分为规范化语言和非规范化语言。规范化语言是以文献用语的概念加以人工控制和规范,把同义词、同音词、多义词、近义词、同形异义词等进行规范化处理的语言,使每个检索词只能表达一个概念,以便准确检索,防止误检、漏检;非规范化语言也叫自然语言,是采用未经人工控制的词语或符号作为检索标识,如自由词、关键词。

二、信息检索语言的类型

信息检索语言的种类很多,可按不同的方式和标准划分,按描述文献特征的不同,分为描述文献外表特征的检索语言和描述文献内容特征的检索语言。

(一)描述文献外表特征的检索语言

描述文献外表特征的检索语言是指依据文献外表特征,如题名(书名、篇名)、著者、文献号码(报告号、专利号等)和引文等作为文献存储标识和检索途径的检索语言。可简要概述为题名索引、著者索引、文献号码索引和引文索引等。

1.题名索引　题名索引是以书名、刊名等作为标识的字顺索引系统,如书名目录(索引)、刊名目录、篇名索引等。

2.著者索引　著者索引是以文献上署名的个人作者、译者、编者的姓名或学术团体名称作为标识的字顺索引系统,如作者索引、专利权人索引等。

3.文献号码索引　文献号码索引是以文献特有的号码作为标识的索引系统,如专利号索引、科技报告号码索引、技术标准号、国际标准书号(ISBN)索引等。

4.引文索引　引文索引是利用科学文献末尾所附引用文献、参考文献目录,揭示科学论文之间引证和被引证关系而编制的索引系统,如美国科学引文索引(Science Citation Index,SCI)、中国科学引文数据库。

(二)描述文献内容特征的检索语言

文献内容特征主要是指文献研究的主题、所属学科或专业,主要有分类检索语言、主题检索语言等。

1.分类检索语言　分类检索语言是按文献研究所属学科或专业,结合文献的内容特征,根据特定分类体系进行分类和系统排列,以代表类目的分类号作为文献标识的一类检索语言。其特点是揭示学科体系,按学科专业所属等级排列文献,通过分类体系(分类号)集中同一学科专业文献,提供以学科分类为出发点的文献检索途径。

分类检索语言的具体表现是分类表,国内外比较有影响的如《国际十进分类法》《国际专利分类表》《中国图书馆分类法》(简称《中图法》)和《中国科学院图书馆图书分类法》(简称《科图法》)。我国最常用的分类语言是《中图法》。

《中图法》采用汉语拼音字母和阿拉伯数字相结合的混合号码作为标记符号,即分类号。《中图法》不仅广泛应用于各类型图书馆的藏书排架和组织目录体系,还较多地应用于文献数据库和数字图书馆,如中国生物医学文献数据库、中国知网的学术期刊库等大型的数据库,这些中文文献数据库都采用中图法来标引文献。

2.主题检索语言　主题语言是直接以代表信息内容特征和主题概念的词语作为检索标识,并按其字顺组织起来的一种检索语言,提供了从主题入手查找信息的途径。主题检索语言中,检索效率较高、使用频率较高、应用较多的是主题词语言和关键词语言。

(1)**主题词语言**:主题词(subject headings)是指能代表文献主题内容实质的、经过严格规范化处理的专业名词术语或词组。主题词语言表达的概念比较准确,而且直接性强、专指度高,能够将分散的信息资源通过某个主题词集中存储或检索。主题词检索比较规范和精准,使用的每个主题词都含义明确,因此选用主题词进行检索,文献查准率比较高。

在医学信息检索领域,最具有代表性、应用最广的主题词表是美国国立医学图书馆(National Library of Medicine,NLM)的《医学主题词表》。我国常用的主题词表有《汉语主题词表》《中国中医药学主题词表》。

《中国中医药学主题词表》

　　《中国中医药学主题词表》是将中医药文献标引人员或用户的自然语言转换成规范化中医药名词术语的一种术语控制工具,是概括了中医药学科领域,并由语义相关、族性相关的中医药学术语组成的规范化动态词典。它是我国第一部中医药专业词表,具有科学性、适用性以及与医学主题词表(Medical Subject Headings,MeSH)的兼容性等特点。《中国中医药学主题词表》的研究起步于 20 世纪 70 年代。《中医药学主题词表》第 1 版于 1987 年问世,1996 年以机读版和印刷版的形式出版了词表的修订版,更名为《中国中医药学主题词表》。2013 年中国中医科学院中医药信息研究所启动了《中国中医药学主题词表网络版研制与修订》项目,目前网络版已正式发布,每年更新一次。

　　(2)**关键词语言**:关键词语言是以关键词作为文献内容标识和检索依据的一种主题语言。关键词是指出现在文献的标题、文摘或全文中,能表达文献实质内容的,或者被人们作为检索入口的关键性专业名词术语。

　　关键词属于自然语言的范畴,未经规范化处理,也不受主题词表的控制,凡是有意义的信息单元都可以用作关键词。因此,关键词语言具有灵活性强、易于掌握、查检方便等优点,广泛应用于计算机检索以及某些最新出现的专业名词术语的查找。但其检索效率比规范语言低,影响了文献的查全率和查准率。

三、医学主题词表简介

　　医学主题词表(Medical Subject Headings,MeSH),是美国国立医学图书馆编制的用于对生物医学信息进行主题分析和标引的权威性规范化词表,也是指导用户检索 PubMed 等数据库的辅助性工具。每年更新一次,目前仅提供通过互联网访问的在线版,最新版可通过 NLM 的网站访问。其主要作用是规范语词,将检索者使用的自然语言转化为规范化的人工语言,保证标引者和检索者在用词上的一致,从而提高检索效率。

　　MeSH 主要由字顺表和树状结构表两部分组成。

(一)字顺表

　　字顺表是 MeSH 的主体部分,是文献标引和检索的主要依据,将所有的主题词、副主题词和非主题词全部按照字顺排列,每一个主题词下设该主题词建立的年代、树状结构编码、历史注释及各种参照系统来揭示词间的逻辑关系。

　　1.**主题词** 主题词是用于表达生物医学领域的经过规范化的名词术语,例如“高血压”“糖尿病”等,具有组配功能,是能够显示词间语义关系的动态性的词或词组,并具有独立的检索意义,可直接用于检索。MeSH 对每个范畴类目的主题词和副主题词的组配原则进行了严格规定,组配时要按照规则进行。

　　2.**副主题词** 副主题词又称限定词,用于对某一主题词的概念进行限定,从而增强主题词的专指性,使同类文献相对集中,便于检索。副主题词通常用组配符“/”与主题词一起使用,组配格式为“主题词/副主题词”,不能独立用于检索。例如“副作用”通常作为副主题词与“药物”等主题词搭配使用(“阿司匹林/副作用”)。在进行检索时,用户输入一个主题词后,系统会自动显示该主题词所能组配的副主题词。

　　3.**款目词** 款目词也称入口词,是指某些主题词的同义词或相关词,不用于标引,仅作为指引用户查找主题词的引导词。字顺表中用“see”参见指导用户使用正式主题词,例如:acetylsalicylic acid（乙酰水杨酸）see aspirin（阿司匹林）。

（二）树状结构表

树状结构表又称范畴表，是将字顺表中的主题词按照其词义范畴及学科属性进行编排而成的等级制分类表。在树状结构表的类目中，主题词按等级从上位词到下位词，用逐级向右缩进的编排方式表达学科隶属关系。每一级由一组数字组成，级与级之间用黑点"."隔开，同一级的词按字顺排列。树状结构号显示主题词在树状结构表中的位置，每个主题词至少有一个树状结构号。有的主题词具有多重属性，就有多个树状结构号。树状结构号对连接 MeSH 主题字顺表与树状结构表起重要的桥梁作用。

字顺表与树状结构表是组成 MeSH 必不可少的两个部分，树状结构表清晰地提示了每个主题词的纵向隶属关系，起到主题分类表的作用；而字顺表则是从横向角度反映主题词之间的关系，两者的联系是通过树状结构号得以体现的。字顺表与树状结构表两者配合，使所有主题词既有主题语言的专指性、灵活性、直接性，又有分类语言的体系性、稳定性，从而形成了功能完善的检索体系，提高信息检索的查准率与查全率。

第三节　常用信息检索途径

检索途径又称检索入口或文献标识，是指检索工具或检索系统为用户提供检索文献的路径。无论是何种形式的文献检索系统，主要是根据文献的内容特征和外表特征来描述、标引文献，形成特定的检索语言及检索途径。因此，检索途径又由外表途径和内容途径构成，主要有以下几种：

一、主题词检索途径

主题词检索途径是利用主题词字段进行检索来查找文献的检索途径，其检索标识是主题词。主题词是经过人工规范化处理的词汇，由主题词表来控制。如"乳腺癌"，在 MeSH 中其规范化形式是"乳腺肿瘤"。通过主题词途径检索文献时，关键是要学会利用主题词表选准主题词。常用的主题词表有 MeSH 和《中国中医药学主题词表》。目前，支持主题词检索途径的检索系统有中国生物医学文献数据库、PubMed 等数据库。

主题词检索途径用主题词作为标识，表达概念准确、灵活、直接性强、专指度高。通过主题词途径检索文献，能检索到分布在不同学科门类中的同一主题的文献，有助于提高查全率和查准率；能够满足复杂概念的课题或交叉边缘学科的信息检索需要，适合对相互交叉、相互渗透的课题进行检索，具有特性检索的功能。

二、关键词检索途径

关键词检索途径是指通过从文献篇名、正文或文摘中抽取出来，能表达文献主要内容的单词或词组查找文献的检索途径。关键词与主题词不同，它不需要经过规范化处理，只要具有实际意义，能表达文献主题内容的词都可作为关键词。

为了尽可能地揭示文献研究内容，常常利用多个关键词表达同一篇文献，如篇名是《癌基因和抑癌基因在肺癌研究中的应用和发展趋势》，"癌基因""抑癌基因"和"肺癌"三个词能表达其主要含义，可作为关键词。

关键词用词灵活、自由、直观、符合用户习惯，关键词检索是目前检索系统中应用最为广泛的一种检索途径。由于关键词未经规范化处理，检索时应考虑到与检索词相关的同义词、近义词等，否则容易造成漏检。如检索有关"鱼腥草"的文献时应考虑其别名"折耳根""侧耳根""岑草"等。

三、分类检索途径

分类检索途径是按照文献信息内容所属的学科分类体系,以学科分类号为检索入口,按照分类号和类目名称进行信息检索的途径。利用这一途径检索信息,关键在于正确理解检索系统中的分类体系,熟悉分类语言的特点,明确检索课题的学科属性、分类等级,并利用检索工具获得相应的分类号,然后按照分类号逐级查找,获得一系列内容上具有从属关系或相互关联的相关信息。

分类检索途径的优点是便于从学科体系的角度获得较系统的信息线索,能满足族性检索要求;其缺点是对于较难分类的新兴学科、交叉和边缘学科来说,查找不便,专指性不强。

四、作者检索途径

作者检索途径是指根据已知文献作者来查找文献的途径。作者可以是文献上署名的著者、译者或编者等。利用作者途径可获得该作者的所有文献,还可以检索到有关权威人士所著内容相同或相近、有逻辑联系的文献资料,便于发现和了解同行专家的研究倾向或近期研究情况。但有时也会检索出同名同姓或同姓不同名的首字母相同的作者发表的文献,可根据作者单位、论文主题、发表期刊等来区分。

使用作者途径检索须注意姓名排列方式的差异:欧美人的姓名习惯名在前、姓在后,而目前使用的各种著者索引则按姓在前、名在后的方式以字顺排列,因此,在具体检索时应按姓在前、名在后的字顺查找,如:Christine Wade 要改成 Wade C 来检索;作者姓名中若出现逗号,表明逗号前就是姓,如:Smith,William Henry 中,Smith 是姓,William Henry 是名,检索时去掉逗号,名保留首字母;在西文数据库中检索中国作者发表的文献,姓名按汉语拼音著录,如检索"吴小艳"发表的文章,检索词是 wu xy。

五、题名检索途径

题名检索途径是指根据文献题名查找文献的途径。题名包括书名、刊名、篇名等,有正题名、副题名和辅助题名。它以题名作为检索入口,依据书名目录(索引)、题名索引、刊名索引、篇名索引或数据库名称索引等检索工具检索文献。利用题名检索途径时,必须掌握文献的具体名称或文献题名中的主要部分,才能准确地查找到所需要的特定文献。"题名索引"在计算机检索系统中应用较多。

六、引文检索途径

引文检索途径是以被引用文献为检索起点来查找引用文献的一种途径。引文即文献所附参考文献,是文献的外表特征之一。利用引文而编制的索引系统,称为引文索引系统。引文检索途径是从学术文献之间相互引证关系的角度,对学术研究文献后所附的参考文献进行检索。

如果某作者、机构或某种刊物欲查找自己所著、所出的文献被引用的情况,可以运用引文途径检索。通过引文检索途径,可以对文献中引用的参考文献的相关内容(作者、题名、出处)进行检索,然后对某个作者、某种出版物、某篇文章进行统计分析,以便进行评价。

七、作者单位检索途径

作者单位检索途径是以作者单位(或称"机构")名称作为检索词来查找该学术机构学者发表的文献信息的一种途径。利用作者单位检索途径查找信息,对于全面了解团体机构的学术观点、研究成果和科研动态极有帮助。不少数据库把机构名并入地址字段,选择地址字段检索。既可从机构名称入手,也可按机构所在的城市名或国家名进行检索。常见的机构检索字段名有 Address、Affiliation、Organization、Institution(地址、附属、组织、机构)等。

八、号码检索途径

号码检索途径是指利用文献的各种代码、数字编制的索引查找文献的一种途径。如专利号、报告号、合同号、药品的审批号、技术标准号、ISBN(国际标准书号)、ISSN(国际标准刊号)等,通常按代码字顺或数字的次序排列。使用号码途径进行信息检索,具有明确、简短、唯一的特点,是一种较为实用的检索途径。

九、其他检索途径

检索系统根据各学科的不同需要,还有一些独特的检索途径,如美国《化学文摘》的分子式索引、《生物学文摘》的生物分类索引和属种索引等检索途径。另外,还有缺省检索途径,缺省检索是指自动在检索系统中预先设定的多个字段中同时进行检索,如一些系统中的基本检索。

第四节　信息检索系统

信息检索系统是根据特定的信息需求而建立的专门进行信息资源的收集、处理、存储、检索和输出,以满足用户信息需求的信息集合系统,其目标就是对信息资源进行有效的管理和利用。

一、信息检索系统的构成

信息检索系统由一定的硬件设备、软件和数据库所构成,是为满足用户的信息需求而建立的具有选择、整理、加工、存储和检索信息功能的有序化信息资源集合体。其基本构成要素有信息资源、硬件设备、软件和人员。

(一)信息资源

信息资源是系统存储与检索的对象,是经过加工、整理的有序集合体,也称为数据库。信息资源的内容包括全文信息、事实或数值等各类信息,其信息表述可以是文字、图像、音频和视频等多种形式。

(二)硬件设备

硬件设备是支撑信息检索系统有效运行的各种技术设施和装备,构成系统生成与运行的物理结构基础。其主要包括以大容量存储和高速运算为标志、以高性能计算为核心的主计算机或服务器;外部存储器、输入输出设备等外围设备以及数据处理或数据传送的通信设施。

(三)软件

系统内部的复杂运行和系统外部的诸多联系,均有赖于人为赋予并为计算机所识别和执行的各种程序,主要包括系统软件和应用软件两大类。

(四)人员

信息检索系统是人工建造的系统,计算机只能按照人的意志被动执行人类赋予的各种任务指令。因此,人是构成系统必不可少的要素,信息检索系统的人员主要包括系统人员和系统用户两个部分。

二、数据库的结构

尽管数据库的种类很多,但其结构大致相同,一个数据库是由一个或多个文档构成的。每个文档由若干条记录组成,每条记录又由若干个字段(数据项)组成。

(一)文档(document)

文档是文献或数据记录的集合,是数据库中数据组织存储的基本形式。数据库按所属学科专业的不同或依年代时间范围,划分为若干个文档;按编排结构和功能不同,一个数据库至少包括顺排文档和倒排文档这两种文档。

顺排文档,又称主文档,是按记录存取号的大小顺序排列而成的文档。每一篇文献为一条记录单元,一个存取号对应一条记录。信息越新,记录的存取号就越大。顺排文档存入了数据库的全部记录,存储了记录的完整信息。检索结果的信息都来自顺排文档。

倒排文档是快速检索顺排文档的工具,也称索引文档。是把主文档中的可检字段(如题名、著者、分类号、关键词等)抽出,按一定顺序(字母或数字顺序)排列而成的特征标识文档。不同的字段组织成不同的倒排文档(如题名倒排文档、著者倒排文档、分类号倒排文档、关键词倒排文档等)。建立倒排文档的字段越多,相应的检索途径就越丰富,检索效率也越高。

在一个数据库中只有一个主文档,但可以有若干个倒排文档。

(二)记录(record)

记录是有关文献或数据的整体描述,由若干字段组成,它是构成数据库或文档的基本单元。每条记录描述了原始信息资源的外表特征和内容特征,如书目数据库中的一条记录通常代表一条题录;全文数据库中一条记录相当于一篇文章;其他类型数据库中的记录则是某种信息单元,如一组理化指数或一种治疗方案等。

(三)字段(field)

字段是比记录更小的单位,是记录的基本组成单元。每个记录一般由若干个描述性字段所组成,字段是数据库最基本的检索单元。书目数据库中的每个字段描述文献信息的某一内容或外表特征,即数据项,如题名、著者、主题词、关键词、文摘和语种字段等。每个字段都有一个相应的标识符,以便计算机识别,如 TI 表示题名、AU 表示著者、SO 表示文献来源、AB 表示文摘。如果有些字段内容较多,还可以进一步划分为若干个子字段。字段的多少决定了著录的详细程度以及检索途径的多寡。字段越多,对文献特征属性揭示得越全面,检索途径就越多。

三、数据库的类型

根据数据库中存储的文献信息内容,可分为以下几种形式:

(一)书目数据库

书目数据库主要是指存储某学科领域的二次文献的数据库,包括各种机读版的文摘、题录、目录等形式的数据库。书目数据库仅提供获取文献的出处,检索结果是原始文献信息的线索,并非原文。这种类型的数据库数量最多,使用也最为广泛,如 MEDLINE、PubMed、中国生物医学文献数据库等。

(二)全文数据库

全文数据库是存储文献全文或其中主要部分的原始文献的数据库,主要为检索者提供文献原文服务,如期刊论文、报纸全文、图书全文等。利用此类数据库可以直接获取原始文献的全文。例如,中国知网的学术文献总库、维普资讯网的中文科技期刊数据库、万方数据知识服务平台等中文全文数据库。

(三)事实数据库

事实数据库是用于存储有关人物、机构、课题研究动态等一般事实性信息的数据库,用户只需通过人名、机构名和事物名称等就能查到他们的介绍和相关信息。例如,美国国立癌症研究所的医生数据咨询数据库(Physician Data Query,PDQ),它为医生们提供了有关癌症治疗和临床试验最新研究进展的内容,包括肿瘤的类型、预后、各种治疗方案,以及从事肿瘤治疗方案研究的医生和保健机构的名称。其他在线参考工具,如医学词典、医学百科全书、医学年鉴、药物索引(手册)等,也属于事实型数据库。

(四)数值数据库

数值数据库主要存储以数字形式表示的具体数值型信息,包括各种科学实验数据、统计数据、科学测量数据、临床化验的正常值及其参数、药品的理化参数等,能为人们提供直接使用的数值信息。如美国国立生物技术信息中心(National Center for Biotechnology Information,NCBI)的基因库(GenBank)、查询期刊影响因子的《期刊引用报告》(Journal Citation Reports,JCR)等。

(五)超文本型数据库

超文本型数据库是存储声音、图像和文字等多媒体信息的一种数据库。例如,美国的蛋白质结构数据库(Protein Data Bank,PDB)。

知识拓展

PDB 数据库简介

蛋白质结构数据库(Protein Data Bank,PDB)由 X 射线晶体衍射和磁共振测得的生物大分子三维结构组成,用户可直接查询、调用和观察库中所收录的任何大分子三维结构。该数据库可检索的字段包括功能类别、PDB 代码、名称、作者、空间群、分辨率、来源、入库时间、分子式、参考文献、生物来源等项。

第五节　信息检索技术

信息检索技术主要指计算机检索的常用技术。为了提高检索效果,计算机检索系统常采用一些运算方法,从概念相关性、位置相关性等方面对检索提问实行技术处理。常用的计算机检索技术有以下几种:

一、布尔逻辑检索

布尔逻辑检索是利用布尔逻辑运算符对若干个检索词进行组合来表达检索要求的方法。布尔逻辑运算符在检索提问式中起着逻辑组配的作用,它能把一些具有简单概念的检索单元组配成一个具有复杂概念的检索式,用以表达用户的信息需求。布尔逻辑检索是信息检索中最常用的匹配运算模式,几乎所有的数据库和其他网络信息检索系统都支持布尔逻辑检索,它能用来组合检索词或检索式,进行检索语言或代码的逻辑组配,达到扩大或缩小检索范围、提高检索效果的目的。由于系统中采用的逻辑组配算符是布尔代数中的逻辑符 AND、OR 和 NOT,故称布尔逻辑运算符。常用的布尔逻辑运算符有三种,分别是逻辑与(AND)、逻辑或(OR)和逻辑非(NOT)。

(一)逻辑与

逻辑与的运算符为"AND"或"*",用于检索词具有概念交叉或限定关系的一种组配。检索表达式为 A AND B(或 A*B),表示数据库的检索结果中同时包含检索词 A 和检索词 B 的信息。常用来缩小检索范围,提高查准率(图 2-2 灰色部分为命中检索结果)。例如查询有关"厄贝沙坦治疗高血压"的文献,表达式为厄贝沙坦 AND 高血压,表示同时含有"厄贝沙坦"和"高血压"两个词的文献为命中文献。

(二)逻辑或

逻辑或的运算符为"OR"或"+",用于检索词具有概念并列关系的一种组配。检索表达式为:A

OR B（或 A+B），表示数据库的检索结果中含有检索词 A 或者检索词 B，或同时包括检索词 A 和检索词 B 的信息。主要用于扩大检索范围，提高查全率（图 2-3 灰色部分为命中结果）。例如查找有关"维生素 C"的文献，"维生素 C"又名"抗坏血酸"，表达式为维生素 C OR 抗坏血酸。

（三）逻辑非

逻辑非的运算符为"NOT"或"-"，用于检索词具有不包含某种概念关系的一种组配。检索表达式为 A NOT B（或 A-B）。表示数据库的检索结果中含有检索词 A 而不含检索词 B 的信息，将包含检索词 B 的信息集合排除掉。其作用是缩小检索范围，提高查准率（图 2-4 灰色部分为命中结果）。例如，查询有关"肝硬化"中不包含"腹水"内容的文献，表达式为肝硬化 NOT 腹水，表示从"肝硬化"中去除有关"腹水"内容的文献。

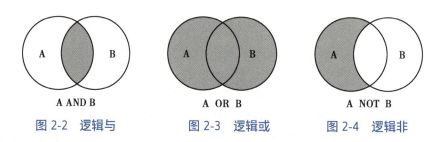

图 2-2　逻辑与　　　　图 2-3　逻辑或　　　　图 2-4　逻辑非

此外，当一个检索提问式含有多个布尔逻辑运算符时，逻辑运算符优先顺序为 NOT，AND，OR。可以利用括号改变运算顺序，如（A OR B）AND C，先运算（A OR B），再运算 AND C。

二、截词检索

截词检索是用截词符对检索词进行局部截断，利用检索词的词干或不完整的词型加上截词符进行检索的技术。主要用于检索词根相同，词的单、复数形式，拼法变异的词等。使用截词检索，可以扩大检索范围，避免漏检和逐词键入的麻烦，能有效提高查全率，所以在检索系统中得到了广泛的应用。

截词的方法很多，按截断的位置不同，可分为右截词、左截词和中间截词等。按截断的字符数量的不同，又分为有限截词（即一个截词符只代表零个或一个字符）和无限截词（一个截词符可代表零个或多个字符）。在不同的信息检索系统中所使用的截断符号不尽相同，常用的截词符号有"*""?""$"等。

（一）按截断的字符数量的不同划分

1. 有限截词　有限截词指被截断的字符数有限制，"?"常用于有限截词（?=0~1 个字符），在词干后加有限个"?"，即允许词干后最多可添加几个字符，如输入 wom?n，smok??，系统分别检出的结果是：woman 和 women；smoke、smoked 和 smoker 等。

2. 无限截词　无限截词指被截断的字符数没有限制，"*"常用于无限截词（*=0~n 个字符），如：comput*，其检索结果为 computer，computers，computing 等。

（二）按截断的位置不同划分

1. 右截词　右截词是指将截词符号放在一个字符串的右方，用于检索词头相同的一组词，右截词是最常用的截词检索方法，如：comput*，可检出 computing，computed，computer 等。使用右截词有可能检索出无关词汇，尤其是在使用无限右截词时，所选词语不能太短，否则将造成大量误检，或发生溢出，导致检索失败。

2. 左截词　左截词是指将截词符号放在一个字符串的左方，用于检索词尾相同的一组词，如 *computer，检索结果可能出现以下单词：minicomputer，microcomputer 等。

3. 中间截词　中间截词是指截词符号出现在检索词的中间，代表若干个字符，如：analy*er，可检出 analyzer,analyser 等。

4.复合截词 复合截词是指采用两种以上的截断方式。如:*comput*,可检出 minicomputer,microcomputer。

三、位置算符检索

位置算符检索又称邻近检索,是用来表示检索词之间位置关系的检索技术,这种检索技术通常只用于外文数据库,为了提高信息资源的查准率,不仅要求两个或多个检索词同时出现在同一记录中,而且还要求检索词出现在同一字段中,两个检索词紧挨着或者之间允许插入若干个词,这通常用位置算符来实现。常用的位置算符有 With,Near 等。

例如:

(N)-Near 表示检索词位置相邻,两个检索词的顺序可以颠倒,但两词之间不允许插词。

(nN)-nNear 是从 Near 算符引申出来,检索词之间允许插入 0~n 个词,两个检索词的位置可以颠倒。

(W)-With 表示算符两侧的检索词位置相邻,且两词出现的顺序与输入顺序一致,词之间不允许插词,但允许有空格或标点符号。

四、限定检索

信息检索系统中,通过一定方式限制检索范围,缩小或约束检索结果,提高查准率的检索方式,称为限定检索。常用的有字段限定、二次检索、范围限定和加权检索,大多通过检索系统的限制符号或限制命令来实现。

(一)字段限定检索

字段限定检索是指限定检索词在数据库记录中的一个或几个字段范围内查找文献的一种检索方法。该检索方法可使检索结果更为精确,减少误检。不同的数据库有不同的字段限定符,常用的有 in、=、[ ] 等。目前很多数据库都提供可供限定检索字段的选项,用户选择字段后,直接输入检索词即可,不必再输入字段限定符,简化了检索操作。

(二)二次检索

二次检索是指在当前检索结果范围内,添加新的检索词再次进行检索,以缩小检索范围。二次检索可以多次进行,来满足用户进一步筛选、过滤检索结果的目的,使检索结果逐渐接近精确检索的目标。

(三)范围限定检索

计算机检索系统还提供了范围限制检索功能,用以对数字信息进行限制检索。常用的检索符有 "=" ">" "<" ">=" 和 "<="。如 "PY>=2020",表示检索 2020 年以来(包括 2020 年)发表的文献。

(四)加权检索

加权检索是某些检索系统中提供的一种定量检索技术。加权检索的侧重点在于判定检索词或字符串在满足检索逻辑后对文献命中与否的影响程度。其基本方法是在每个提问词后面给定一个数值表示其重要程度,这个数值称为权。检索时先查找这些检索词在数据库记录中是否存在,然后计算存在的检索词的权值总和。权值之和达到或超过预先给定的阈值,该记录即为命中记录。运用加权检索可以命中核心概念文献,它是缩小检索范围、提高查准率的有效方法。目前加权检索主要有词加权、词频加权检索等。

五、精确检索与模糊检索

精确检索是指所检信息与输入的词组完全一致的匹配检索技术,常用的精确算符是英文半角的双引号,如检索式:"乙型肝炎",系统将其视为不可分割的一个整体,只有完全包含这个词的文献才能被检索出来。而模糊检索允许检出信息与检索提问之间存在一定的差异,要求检索结果中只要包含检索词即可,如上述检索式不加双引号,其检索结果是包含"乙型肝炎"或"乙肝"等等,只要是含检索词同义词的文献均能被检索出来,不要求词相邻。

第六节　信息检索效果评价

信息检索效果是指利用检索系统进行检索时所获得的有效结果,评价信息检索效果是为了准确地掌握系统的各种性能,找出影响信息检索效果的各种因素,以便有效地满足检索者的需求,进一步提高检索效果。

一、信息检索的基本要求

信息检索的基本要求是花费最少的时间和精力,快速获取所需的文献,同时检出的文献内容既全面又准确,也就是要求提高查全率和查准率。

(一) 全面

全面是指根据课题需要,将有关文献尽可能地全面检索出来,尽量做到系统、完整、无重大遗漏,以满足提高查全率的需求。

(二) 准确

准确是指对检出的文献进行严格筛选,信息内容要准确可靠,使其符合课题需要,力求避免检出与课题无关的文献,以满足提高查准率的需求。

二、查全率与查准率

查全率和查准率是评价信息检索效果最为重要的指标。

(一) 查全率

查全率是指检出的相关文献量与文献库内相关文献总量的百分比,它反映该系统文献库中实有的相关文献量在多大程度上被检索出来,是评价检索系统检出相关文献的能力。

查全率=(检出的相关文献量/文献库内相关文献总量)×100%

查全率是对所需文献被检出程度的量度,反映检索的全面性。例如利用某检索系统查某课题,假设在该系统文献库中共有相关文献 40 篇,检索出相关文献 30 篇,那么查全率就是 75%。

(二) 查准率

查准率是指检出的相关文献量与检出文献总量的百分比,它反映每次从该系统文献库中实际检出的全部文献中有多少是相关的,是评价检索系统拒绝不相关文献的能力。

查准率=(检出的相关文献量/检出文献总量)×100%

查准率是衡量检索系统精确的尺度。如果检出的文献总篇数为 50 篇,经审查确定其中与项目相关的有 40 篇,那么这次检索的查准率就是 80%。因此,查准率也称为"相关率"。

查全率和查准率之间呈互逆关系,在同一个检索系统中,查全率提高,查准率会降低。反之亦然。在实际工作中,应当根据具体课题的要求,合理调节查全率和查准率。

三、漏检率和误检率

(一) 漏检率和误检率

查全率和查准率是评价检索效果好坏的指标,而漏检率和误检率则是测量检索误差的指标。

1. 漏检率　漏检率是指未检出的相关文献量与文献库内相关文献总量之比。它是查全率的误差,与查全率是一对互逆的检索指标,二者之和为 1,查全率高,则漏检率必然低。

$$漏检率=(未检出的相关文献量/文献库内相关文献总量) \times 100\%$$

2.误检率 误检率指检出的非相关文献量与检出文献总量之比。它是查准率的误差,与查准率是一对互逆的检索指标,二者之和为 1,查准率高,则误检率必然低。

$$误检率=(检出的非相关文献量/检出文献总量) \times 100\%$$

漏检是指客观上需要检索出来,而事实上漏掉了的信息,与数据库中是否存在这些信息没有关系;与此相反,误检是指被检索出来却不需要的信息。在实际检索中,由于种种原因,总会出现一些误差,即漏检或误检,从而影响检索效果。

(二)漏检和误检的原因

影响检索效果的因素主要有系统的收录范围、索引语言、标引工作和检索词的专指度、检索者的水平、用户需求的表达等。概括起来就是既有检索系统性能的原因,也有用户检索策略上的问题。

1.检索系统性能因素 检索系统性能因素包括检索系统收录文献不全,词表结构不完善,选词及词间关系不准确,索引词缺乏控制和专指性,不能正确描述文献主题和检索要求;组配规则不严密,选词及词间关系不正确;标引深度不够,标引数量少,缺乏词汇控制,标引前后不一致或标引过于详尽;系统没有位置算符,不具备截词或逻辑"非"功能,没有检索结果优化功能等。

2.检索策略因素 检索策略因素包括检索策略过于简单,选词不当,检索用词专指度不够;检索面宽于检索要求;检索中使用逻辑组配不当,截词部位不准确,位置算符限制过严或过宽;检索词使用不规范或不准确;检索途径和方法单一等。

第七节 信息检索策略

一、信息检索策略的含义

信息检索策略是指用户为实现检索目标而制订的全盘计划或总体方案,是对整个检索过程的谋划和指导。其目的是指导并优化检索过程,提高检索效果,全面、准确、快速地找到所需信息。

信息检索策略是整个信息检索过程的灵魂,它直接影响着检索效果。就一个具体的检索课题来讲,如实现什么目标、要求什么范围、选择何种检索系统、通过哪些检索途径、选择怎样的检索标识和逻辑组配方法,以及需要哪些反馈调整措施等一系列问题的考虑和具体查询步骤的安排,都属于信息检索策略的研究范围。

因此,信息检索策略就是在分析信息检索需求的基础上,选择适当的数据库并确定检索途径和检索词,确定各检索词之间的逻辑关系,科学安排检索步骤,为实现检索目标而制订的全面计划或方案。狭义的信息检索策略仅指检索提问式(即检索用词与各运算符组配成的表达式)。广义的检索策略包括分析检索课题、选择相应数据库、决定检索手段、表达检索标识、优化检索程序等一系列操作或方案,是用户检索目标的体现。

二、信息检索策略的构建步骤

在进行检索时,用户构建检索策略的一般过程如下:

(一)分析检索课题,明确检索要求

分析检索课题,是使用户搞清楚要解决的问题,即它所包含的概念、具体要求及它们之间的关系。这是制订检索策略的根本出发点,也是检索效果好坏的关键。

首先要分析检索课题的主题内容、所属学科范围、明确研究课题所需信息内容和本次检索的目

的,从而提出能准确反映课题核心内容的主题概念和对应的检索词。其次,要明确所需信息的文献类型、语种、检索年限、期望得到的文献数量,以及分析用户对检索评价的指标要求是查新、查准还是查全等。

(二) 选择检索系统及数据库

在全面分析课题的基础上,根据检索课题的信息类型、检索范围、检索经费等,选择最能满足检索要求的检索系统和数据库。正确选择数据库是保证检索成功的基础,熟悉各种数据库的学科收录范围是正确选择数据库的前提。一般先选用对口权威的专业性数据库,然后再利用综合性的信息检索系统来检索,但还应考虑选用跨学科的信息检索系统进行检索。如检索国内生物医学文献信息,首选的数据库是中国生物医学文献数据库,还有中国知网、万方数据、维普网等;检索国际生物医学研究的文献信息,首选 PubMed 检索系统。如若查找学位论文,就一定要选择学位论文数据库等。

(三) 选择检索途径,确定检索词

根据检索课题的已知条件和检索要求,以及选定的信息检索系统所提供的检索功能,确定适宜的检索途径,常用的检索途径有关键词途径、主题词途径、分类途径、著者途径和题名途径。对有规范主题词检索途径的数据库,尽可能选规范的主题词,对没有规范主题词的数据库,应优先考虑题名检索途径,题名检索途径比较适合查找密切相关文献。若检索课题的研究范围和内容比较系统和宽广,则选用分类途径。著者检索途径简明快捷,方便准确。关键词途径是目前检索系统中应用最为广泛的一种检索途径。

确定检索词是检索过程中难以把握且易出错的环节。分析课题概念的一个目的就是获得检索词,检索词是表达信息需求的基本元素,也是计算机检索系统中进行匹配的基本单元。检索词选择正确与否,直接影响着检索结果。确定检索词应注意以下问题:优先选用主题词;选用数据库规定的代码;尽量选用通用的专业术语;注意选用同义词、相关词、缩写词进行检索,以提高查全率。

(四) 构建检索表达式

将选定的检索词根据相应的逻辑关系,用逻辑算符或位置算符连接起来,形成既可让计算机识别又能体现检索要求的提问表达式,简称检索式。检索式由检索字段、检索词和布尔逻辑运算符三个要素构成。检索式是检索策略的具体体现,它控制着检索过程,检索式是否合理关系到能否检索到相关的信息。检索式分简单检索式和复合检索式,简单检索式只含一个检索词,只表达一个简单的检索概念,如新型冠状病毒;复合检索式含有两个或两个以上的检索词,用布尔逻辑运算符或位置算符等连接,多用于数据库的高级检索中,通常可用"二次检索"或"在结果中检索"将前后几次检索进行"逻辑与"运算。在检索过程中,按课题要求还可对文献的年份、类型、语种、学科范围和研究对象等进行限制检索。

(五) 评价检索结果,调整检索策略

检索结束后,应对检出的文献进行综合分析与评价。如果符合检索要求,则根据需求采用一定的输出方式直接输出检索结果。如果检索结果与检索期望存在差距,就要分析出现误检或漏检的原因,及时调整检索策略。检索策略的调整包括数据库的调整、检索途径的调整、检索词的调整,甚至布尔逻辑运算符和位置算符的调整以及限定检索的调整等,通过检索策略的不断调整,可获得理想的检索效果。

(六) 文献筛选,获取原始文献

反复调整的检索策略所获得的检索结果也会包含一些不满足检索需求的文献,这就需要对检索结果进行人工筛选,再根据筛选出的文献线索或者链接获取文献全文或部分信息。

主要获取原始文献的途径:一是通过本馆馆藏获取;二是通过全文数据库获取;三是通过馆际互借或文献传递等方式获取;四是通过开放获取资源、搜索引擎等免费获取;五是直接向著者索取。

三、优化信息检索策略

优化信息检索策略的基本目的是提高检索结果与用户需求的一致度,如果检索结果不理想,就需要针对影响查全率、查准率的因素研究改善措施,优化检索策略,以达到最佳检索效果。

(一) 提高查全率

如果检出的文献太少或等于零时,应扩大检索范围,尽量提高其查全率。其主要包括选择多个数据库,进行跨库检索;放宽检索范围和条件,如增加所检数据库的年限、文献类型、学科领域等;重新选择检索途径,检索入口选择较大范围的字段,如文摘、全文检索、任意字段等;使用分类号进行族性检索,通常分类检索结果会更全;重新构建检索表达式,如主题词检索时采用扩展检索,多用几个副主题词甚至选用所有副主题词;减少用"AND"或"NOT"连接的概念,增加检索词的上位词、同义词、近义词或相关词,并用"OR"连接检索词;采用截词检索,且截词不宜过长;调整位置算符,检索时不要过于严格;利用某些检索工具提供的"自动扩检"功能进行相关检索;改精确检索为模糊检索。

(二) 提高查准率

检出文献过多,或检索结果不相关,就需要进一步限定检索范围,提高查准率。其方法包括重新选择数据库,减少所检数据库的数量或检索年限,以缩小检索范围;限定文献类型、学科类别,使用字段限定检索,限定期刊范围,如选择重要期刊、核心期刊;选用主题词表中更专指的主题词及副主题词进行组配限定,提高检索词的专指度;在指定的分类类目中输入检索词进行检索;增加逻辑与和逻辑非运算,排除无关概念,或者在检索结果中进行二次检索;取消截词检索,调整位置检索,使得检索词之间位置关系的要求由松变严;改模糊检索为精确检索。

总之,检索策略的制订要从用户的具体需求出发,选择适用的数据库、确定检索的时间范围、语种范围、检索的途径、步骤等,编制出适合检索课题的检索提问式。因此,要求检索者具备必要的学科专业知识,了解各种数据库的收录情况和检索功能,熟练运用各种检索技术。在此基础上,再经过适当地调整检索策略,才能达到理想的检索效果。

(王 宁)

思考题

1. 在检索"子宫内膜异位症诱导因素的研究进展"时,选择关键词检索途径,关键词为"子宫内膜异位症、诱导、诱发",用布尔逻辑运算符组配为"子宫内膜异位症 AND (诱导 OR 诱发)",如果得到的检索结果太多,如何调整检索策略、缩小检索范围?

2. 检索"阿尔茨海默病致病基因",如何选择合适的检索词,并且运用布尔逻辑运算符进行合理组配?

3. 检索"北京大学第一医院徐小元教授发表的文献",需要采用哪些检索途径?

4. 如果需要检索临床检验数据等数值信息,应该优先选用哪种类型的数据库?

5. 检索最新出现的医学术语,应该选用主题词途径还是关键词途径?

ER 2-3

练习题

第三章 │ 图书馆馆藏目录与电子图书检索

ER 3-1
教学课件

ER 3-2
思维导图

学习目标

1. 掌握：图书馆馆藏目录查询系统；电子图书的检索。
2. 熟悉：常用参考工具书的特点和利用。
3. 了解：数字图书馆的特点和利用。
4. 具备利用数字图书馆馆藏目录查询系统、电子图书资源、馆际互借和文献传递等方式获取所需图书的能力。
5. 能够有效利用图书馆纸质和电子图书的资源，获取所需图书，具备终身学习的基本素质。

第一节　图书馆馆藏目录查询系统

案例导入

读者想查看苗雨编写的《世界500强服务之道全集》一书，首选的途径是去图书馆借阅，或者直接下载电子版图书，当这两种途径均不能满足读者需要时，通过图书馆还有什么方法可以获取全文？

请思考：

1. 图书馆中有哪些服务系统可以帮助读者获取想要的图书？
2. 电子图书获取有哪些途径？

图书馆通过长期的文献储备，拥有数量巨大的文献资料（包括印刷品、光盘等），如果不对这些文献进行必要的分类和按一定的科学方法进行排列和收藏，便无法迅速准确地获取所需要的文献资料。因此，图书馆工作人员为了便于读者使用藏书，在图书运输到图书馆后必须对图书进行分类、编目和排架，将数量庞大、形式多样、知识门类广泛的文献资源分门别类、编排组织，使图书馆的每一本书（刊）在书架上都占有一定的空间位置，构成一个有条理、有系统、具有各种联系的有机的文献整体。

一、单一馆藏目录查询系统

馆藏目录是图书馆馆藏文献的缩影，是查询某图书馆所收藏文献情况的目录型检索工具，也是开启图书馆信息宝库的钥匙。馆藏目录不仅可以向读者揭示馆藏文献的内容，还可以向读者反映藏书的数量及藏书地点，便于读者查找。随着图书馆自动化的发展和因特网使用的普及，全国各高校图书馆、公共图书馆和研究机构图书馆都针对自己的馆藏建立了网络服务系统，即单一馆的联机公共检索目录系统（Online Public Access Catalog System，OPAC）。读者通过单一馆的馆藏目录查询系统可以检索该图书馆所收藏的文献，还可以实现预约借书、网上续借、查询用户借阅、新书新刊查询等功能。不同机构的图书馆的馆藏目录查询系统在软件界面布局、操作方式上有所差异，但是都会提供馆藏书目检索服务和读者的个性服务，如新书通报、信息发布、读者荐购等。

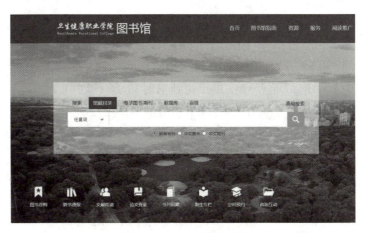

图 3-1　** 卫生健康职业学院图书馆 OPAC 首页

下面以 ** 卫生健康职业学院图书馆的馆藏目录查询系统为例，介绍单一馆的馆藏目录查询系统查询的方法（图 3-1）。

1. 登录单一馆的 OPAC　打开 ** 卫生健康职业学院首页，登录图书馆主页，进入 OPAC 馆藏目录查询系统。

2. 单一馆的 OPAC 高级检索　系统将不同类型的文献（如中文图书、西文图书、中文期刊、西文期刊）使用统一界面进行检索。提供简单检索和高级检索两种方式，有多种检索字段如题名、责任者、主题词、ISBN/ISSN、学科分类号、出版社、摘要等。例如：使用"高级检索"功能查找责任者加西亚·马尔克斯的《百年孤独》一书。操作方法：首先在首页点击"高级检索"按钮，切换为"高级检索"页面；在"高级检索"页面的检索字段框中选择"题名"，输入检索词"百年孤独"；选择布尔逻辑运算符号"And"，并在检索字段框中选择"责任者"，查询模式选择"前方匹配"，输入检索词"加西亚·马尔克斯"；点击"检索"按钮，系统在屏幕上将显示满足检索要求的图书，检索结果为 3 条书目记录（图 3-2）。

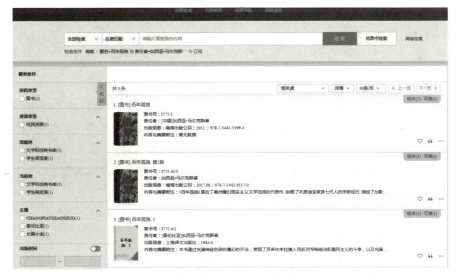

图 3-2　高级检索中文图书的结果页面

3. OPAC 图书的馆藏信息　在检索结果中，点击书名，切换页面显示该书的基本信息和馆藏信息（图 3-3），包括责任者、出版发行项、ISBN 号及定价、分类号、条码号、馆藏地、入藏时间、书刊状态等信息。这样，利用图书馆的馆藏目录查询系统，确定要查找的图书归在《中国图书馆分类法》中的哪个基本类目中，即可到书库按书架上的指示找到相应类目在书架上的位置，然后找到要查找的具体类目位置，就找到自己需要的书刊了。

4. OPAC "可借"功能　利用"可借"功能，办理"预借图书"手续。点击"馆藏信息"表中的"可借"按钮，则成功预约，在"预约信息"表中显示馆藏地点、预约时间、到书时间、解约时间等详细信息。等书库有该书后，图书馆就会通知预约读者去办理借阅手续。

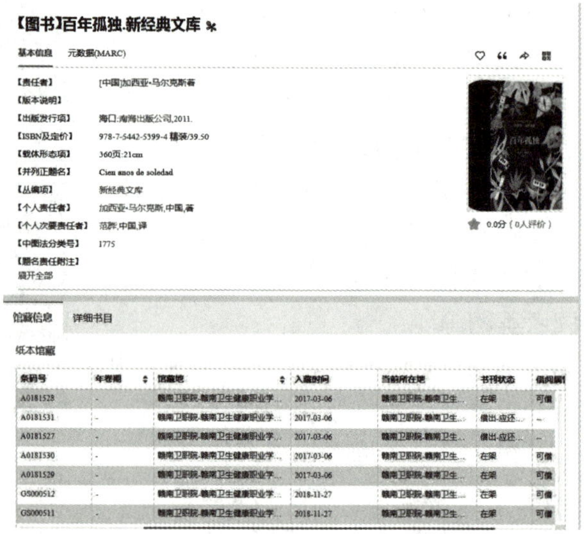

二、CALIS 联合目录查询系统

图书馆之间将各自馆藏信息资源和网络资源进行综合协作开发和利用，实现图书馆之间资源共享，可以更好地为读者服务。资源共享的主要形式有资源协调采购、编制联合目录、集团订购数据库、联合参考咨询、网络公共查询、馆际互借、文献传递等。其中，馆际互借与文献传递是

图 3-3　OPAC 图书的馆藏信息

资源共享合作中最为有效的服务方式。联合目录能使读者从一个检索平台检索出多所图书馆的馆藏，便于实现馆际互借与文献传递。目前，联合目录有两种模式：一是传统的集中式联合目录，即将多个图书馆的数据汇集在一个数据库中；二是模拟式虚拟联合目录，即每个书目数据库都是相对独立的，只是在用户检索时将它们视为一个整体，通过一个通用界面同步并行检索书目数据库，然后将检索结果返回。

中国高等教育文献保障系统（China Academic Library & Information System，CALIS）是中华人民共和国教育部高等教育文献保障中心提供的全国高校图书馆馆藏的联合目录查询系统，是以中国高等教育数字图书馆为核心的教育文献联合保障体系，为全国高等院校搭建了一个信息资源共建、共知和共享的平台，成为中国经济和社会发展的重要基础设施。

知识拓展

CALIS 下设的信息中心

CALIS 联合目录查询系统（CALIS OPAC）是多所图书馆的 OPAC，其管理中心设在北京大学图书馆，在北京设立了文理中心（北京大学）、工程中心（清华大学）、农学中心（中国农业大学）和医学中心（北京大学医学部）四个全国文献信息服务中心，在华东北（南京大学）、华东南（上海交通大学）、华中（武汉大学）、华南（中山大学）、西北（西安交通大学）、西南（四川大学）和东北（吉林大学）设立了 7 个地区文献信息服务中心。

CALIS 提供的服务主要有以下几种：

1. 书目查询　CALIS 可检索的资源类型有印刷型图书、连续出版物、电子期刊、古籍等多种文献类型，中文、西文、日文等语种（图 3-4）。

2. 数据库检索　CALIS 提供高校学位论文库、专题特色、西文期刊篇名目次、外文资源等数据库检索。

3. 馆际互借与文献传递　读者可以借助馆际借阅和文献传递的方式，通过所在图书馆获得 CALIS 文献传递网成员馆的馆藏文献。CALIS 馆际互借与文献传递的操作方法：在 CALIS 联合目录检索系统的"简单检索"区域，选择检索字段为"全面检索"，检索词输入"解剖学"，点击"检索"按钮显示检索结果（图 3-5）。

在检索结果显示页面,对需要借阅的图书点击"馆藏"项中的"Y",打开新的页面显示该书的馆藏信息(图3-6),包含该书的馆藏机构、地区和馆际互借状态等。如果在本地图书馆有馆藏,可以直接到本地图书馆借阅。如果本地馆没有馆藏,分两种情况操作。一是在CALIS馆际互借成员馆注册的用户,可在"馆藏信息"页面的左下方点击"请求馆际互借",进入注册馆的馆际互借网关,输入馆际互借的用户名与密码,直接进入提交页面,填写补充信息,发送馆际互借请求。二是未在CALIS馆际互借成员馆注册的用户,可在"馆藏信息"页面的左下端,点击"发送E-mail",填写读者的详细信息,然后再发送给本馆负责馆际互借的馆员,请求馆际互借。

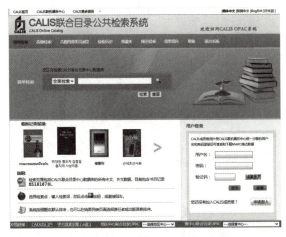

图 3-4　CALIS 联合目录查询系统

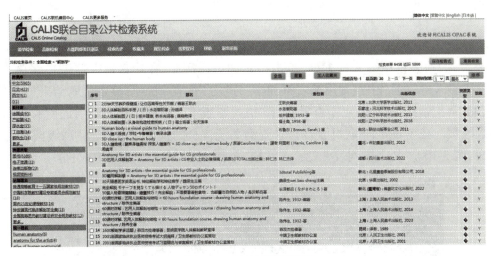

图 3-5　CALIS 检索结果

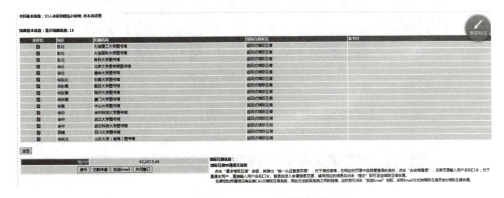

图 3-6　CALIS OPAC 图书的馆藏信息

4. 虚拟参考咨询　通过在线或邮箱回复的方式,解答读者使用数字图书馆遇到的问题。

三、WorldCat 联机联合目录查询系统

WorldCat 联机联合目录查询系统是联机计算机图书馆中心(Online Computer Library Center, OCLC)的在线联合目录查询系统,即包含 OCLC 近两万家成员馆的书目记录和馆藏信息的 OPAC。同时,也是世界上最大的书目记录数据库。从 1971 年建库到目前为止,WorldCat 共收录有 480 多

种语言,总计达 30 多亿条的馆藏记录,其中 4 亿多条独一无二的书目记录,每个记录中带有馆藏信息,基本上反映了世界范围内的图书馆所拥有的图书和其他资料,代表了 4 000 多年来人类知识的结晶。文献类型多种多样,包括图书、手稿、地图、网址与网络资源、乐谱、视频资料、报纸、期刊、档案资料等。WorldCat 还可以搜索当地所有的图书馆,只要输入想搜索的内容和 pin 代码,就会有一个列表将所需求的信息显示出来。

1. 初级检索 在 WorldCat 联机联合目录查询系统的首页(图 3-7),提供了初级检索区域,选择检索的资源类别,检索框中输入检索词,点击搜索即可。例如,在检索框左侧下拉菜单中选择“资料”,检索框中输入检索词“中医常用腧穴解剖学”,点击“搜索”按钮,显示检索结果页面(图 3-8)。

在 WorldCat 检索结果页面,点击查看所有“格式&版本”,页面切换至书目的所有版本(图 3-9)。

2. 高级检索 在 WorldCat 联机联合目录查询系统首页的检索区域点击“高级搜索”,切换至高级检索页面(图 3-10)。从字段列表“文献入藏号、著者、ISBN、ISSN、期刊源、关键字、主题、标题”中

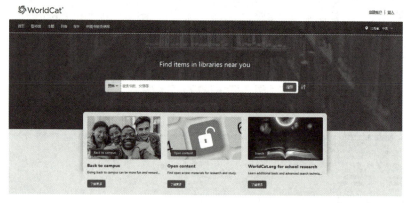

图 3-7 WorldCat 首页

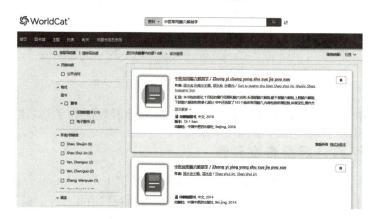

图 3-8 WorldCat 检索结果页面

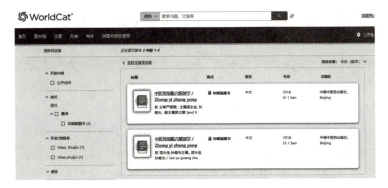

图 3-9　显示图书的所有版本

选择一个或者几个字段,并对应字段输入合适的检索词利用"年份区间""格式""语言"等进行限定检索,缩小搜索范围,然后点击"检索"按钮,显示高级检索结果。

3. 检索结果的处理　在 WorldCat 联机联合目录查询系统检索书目的结果页面,点击选中的书名,切换至显示该书目的详细资料页面(图 3-11),包括该书目所在的图书馆、用户评论、标签、链接数据等。通过点击"查看所有格式和版本"链接可以向拥有该图书的图书馆申请获得全文。

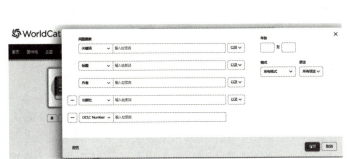

图 3-10　WorldCat 高级检索页面

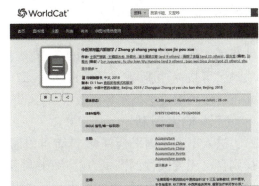

图 3-11　WorldCat 检索的图书详细信息

第二节　电子图书检索

在人类漫长的历史上,造纸术与印刷术的发明对推动科技进步、促进人类文明的发展起着非常重要的作用。现在随着信息存储技术和互联网的发展,出现了电子图书这种新型的出版物,电子图书随着网络的快速发展而迅速普及,电子阅读也正在逐步改变人们的阅读习惯,日益受到人们的关注。

电子图书(electronic book,e-book),也称数字图书,它是以二进制数字化形式对图书进行处理,以磁盘、光盘、网络等介质为记录载体,并借助于特定的设备来读取、复制、传递和存储的电子出版物。电子图书具有储存信息量大、更新速度快、下载传输方便、检索功能强、图文声并茂、使用费用低廉、资源可共享等优点。

目前,国内外均有比较成熟的大型电子图书数据库系统,中文电子图书数据库系统主要有书香中国平台、读秀学术搜索等。

一、书香中国平台

(一)概述

书香中国平台是隶属于北京中文在线数字出版股份有限公司的互联网交互开放式阅读平台,

历经"十五""十一五"的研究,投入近2亿资金,于2009年成功推出了以"书香中国:第三代数字图书馆——互联网数字图书馆"为核心各行业公共阅读服务平台与全流程的运营服务。书香中国平台旨在为读者提供便捷的数字阅读网站服务,提升读者阅读兴趣,助力国家全民阅读战略的实施与推广,为建设书香校园贡献力量。平台包括10万余册电子图书、3万余集有声图书、1 000余种电子期刊,均为授权资源,200多家出版社出版的优质图书,包括人民出版社、人民文学出版社、电子工业出版社、海豚出版社、清华大学出版社等中央级出版单位。覆盖中图法22个大类,年更新率达到30%。内容涵盖畅销作品、名家精品、经典名著、人文历史、大众社科、教育科普、经管理财等多种类型。提供在线阅读/收听、收藏、下载、书评、书友互动、读书活动、专栏推荐等多种功能,为每一位读者提供个人"终身书房"。

(二) 使用方法

书香中国平台采用互联网访问模式,读者在本校图书馆IP范围内注册后,可在馆内外通过注册账号登录使用数据库,无需使用VPN等第三方系统。

以 ** 卫生健康职业学院为例,打开书香中国网站,如下图所示(图3-12)。新用户在网页右上角或登录框里点击注册,进入注册页面后,填写基本信息(用户名、密码和密码确认为必填项)后,可快速注册,账号注册成功后,即可登录并正常使用书香中国的各类数字、有声资源。

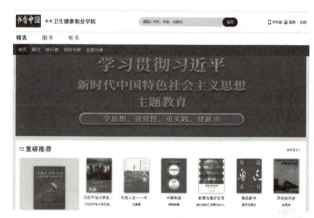

图3-12　书香中国首页

(三) 检索图书

进入书香中国平台首页,读者可以通过精选、图书、听书三种方式进入选择页面,通过分类浏览找到自己想要阅读的图书,点击图书封面,进入图书详情页。在图书详情页中可查看图书简介、评分等信息。在该页面,可对图书进行"收藏""分享""评分"等操作,点击"立即阅读"或"立即播放"即可开始阅读之旅。

1. 快速检索　在书香中国首页上方的"快速搜索"区进行快速检索。在检索字段框中可以选择书名、作者或者出版社作为检索字段,在检索框中输入检索词,点击"搜索"按钮,即可完成快速检索。

2. 期刊检索　在书香中国首页资源分类点击期刊选项,进入期刊页面(图3-13),可以查看到期刊进一步分类:名刊推荐、最新期刊、主题、人群及期刊首字母分类。在期刊检索框中输入期刊名称,显示检索结果,点击期刊封面,进入期刊首页。例如,在期刊检索框中输入"新医学",搜索到含"新医学"的多种期刊,点击封面进入期刊首页(图3-14),读者可以进行收藏、分享或者选择期刊往期的论文,也可以直接点击"原貌阅读"进入阅读模式,页面提供了预览、搜索、全屏、目录、上一页、下一页等功能按键。

3. 书香中国听书　书香平台提供听书超过3万集,用户可以在书香高校平台查找收听本机构听书,在页面上点击"听书"按钮,即可看到平台上的听书列表(图3-15)。用户可以搜索所需要的听书书名,然后点击搜索到的听书封面,即可进入听书页面。进入听书页面后,点击"立即播放"按钮,网站会自动播放听书选段。下拉页面,点击听书目录右边的箭头按钮即可选择选段进行收听(图3-16)。

(四) 书香中国书架功能

1. 我的书架　书香中国给读者提供所选书籍加入书架功能。读者在精选、图书、听书中对选中的书籍,进行阅读和收听该书籍未完成情况下,可以点击"加入书架"按钮,方便以后继续阅读和收

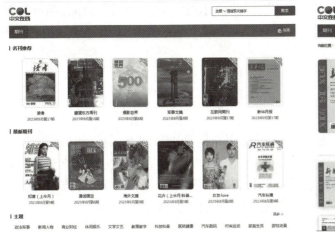

图 3-13　书香中国期刊页面

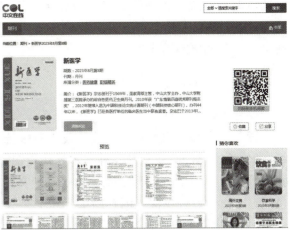

图 3-14　书香中国期刊检索页

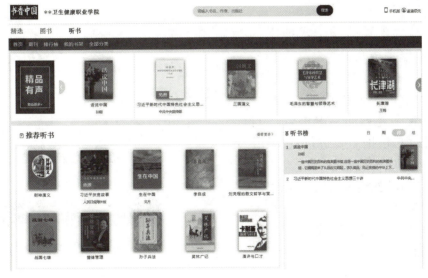

图 3-15　书香中国听书主页面

听,页面中读者可以很清晰地了解书架中各书籍的阅读进度和收听情况。同时,还可以通过书架中书籍右侧"编辑"按钮进行删除操作(图 3-17)。

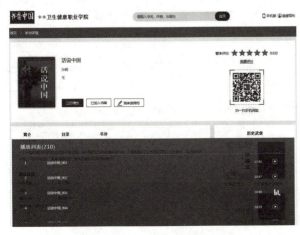

图 3-16　书香中国听书详细页

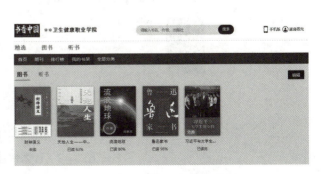

图 3-17　书香中国我的书架

2. 期刊书架 在书香中国期刊页面右侧有"书架"按钮,点击进入到期刊书架页面,当前位置是"阅读记录",同时,还有"我的收藏"选项,进入可看到已收藏的期刊种类,可利用右侧"编辑"按钮进行期刊的删除操作。

二、读秀学术搜索

(一)概述

读秀学术搜索由北京世纪读秀技术有限公司研发,将图书馆馆藏纸质图书、电子图书、期刊、报纸、学位论文、标准、专利等各种学术异构资源整合于同一平台,使读者能便捷地在一个检索平台上获取各类文献资源。读秀现收录 670 万中文图书题录信息,320 万种中文图书原文,可搜索的信息量超过 17 亿页,提供深入内容的章节和全文检索,以及部分文献的原文试读。

(二)使用方法

读秀学术搜索的主要使用方式包括适用于团体单位的远程包库、本地镜像和个人用户用的读书卡方式。

(三)检索图书

1. 快速检索 登录读秀学术搜索的首页,点击检索框上方的"图书",选择检索范围,显示页面为读秀快速检索页面(图 3-18)。在检索框下面提供的"全部字段""书名""作者""主题词""丛书名""目次"等检索字段中,根据需要进行选择,并在检索框中输入相应的检索词,点击"中文搜索"或"外文搜索"按钮进行快速检索。

例如:在读秀快速检索页面的检索框输入"心电图",点击"中文搜索"按钮显示搜索结果(图 3-19)。

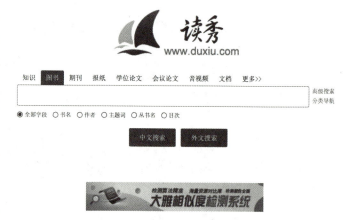

图 3-18 读秀快速检索页面

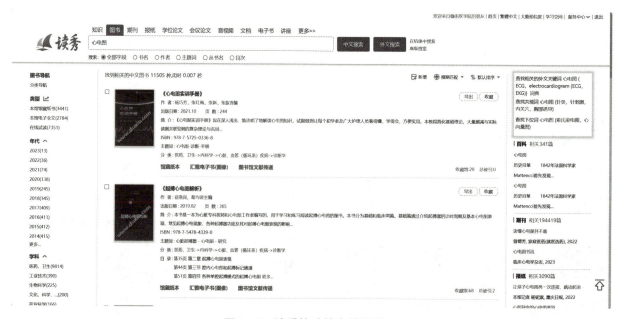

图 3-19 读秀快速检索结果页面

2. 高级检索　登录读秀学术搜索的首页,点击检索框上方的"图书",显示读秀快速检索页面,再点击该页面检索框右侧的"高级检索",显示页面为读秀高级检索页面(图 3-20)。根据需要在书名、作者、主题词、出版社、ISBN、中国分类号等检索项对应的检索框中输入检索词,在分类项选择图书分类,还可以对年代区间、搜索结果显示条数予以设置,点击"高级搜索"按钮进行高级检索。

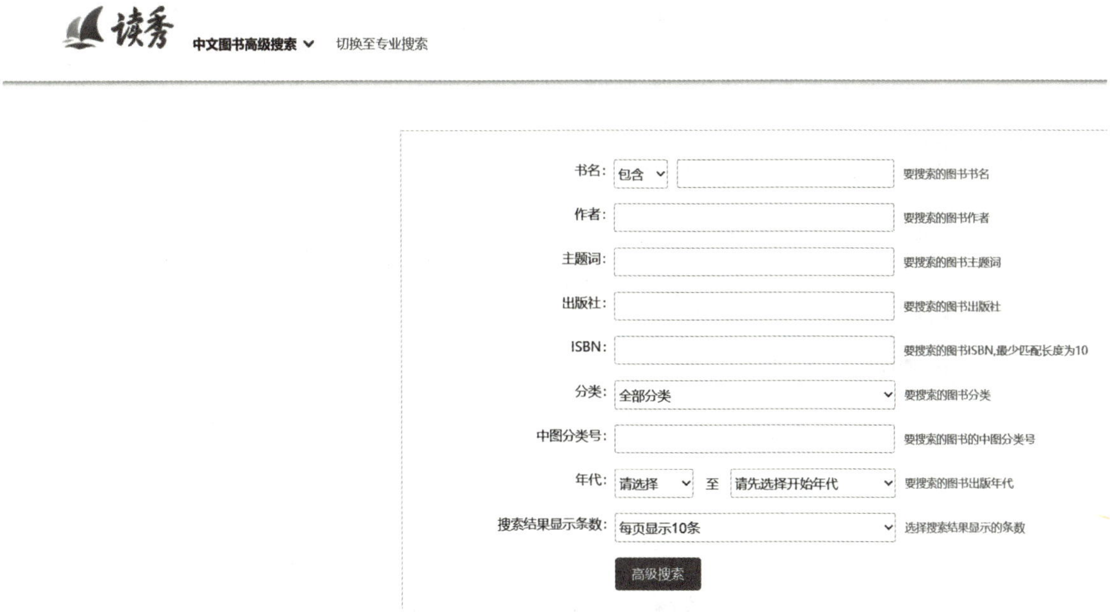

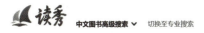

图 3-20　读秀高级检索页面

3. 专业检索　登录读秀学术搜索的首页,点击检索框右侧的"高级检索"显示读秀高级检索页面,在该页面上方点击"切换至专业搜索",登录专业检索页面(图 3-21),在该页面的检索框中输入检索式后,点击"检索"按钮,即可显示专业检索结果。确保所输入的检索式语法正确,才能检索到想要的结果。详细语法可以参看检索框下面的说明。

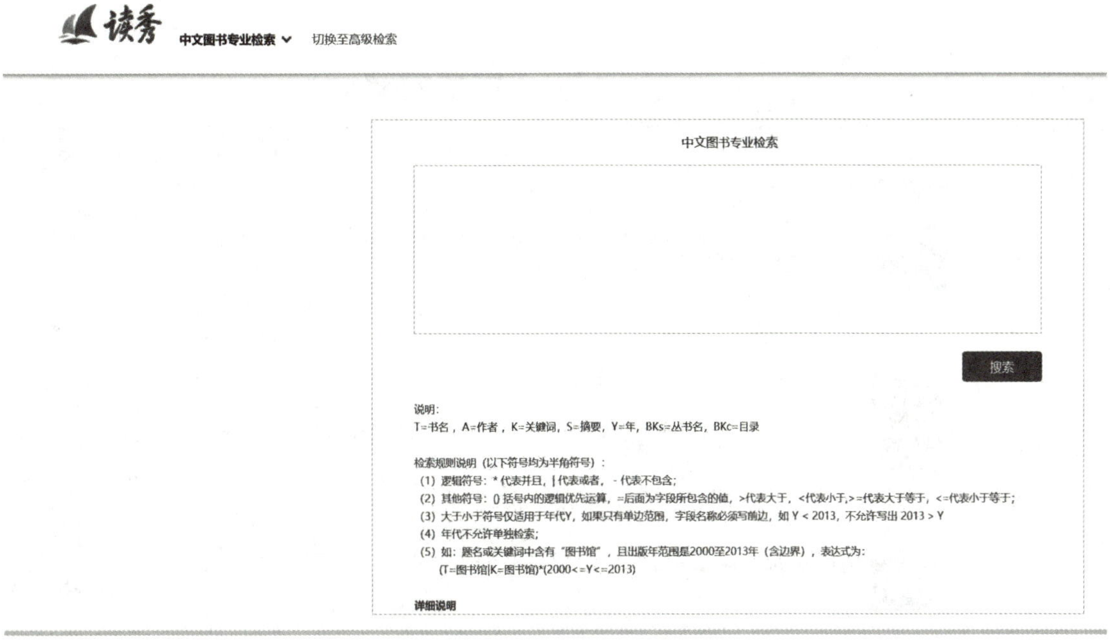

图 3-21　读秀专业检索页面

4.图书分类导航 登录读秀学术搜索的首页,点击检索框上方的"图书",显示读秀快速检索页面,再点击该页面检索框右侧的"分类导航",页面切换至读秀图书分类导航页面(图3-22)。在页面的左侧是按照《中国图书馆图书分类法》设置的分类列表,点击一级或者二级类目的链接,可以看到相应类别的图书,及其子分类的链接。

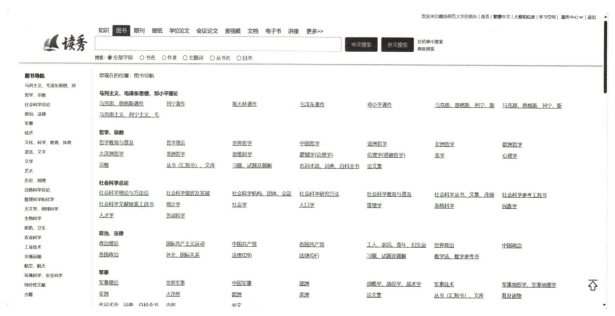

图 3-22 读秀图书分类导航页面

(四) 检索结果的处理

1.筛选检索结果 在检索结果页面的检索框中再次输入检索词,点击检索框右侧的"在结果中搜索"按钮,进行二次检索。也可以根据需要,点击检索结果页面左侧的图书类型、年代、学科、作者等筛选检索结果,还可以根据需要选择排序方式。例如:在读秀快速检索"心电图"结果页面的左侧,点击年代"2022",再点击学科"医药卫生""临床医学",显示检索结果(图3-23)。

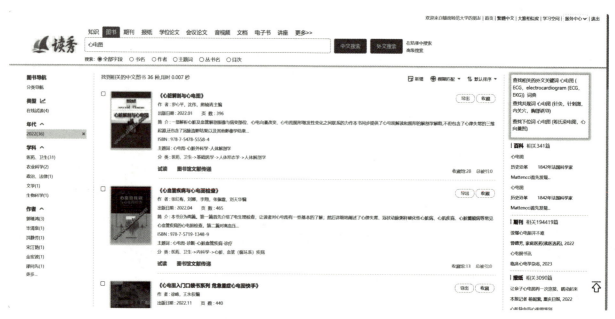

图 3-23 读秀二次检索结果页面

2. 检索结果详细信息 在检索结果页面,点击图书封面或书名链接,进入图书详细信息页面,包含图书的书页名、版权页、前言页、目录页、正文的部分页码在线试读(图3-24)。

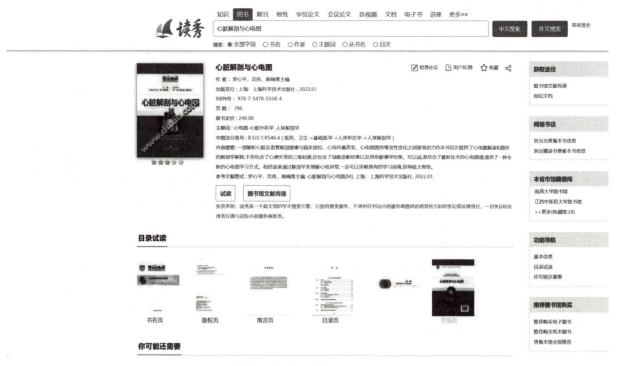

图 3-24 读秀图书详细信息页面

3. 获取图书全文 读秀提供了馆藏纸书借阅、电子全文、图书馆文献传递、网上书店购买、图书馆购买等渠道获取图书。在图书详细信息页面点击"图书馆文献传递"按钮,打开新的页面"图书馆参考咨询服务中心",即图书馆文献传递申请界面(图3-25)。在该页面输入想要获取的页码范围、电子邮箱地址以及验证码,点击"确认提交"按钮。几分钟后登录所输入的邮箱,即可看到读秀发送的图书全文。

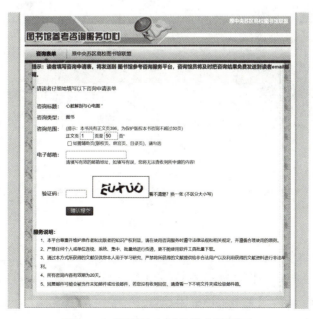

图 3-25 图书馆文献传递申请界面

请使用读秀学术搜索,检索黄方主编的有关"护理学"方面的图书,试读图书并通过图书馆文献传递来申请获取图书全文。

在读秀学术搜索首页,点击"图书",选择"书名"选项,检索框中输入"护理学",获取相关图书;当前页面选择"作者"选项,在检索框中输入检索词"黄方",显示检索结果,点击书名链接可以进行试读及申请获取图书全文。

三、国研网

国务院发展研究中心信息网(简称国研网)由国务院发展研究中心主管、国务院发展研究中心信息中心主办、北京国研网信息有限公司承办,创建于1998年3月,并于2002年7月31日正式通过ISO 9001:2000质量管理体系认证,是国务院发展研究中心研究成果的网络发布渠道,中国著名的专业性经济信息服务平台。国研网的资源主要包括文献类和统计类数据库。其中,文献类数据库包括对国务院发展研究中心1985年以来的研究成果、国研网自主研发报告、与国内知名期刊、媒体、专家合作取得的信息资源进行数字化管理和开发而形成的《国研视点》《金融中国》《高校参考》等四十几个文献类数据库;特色数据库包括《世界经济与金融信息平台》《"一带一路"研究与支撑平台》《经济·管理案例库》《战略性新兴产业数据库》《文旅产业融合发展信息平台》《乡村振兴大数据画像平台》等。国研网还针对党政用户、高校用户的需求特点开发了《党政版》《教育版》专版产品。

1. 快速检索 在国研网首页(图3-26)的右上方检索区,在检索字段"标题""关键词""来源""全文"的下拉菜单中选择合适的字段,检索框中输入相应的检索词,点击"检索"按钮,即可完成快速检索。

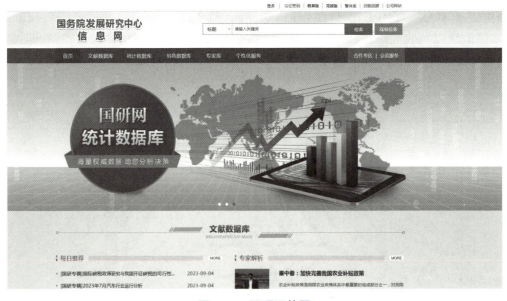

图3-26 国研网首页

2. 基本检索 在国研网首页点击"检索"按钮,打开国研网检索平台首页(图3-27),点击所要检索的数据库名称,选择合适的字段,检索框中输入检索词,点击"搜索"按钮即可。

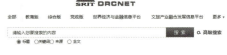

图3-27 国研网检索平台首页

例如:在检索框输入检索词"一带一路",点击"搜索"按钮,切换至检索结果页面(图3-28),每条记录包括文献名称、作者、关键词、摘要等信息。点击选择左侧的数据库名称和年份,可以进一步筛选检索结果。

3. 高级检索 国研网检索平台首页,点击"高级检索"按钮,切换至国研网高级检索页面(图3-29)。在页面左侧选择数据库类别,然后输入检索词,点击"立即搜索"按钮,即可显示高级检索结果。

4. 检索结果的处理 在检索结果页面点击文献名称,打开该文献的详细内容页面,包括文献名称、作者、作者单位、关键词、摘要、文献来源等信息。点击该页面右下角的"阅读全文"链接阅读全文。

四、其他常用免费图书资源库

1. 世界数字图书馆(World Digital Library, WDL) 世界数字图书馆是全球知名的电子图书平台,由联合国教科文组织协同图书馆、档案馆或典藏单位等公共团体合作建立,由全球规模最大的图书馆美国国会图书馆主导开发,通过互联网以多语种形式向全世界用户免费提供源于世界各地各文化的重要原始材料。网站可用阿拉伯文、英文、西班牙文、法文、葡萄牙文、俄文与中文搜索,搜索结果与选择的语种协同一致。例如,如果用户位于网站的西班牙语版本内,则将仅在网站的西班牙语版本内搜索查询。在世界数字图书馆首页(图3-30)的顶端提供了检索框,在检索框输入书名后点击"搜索"按钮,即可检索到所要的电子图书。例

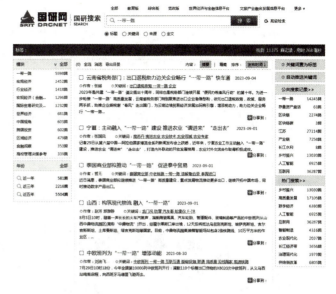

图 3-28 国研网检索结果页面

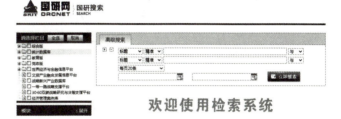

图 3-29 国研网高级检索页面

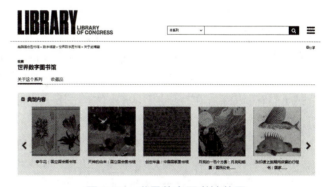

图 3-30 世界数字图书馆首页

如:检索我国古代重要的医学著作《世医得效方》。操作方法:在检索框输入"世医得效方"后,点击"搜索"按钮,页面切换至搜索到的书目,点击该书目链接,页面切换至该书的详细信息,包括该书的作者、出版地点、内容所属的专题、其他关键字、提供该书的典藏单位及其提供的其他类似条目;点击"下载"按钮,即可下载该电子图书全文。

2. 古腾堡工程 古腾堡工程(Project Gutenberg, PG)是全球最具影响力的免费电子书网站之一,由美国的迈克尔·哈特(Michael Hart)创建于1971年,既可以在线阅读,也可以mobi、epub等格式下载文件,在亚马逊、苹果等厂商生产的移动设备上阅读。该工程有志愿者参与,致力于文本著作的电子化、归档以及发布,只有版权过期的书籍才可以加到PG档案中来。其中的大部分书籍都是公有领域书籍的原本,古腾堡工程确保这些原本以开放文件格式自由流通,有利于长期保存,并可在各种计算机上自由阅读。大多数版本使用的语言是英语,但也有许多非英语作品。至今,用户

可以在其网站免费阅读和下载超过 7 万本电子书。

古腾堡工程首页(图 3-31)的上方提供了检索框,在检索框中输入书名后点击"搜索"按钮,显示检索到的条目,点击书名链接,切换到该书的获取页面;该页面提供了多种格式的电子图书下载,点击想要的格式,即可下载全文。

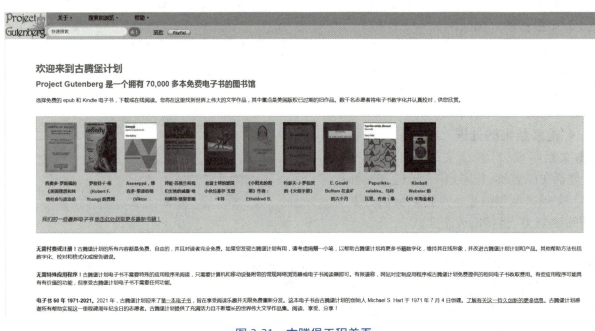

图 3-31　古腾堡工程首页

3. AccessMedicine 医学教育资源库　AccessMedicine(医学教育资源库)是全球领先的教育出版机构——McGraw-Hill 教育出版公司推出的医学类数据库产品。AccessMedicine 是为医学生、住院医师、临床医师、研究人员以及所有医学相关专业工作人员提供了一个可以访问众多医学信息的平台,其内容包括知名医学著作、医药信息、及时更新的医学资讯、数以万计的图片及图表、互动式课程定制和学习、自我测试和评估、病例、诊断工具、全面的搜索功能。目前,AccessMedicine 已经在全球 65 个国家得到广泛使用,95% 的美国医学院已经采用了 AccessMedicine 作为医学教育的重要资源。

AccessMedicine 的资源平台目前包括 140 多部最新版世界顶尖医学著作、35 000 多张图片和图表、200 多个医疗操作视频及病例会诊讲座、完整药物数据库、1 900 多道 USMLE 美国职业医师考试真题、1 800 多道 Lange 朗氏互动式问答题、800 多道医学专科考试复习题、60 多种常见疾病实践指南、1 000 多种疾病的实验室鉴别诊断、近 100 个关于疾病和治疗的病患教育文章等宝贵资源。

在 AccessMedicine 医学教育资源库首页(图 3-32)的顶端提供了检索框,在检索框输入关键词后点击放大镜按钮,即可快速检索所要的资源。在首页菜单栏中可以针对图书、快速参考、多媒体、案例

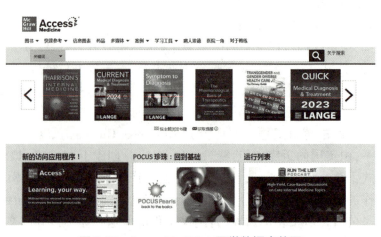

图 3-32　AccessMedicine 医学数据库首页

点击进行选择,检索框输入关键词,快速检索相应资源。

4. 鸠摩搜索 鸠摩搜索(Jiumo E-Book Search)是一个电子图书搜索平台,整合了一些电子图书资源平台及百度云等免费云盘资源,从网盘中寻找资源,提供包括 mobi、epub、pdf 和 azw3 等多种格式电子图书的免费全文下载。

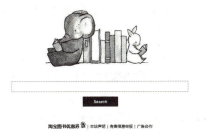

图 3-33 鸠摩搜索首页

鸠摩搜索的首页(图 3-33)提供了检索框,在检索框中输入书名,点击"Search"按钮,显示检索结果,包括各种格式的该电子书、该书的文件大小和来源网站;点击所要格式的书名,显示"Download"按钮,单击该按钮,即可下载全文。

第三节　参考工具书的类型和利用

参考工具书简称工具书,是指根据一定的需要,广泛汇集某一科学领域的基本知识或知识线索,加以提炼、浓缩并按特定的方法排检,专供查阅和参考的特定类型的书籍。参考工具书有印刷版、电子版和在网络上提供在线查询的数据库等不同版本。广义的参考工具书还包括具有工具书作用的一些名著或教科书,例如《希氏内科学》和《克氏外科学》。

一、参考工具书的特点

参考工具书与普通图书相比较,具有查考性、概括性、编排易检性和权威性等特点。

1. 查考性 参考工具书的编撰目的是查询考证特定的问题,不像普通图书那样提供系统的知识,而是将丰富的知识汇集、浓缩以供查找、使用,解决有关的疑难问题。例如字典、词典仅供解决字、词的音、义、形的问题;年鉴、谱表专供查找知识线索。

2. 概括性 参考工具书收录的内容广泛,但是不对主题进行详细的论述,而是将知识进行提炼、重组后表述简明、精确。例如药典提供了各种药物的分子结构、理化性质、药理学、药代动力学、剂型、剂量等知识,用词简练,具有高度的概括性。

3. 编排易检性 参考工具书按照一定的体例编排,检索方便,可以按照字序、音序、形序、分类、主题、年代、地区和关键词等多种检索途径进行信息检索。

知识拓展

检索型工具书和参考型工具书

参考工具书按性质和功能可分为检索型工具书和参考型工具书两大类。检索型工具书可分为书目、索引和文摘;参考型工具书分为字典、词典、百科全书、年鉴、手册、名录、药典、图谱和指南等。二者的不同点如下:

1. 检索型工具书是二次文献,描述文献的外表或内容特征;参考型工具书是三次文献,描述的是确切的信息源。

2. 检索型工具书提供给检索者某一文献的线索;参考型工具书提供给检索者确切的数据、事实。

3. 检索型工具书设计检索途径更为全面;参考型工具书在内容表述上更重视科学性。

二、参考工具书的排检方法

参考工具书的排检方法是指参考工具书的编排和检索方法。

（一）字顺排检法

字顺法，又称字序法，是参考工具书主要的排检法。字顺法是根据各种语言的特点，按照字（或词）的笔画多少或者字母的顺序进行编排。常见用于字典、词典和各类工具书（例如手册、大部分的百科全书等）所附索引或目录的排检。

1. 西文字顺法 西文字顺法是指各种拉丁字母文字混排的字顺排列方法和规则。有逐字母排列法和逐词排列法两种。

2. 汉语中的字顺法 汉语中的字顺排列法主要有汉语拼音字母音序法、汉字形序法和号码法。形序法常用的有部首法、笔画法和笔形法；号码法是形序法的一种变形，最常用的是四角号码法。

（二）分类排检法

分类排检法是把词目或文献按其内容性质或者学科属性加以归纳、集中的一种排检方法。有些参考工具书按照《中国图书馆分类法》编排，如《中国国家书目》；有些按照学科自定的分类体系排序，如《中国医学百科全书》（单卷本）；还有些按照专栏分类编排，如《中国卫生年鉴》。

（三）主题排检法

主题法以语词表达文献的主题内容，使论述同一主题的知识集中在一起的一种排检方法。主题法主要用于文摘型参考工具书的编排。它不受学科领域的限制，可以弥补分类法的不足。例如《汉语主题词表》《医学主题词表》（*Medical Subject Headings*，MeSH）。

（四）地序排检法

地序排检法是按照地理位置或者行政区编排的方法。一般按世界各大洲、国家、行政区名称的字母顺序或从北到南、从西到东的地理位置顺序排列。这种方法多用于地图集和年鉴等工具书，例如《中国血吸虫病地图集》《中国分省医籍考》。

（五）时序排检法

时序排检法按照内容或词目的时间先后顺序进行编排。这种方法多用于时间概念较强的工具书，如年表、历表大事记以及历史纲要之类的工具书《中国医史年表》和《中国医学通史》等。

三、网络版参考工具书的特点

随着现代信息技术的不断发展，因特网上涌现出越来越多的各种类型的网络版参考工具书，又称在线参考工具书。与传统的印刷版参考工具书相比，网络参考工具书有如下优点：

1. 内容更丰富 由于存储容量大，网络版在印刷版的基础上增加了许多新的内容，并普遍使用视频、音频等多媒体，具有动态性和即时性，例如在某些电子百科全书中查询"心脏"这个条目，可以见到心脏的血流变化图，并听到心音。

2. 使用更方便 可以随时随地使用并实现多用户共享。网络版参考工具书利用先进的检索技术增加了许多新的检索功能和检索途径，提高了检索速度，更加方便各类读者更快地找到所需的资源。

3. 数据更新颖 网络版工具书的更新速度比印刷型工具书更快。一般网络版工具书按天、按周、按月或按季度更新，在数据新颖性方面占有更大的优势。

四、印刷版和网络版参考工具书的类型及其举要

（一）字典、词（辞）典

字典汇集单字，解释字形、读音、含义和用法；词典则解释词语的概念、意义及其用法。字典、词

典按字顺编排,在参考工具书中使用频率最高。词典的类型根据取材内容和收录范围,可分为语言类词典、专业类词典和综合词典。专业类词典中的医学词典又可进一步细分为综合性医学词典、专科性医学词典、医学缩略语词典、综合征词典等。下面重点介绍医学词典:

1. 综合性医学词典

(1)《朗文医学大辞典》:鲁思·克尼格斯堡(Ruth Koenigsberg)主编,蒋琳主译,人民卫生出版社出版。该辞典是由近百名著名医学专家历经 10 年的时间编写而成,收词近 10 万条,内容涉及临床各专业以及与医学有关学科共 63 个。词汇涵盖面很广,收录了大量近年来涌现的新词汇和一定数量的与医学密切相关的科技常用词汇,包括医疗科学研究、先进诊疗技术和卫生保健各项发明。《朗文医学大辞典》是一部收词全面、释义准确、内容详尽,容纳医学百科信息的大型医学工具书。

(2)《英汉医学辞典》:陈维益等主编,上海科学技术出版社出版。该辞典作为中型辞典在国内有较大的影响,收医学词汇 6 万余条,普通词汇 1 万余条,阅读英文医学文献非常实用。其特色是辞典收入了诸如 as likely as not(很可能)这样的重要短语,可指导读者避免重大误解。附录包括动脉名称对照表、肌肉名称对照表、神经名称对照表、骨骼名称对照表、静脉名称对照表以及摄氏华氏温标对照表等,对解剖学的学习也很有帮助。

(3) *Dorland's Illustrated Medical Dictionary*(《道兰图解医学词典》):(美)道兰·安德森(Douglas M.Anderson)编。该词典 1900 年初版问世至今,已有百余年的历史,一直是世界医学语言工具书中最具权威的著作。全新的"第 30 版"为医务工作者提供了更为详尽准确的医学专业用词;全新真彩色精美图片,超过 1 500 多幅真彩色素描、照片、图表及附录,使全书更加生动;全新的附录,在原有附录的基础上又增加了包括涉及医学术语源学、符号标识、化学元素、精选手术器械、肿瘤发展进程等方面的内容,以提供更加实用的参考信息。囊括最新医学词汇 12.3 万多种医学最前沿专业术语,涵盖辅助医学和替代医学词汇,新增 800 多条应用广泛的辅助医学和替代医学领域词汇。

2. 专科性医学辞典

(1)《诊断学大辞典》:杨志寅主编,华夏出版社出版,2004 年第 2 版,1993 年第 1 版。全书收录词汇近 2 万条,主要包括体检诊断、实验诊断、X 线诊断、介入放射诊断、心电图、心音图、心电向量图、心机械图、超声、心脏电生理、肺功能、内镜、脑电图、肌电图、诱发电位、CT、磁共振成像以及核医学影像诊断等方面的词汇。

附录很实用,包括常见疾病诊断标准、医用法定计量单位、临床检验参考值及单位换算系数、医学常用缩略语、人类基因组计划、历届生理学或医学诺贝尔奖获得者及其获奖项目简介、病历书写基本规范和诊断学大事记等。

(2)《现代护理学辞典》:王美德,安之璧主编,江苏科学技术出版社 1992 年出版。全书 200 万字,近万条词目,是我国第一部现代护理学词典。

3. 医学缩略语词典
缩略语(acronym)是由西文词组首字母组成的词汇,在医学文献中出现的频率较高。如 ICU 是 Intensive Care Unit(危重症病房)的缩略语,RBC 是 red blood cell(红细胞)的缩略语。缩略语通过缩略语词典可查到其全称。

(1)《英汉医学略语大词典》:胡渝生、郭曰典主编,天津科技翻译出版公司出版,2011 年第 2 版,1994 年第 1 版。该词典广泛收集和精心编写了大量的新词条,既有医疗技术发展中出现的新词汇,也有在国际社会、经济、文化发展中产生并在医疗领域中经常涉及的新词汇。精选收录 5 万词汇,11 万余词条。

(2)《英汉医学缩略语词典》:王凯等主编,安徽科学技术出版社 2005 年 9 月出版。该词典收录了医学各个学科常用词汇及药物名称,还收录了国内外的医学学会、医药研究院、研究所、杂志社及社会团体等名称的英文缩写,既有教科书性质,也有工具书的特点。

4. 综合征词典
综合征(syndrome)是指一组具有一定内在联系的临床症状群,有的以发现者的姓氏命名，有的取其病因、病理或主要症状为名。综合征词典可查综合征的异名、病因、病理、诊断、治疗等。

（1）《英汉外科与妇产科临床综合征词典》：李建提主编，中国协和医科大学出版社 2001 年出版。

（2）《医学综合征词典》（*Dictionary of Medical Syndromes*）：截至 1997 年已经出了第 4 版，是国际公认的、内容最详尽的综合征词典。全用英文表述，无中译本。

5. 网络医学词典

（1）在线医学词典（On-line Medical Dictionary，OMD）：是英国格雷厄姆·达克（Graham Dark）博士创建，收录 46 000 多条词汇和释义，包括缩略语、专业术语、习语、标准、机构、人名等与医学有关的词汇。内容涉及生物化学、生物学、化学、物理学、细胞生物学、医学、分子生物学、植物生物学、放射学等学科。可按字顺、主题词及关键词查询。

（2）《麦林韦氏医学词典》（*Merriam-Webster Medical Dictionary*）：收录 39 000 多个词条，提供所有词条的发音。涵盖常见药物的最新品牌名称和同等通用名称，内容涉及广泛的医学术语，包括解剖、医疗条件、程序、药物等术语。词典为医学术语提供了简洁明了的定义，使医护专业人员和普通大众都能轻松阅读。

（二）药典

药典（pharmacopoeia）是国家对药品质量标准和鉴定方法的技术规定，是药品生产、使用、供应、检验和管理的法定依据，药典中的各项规定一般都具有法定的约束力。常用的药典有：

1.《中华人民共和国药典》（2020 年版）简称《中国药典》（2020 年版），是继我国 1953 年第一版药典以来的第十一版药典，自 2020 年 12 月 30 日起实施，新版药典的实施对整体提升我国药品标准水平，提高药品质量，保证公众用药安全有效，促进医药产业高质量发展发挥重要作用。《中国药典》（2020 年版）依据《中华人民共和国药品管理法》组织制定和颁布实施，是国家为保证药品质量、保证人民用药安全有效、质量可控而制定的药品法典。通常规定每隔五年修订一次。《中国药典》（2020 年版）由一部、二部、三部、四部及其增补本组成。一部收载中药，二部收载化学药，三部收载生物制品，四部收载通用技术要求和药用辅料。

2.《马丁代尔大药典》（*Martindale：The Complete Drug Reference*）是由英国大不列颠药物学会的药物科学部所属的药典出版社编辑出版的一部非法定药典，是一部权威的世界药物大全。全书按药物的机制、治疗范围及化合物类别将 5 000 余种药物分为 69 大类，收录药物品种以英国的为主。由于《马丁代尔大药典》结合临床、参考文献丰富并更新知识及时，深受药剂师和医师的高度重视，被誉为全球用药"圣经"。

3. 网络在线药典 在线药典提供《美国药典》《英国药典》《欧洲药典》《日本药典》和《中国药典》的介绍和查询。《美国药典》由美国政府所属的美国药典委员会编辑出版，是包括美国在内的多个国家和地区法律强制执行的药品质量检验标准；《英国药典》由英国药品委员会出版，是英国制药标准的重要来源以及英国药品质量控制、药品生产许可证管理的重要依据；《欧洲药典》是由欧洲药典委员会组织编写的欧盟成员国的药品及制剂的制备和检测标准，是在欧洲范围内推销、使用药品和药用底物的生产厂家必须遵循的质量标准。

（三）百科全书

百科全书（encyclopedia）是完备地收集人类社会一切门类知识或某一学科知识的所有方面的内容，系统排列而成的参考工具书，是百科知识的汇总。百科全书按收录的知识范围划分，可分为综合性百科全书和专业性百科全书。医学百科全书是专业性百科全书的一种。医学百科全书系统介绍医学或其分支学科知识，其内容比词典和教科书更详尽深入。常用的医学百科全书有：《中国大百科全书·中国传统医学》和《中国医学百科全书》。著名的 ABC 三大英语百科全书：A 是《美国百科全书》(*The Encyclopedia Americana*, EA), B 是《不列颠百科全书》(*The New Encyclopedia Britannica*, EB), C 是《科里尔百科全书》(*Collier's Encyclopedia*, CE)。

网络百科全书:

1. The Encyclopedia Britannica Online(在线不列颠百科全书)　又称大英百科全书,于 1768 年出版发行,是世界公认的最具权威性、知识性、大容量性的经典百科全书,2012 年 3 月宣布停印纸质版,全面转向数字版。

2. Medical Encyclopedia(医学百科全书)　是由美国国立医学图书馆(NLM)提供的面向公众的医学百科全书,内容十分简明并具有专业性,以概念条目字顺形式排列,包含了 4 000 余条关于疾病、检验、症状、损伤、外科等方面的条目,并有大量的医学照片和插图。按字顺进行查找。虽然对某些专指性很强的术语没有定义解答,但提供了相关的参考资料。

3. 维基百科(Wikipedia)　是基于维基技术建立的全球性多语言网络百科全书,由美国的吉米·威尔士(Jimmy Wales)和拉里·桑格(Larry Sanger)两人于 2001 年 1 月创建,由非营利组织维基媒体基金会负责营运。可以免费编辑和查询。

(四)年鉴

年鉴(Annual/Yearbook, Almanacs)是汇集一年内各领域的有关时事文献、重大事件、发展状况、成就成果及统计数据等,按年度连续出版的参考工具书。Yearbook 不收录回溯性资料;而 Almanacs 有回溯性资料。年鉴以记事为主,不做更多的叙述和解释,具有连续性、积累性和时效性的特点。年鉴按照编辑内容、性质和用途分为记事年鉴、综述年鉴和统计年鉴;按照收录范围,分为综合性年鉴、专科性年鉴和地方性年鉴。

与医学相关的、比较常用的年鉴有《中国卫生年鉴》《中国医学科学年鉴》《中国中医药年鉴》《中国内科学年鉴》《中国外科年鉴》《中国口腔医学年鉴》《中国药学年鉴》等。

网络医学年鉴举要:

《胸外科年鉴》(*The Annals of Thoracic Surgery*)是美国胸外科医师学会和美国南方胸外科协会的官方出版物,收录胸心血管外科及相关领域的最新发现和进展的文章,还收录原始论文、综述、最新研究报告、病例报告等,适用对象为胸心血管外科医生及相关人员。

(五)手册

手册(Handbook/Manuals)收录学科领域需要经常查考的数据、公式或专业知识等,提供某一学科领域内的基本知识和实用资料,以便于查考使用的便览型工具书。其亦称指南、便览、要览、须知、大全、必备等。手册往往收集与专业相关的事实、数据、公式、术语以及操作规程等具体资料,常以叙述和列表或图解方式来表述内容。

目前手册种类繁多,大多是专科性手册。医学各专业学科的手册可用于查找疾病的病因、诊断、治疗;查找各种手术方法与操作常规;查找临床各类检验指标和各种实用数据,如《内科手册》《外科手册》《医疗护理技术操作常规》《临床实习医生手册》《医师案头参考书》《人体正常数据手册》等。

网络医学手册:

《默克诊疗手册》(*Merck Manual of Diagnosis and Therapy*)是世界著名的临床实践工作指南,于 1899 年首版。它作为非营利性服务,提供英文版的免费检索和查询全文,可按字顺或关键词查询。其囊括了人类所患的各种疾病,医学信息可靠、简单易用并且权威,《默克诊疗手册》被国家卫生健康委员会作为社区医师的培训资料。

(六)名录

名录(directory)是汇集机构名、人名、地名等专有名词及与之相关的资料的一种工具书。名录分为机构名录、人名录、地名录和产品名录等。

医学名录:

《中国药品通用名称》(*Chinese Approved Drug Names*,CADN)是国家药典委员会负责制定的中国法定的药物名称。

《全国医院概况》(张斌主编),人民军医出版社2002年出版。

网络医学名录:医药在线,可以按地区查找国内各医院。

(七)图谱

图谱是以图像揭示事物性质和内容的参考工具书。医学图谱用图像配以文字来表达医学实体、操作规程或反映疾病病理形态等内容。医学图谱品种繁多,主要有解剖图谱、诊断图谱、治疗图谱、药物图谱、医学地图集等,如《人体解剖彩色图谱》《彩色组织学图谱》《实用血液细胞彩色图谱》《人体寄生虫学图谱》等。在图书馆中图谱一般与同专业的书籍排列在一起。

网络医学图谱与印刷本图谱相比具有容量大、可检索和图像形象直观等特点。常用网络医学图谱:大众医药网医学图谱和血液学图谱。

五、医学参考工具书的利用

1. 分析研究课题,选择相应的工具书 工具书的种类繁多,各自有不同的特点和功能,应针对实际问题选择适合的工具书。例如查找有关"心脏搭桥"的资料,如果要查找其基本概念和基础知识宜选择《实用医学大词典》和《中国医学百科全书》。

2. 分析检索要求,综合利用多种类型的工具书 除了根据具体问题选择适用的参考工具书外,还要善于综合利用各类工具书、医学专著和数据库来检索获得最新的研究资料。

如"冠心病手术"的资料,可以综合利用多种类型的工具书来进行全面、深入的查找:选择医学词典了解其基本概念,如《实用医学大词典》和《现代医学辞典》等;选择百科全书了解其历史背景,如《中国医学百科全书》;通过联机馆藏目录查询其医学专著,如《心脏外科学》和《胸心外科手术学》等;查《中国外科年鉴》了解历年来冠心病手术方面的研究进展和大事记载。我们还可以通过检索医学数据库来获取国内外冠心病手术的最新研究资料和科研成果。

3. 常用的查找药学方面的参考工具书

(1)**药典**:查药品标准。

(2)**医药词典或手册**:查药名和简略资料。

(3)**药物手册**:查临床知识等资料。

(4)**药学年鉴**:查药物的临床应用和研究进展。

(5)**百科全书**:查背景资料。

(6)**医学文摘和索引**:查找最新的资料。

(刘 伟)

思考题

1. 图书馆馆藏目录中的信息通常包括哪些内容?如何有效地使用这些信息来查找所需的资源?

2. 简述使用读秀学术搜索进行电子图书检索和获取图书全文的方法。

3. 在使用图书馆馆藏目录和电子图书检索工具时,应该选择哪些搜索策略和技巧,以便更有效地找到所需的资源?

4. 电子图书检索改变了哪些学习方式?

5. 简述参考工具书的排检方法。

练习题

第四章 | 网络信息资源检索

学习目标

1. 掌握:百度等搜索引擎的使用方法与检索技巧。
2. 熟悉:搜索引擎的分类、国内外主要开放存取资源。
3. 了解:网络信息资源的特点和类型、国内外医学专业搜索引擎及主要医学信息网站、技能学习考试就业资源。
4. 具有网络信息素养知识,能够选择适当的搜索引擎,利用检索工具有效解决工作、学习中遇到的问题。
5. 能够快速准确地获取所需的网络信息资源,提升专业学习和研究的能力。

案例导入

糖尿病是一种慢性疾病,影响全球超过 5.4 亿人。随着生活和饮食习惯的改变,糖尿病已经成为继心脑血管疾病、恶性肿瘤之后影响人类健康的第三大因素。在中国,成人有超过 1.14 亿糖尿病患者,占全世界糖尿病患者四分之一。糖尿病的研究进展是实现健康中国战略的重要组成。

请思考:

1. 如何通过百度学术、Medscape 搜索糖尿病的研究进展?
2. 如何通过国家科技图书文献中心、PubMed Central、BioMed Central 检索糖尿病与肠道微生物关系的文献?

第一节 概 况

在当今的信息时代,互联网在全球范围内快速的发展,给人们提供了一个全新的交流信息和查找信息的渠道。互联网蕴含着海量的信息资源,小到一句话的微博,大到一个数字图书馆都在互联网中兼收并蓄。因而现代信息社会充分利用网络信息是人们的必备技能,医学生需要学会利用搜索引擎、网络医学数据库、医学专业信息网站、获取开放资源及技能学习考试就业资源的途径。

一、网络信息资源的特点

网络信息资源是一种新型的数字化资源,与传统的信息资源相比具有以下 4 方面的特点:

(一) 内容丰富,数量庞杂

网络是个开放的信息传播平台,任何机构、任何个人都可以将自己拥有的且愿意让他人共享的信息发布上网,从而构成一个庞大的信息源。网络信息的来源几乎覆盖所有学科、领域、地域和语种,从表现形式上有文本、音频、视频、图像、软件、数据库等,是多媒体、多语种和多类型信息的混合体。

(二) 时效性强,传播速度快

网络信息资源的发布与更新具有实时性和动态性,信息资源瞬息万变。比如新闻网站、商业网站,只要服务器上的网页进行更新,终端用户立即就可以看到网页内容的变化。网络信息加工、整理、发布用时短,上传到网上的任何信息资源,都只需要短短的数秒钟就能传递到世界各地。

(三) 信息共享,交互性强

网络信息具有很强的共享性和交互性,人们可以跨越时空和地域迅速方便地存取和利用分布在世界各地的信息资源。互联网提供了各种各样的讨论和交流的渠道,用户不仅可以从中获取信息,也可以发布信息,诸如论坛、博客、电子邮件、即时通信软件等,使用者既可以浏览和检索信息,也可以参与讨论和交流等。

(四) 来源开放,良莠不齐

网络提供了一个开放的空间,由于信息发布的自由性和随意性,加上缺乏必要的过滤、质量控制和管理机制,使得信息质量良莠不齐,为网络信息的有效利用带来了一定的障碍。

二、网络信息资源的类型

网络信息资源的存在形式多种多样,按照不同的标准可以分为不同的种类。

1. 按照付费情况划分 网络信息资源被划分为付费信息资源和免费信息资源两种类型,但是因特网上的付费和收费是相对的。有的数据库或网站在刚开始运行时,为了吸引用户而实行免费,但过一段时间后就开始收费了。一些在线期刊刚出版时收费,但过一段时间后就可以免费使用。目前大多数免费医学专业在线杂志都采用后一种方式。

2. 按照信息资源来源划分 网络信息资源被划分为政府信息、研究机构信息、公众信息、商用信息、教育科研信息、个人信息等。

3. 按照信息交流方式划分 网络信息资源被划分为非正式出版信息、半正式出版信息和正式出版信息三种类型。

4. 按照所采用的网络传输协议划分 网络信息资源被划分为 WWW、FTP、Telnet、Gopher、P2P等信息资源。

5. 按照网络资源信息加工程度划分 网络信息资源被划分为一次资源信息、二次资源信息、三次资源信息和全文信息。

6. 按照网络资源的学科内容划分 网络信息资源被划分为科技、政治与法律、商业与经济、文化教育、娱乐、生活等多种类型。

7. 按照信息资源的媒体形式划分 网络信息资源被划分为文本信息资源、超文本信息资源、多媒体信息资源、超媒体信息资源四种类型。

三、网络信息资源的评价

随着网络信息资源的迅速增加和广泛使用,还有信息传播渠道的多元性和复杂化,信息源在时间和空间的分布极为广泛,使得其质量问题已成为人们关注的焦点。进行网络信息资源评价是为了从信息海洋中经过甄别,挑选出有学术价值或利用价值的精华部分,帮助网络用户有针对性地选择自己所需的网络信息资源,较好地屏蔽一些信息污染或检索噪声,更好地满足用户对网络信息资源的需求,使网络信息的组织和管理更加规范有效。

网络信息资源评价是指根据一定的标准,通过定性或者定量的分析方法,确立科学的评价指标体系,对网络上的信息资源进行搜集、甄别和评估,即通过网络信息资源(包括网站资源、网页资源等)各方面的属性,全面、综合地掌握评价对象的基本情况。网络信息资源评价就是对网络信息资源进行考核,评价方法有定性评价方法、定量评价方法和综合评价方法。

(一)定性评价方法

定性评价方法是根据网络信息资源评价目的和用户需求,依据一定的评价原则和要求,确定相关的评价指标,建立指标体系和各赋值标准,再通过评价者或用户等打分或评定,给出网络信息资源评价的结果。定性评价方法主要侧重评价网络信息资源的内容和表现形式。

1. 用户评价法 用户评价法主要是由网络信息资源评价机构向用户提供相关的评价指标体系、评价指南和方法,由用户根据自身特定的信息需求从中选择符合其需要的评价指标和方法,对网络信息资源进行评价和优选的方法。

2. 专家评价法 专家评价法是邀请有关学科专家、医学信息资源管理者和医学信息专家等依照一定的指标体系对网站进行投标评比,将评比结果相加后,依高分向低分顺序排列,或按星级进行评级的方法。

3. 第三方评价法 第三方评价法主要是相对于网络信息资源的发布者及网络信息资源用户而言的。由第三方根据特定的信息需求和目的,建立符合需求的网络信息资源评价指标体系,按照一定的评价程序或步骤,对网络信息资源进行优选和评价的方法,是目前较常用的评价网络信息资源的方法,主要有两种形式:网络信息资源评价网站进行的评价,学术性信息服务机构进行的评价。

(二)定量评价方法

定量评价方法是指利用数量分析方法和网上自动搜集、整理网站信息的评估工具,从客观量化的角度对网络信息资源进行优选和评价的方法。目前网络信息资源评价的定量评价方法主要是利用网络技术实现网站访问量统计和链接情况统计。比如在一些搜索引擎中,有的能把网页搜索软件发往每一个站点,记录每一页的所有文本内容并统计检索词的出现频率,如 Excite。有的可以测定站点的链接数量,如 Google 就是根据网页的链接数量来评定其重要性的。有的可以自动统计网站的单击率,如 MegaSpider。一般来说,站点被用户访问的次数越多,说明该网站上的信息越有价值,同样网站被链接的数量越多,说明该网站的内容越重要。某特定主题的词汇在一个网站出现的频率越高,反映出该网站的专业化程度越高。这样将有关网站的访问次数、下载情况、链接数量等统计数据进行分析整理和排序,就可以对网站的影响力、站点所提供信息的水平和可信度等作出评判。

(三)综合评价法

综合评价法是定性评价和定量评价相结合的一种方法。这种评价法在分析和研究网络信息资源评价及建立评价指标体系时,既要有定性指标,也要有定量指标;从定性和定量两个角度对网络信息资源进行优选和评价。理想的综合评价方法应该是以定性评价方法的全面性和成熟性来弥补定量评价方法的不稳定性,以定量评价方法的科学性和客观性来弥补定性评价方法的主观性,从而达到综合、全面和科学地评价网络信息资源的目的。

知识拓展

网络信息资源评价的指标

网络信息资源评价的指标包括:①网络信息资源内容的正确性、独特性、客观性,信息发布者的权威性、时效性、可获得性、稳定性。②网站设计的结构、外观、交互性和响应速度。③网站的电子文件量(主要指 Word、Excel、PowerPoint、PDF 等文件的总量)、访问下载量和链接量。

第二节　网络信息检索工具——搜索引擎

一、搜索引擎的概念

搜索引擎是指根据一定的策略、运用特定的计算机程序从互联网上搜集信息,在对信息进行组织和处理后,为用户提供检索服务,并将用户检索的相关信息展示给用户的系统。它是网络信息资源最主要的检索工具,包括信息存取、信息组织和信息检索,并具有信息检索服务的开放性、超文本的多链接性和操作简单的特点。

二、搜索引擎的分类

根据搜索内容、搜索功能和搜索机制的不同,将搜索引擎分为以下几类:

(一)按搜索功能分类

1. 全文搜索引擎(full text search engine)　全文搜索引擎是指能够对网站的每个网页或网页中的每一个单词进行搜索的引擎。在使用全文搜索引擎时,输入检索词后,数据库根据各网页中关键词的匹配程度、出现位置或频次、链接质量等计算出各网页的相关度及排名等级,按顺序将与检索词相关的网页地址链接信息迅速反馈给用户。其优点是内容新、搜索范围广泛和查全率高;缺点是查准率低,缺乏清晰的层次结构,搜索结果中重复链接多。一般来说,全文搜索引擎适合于检索特定的信息及较为专深、具体且类属不明的课题。其代表为百度和谷歌(Google)等。

2. 目录式搜索引擎(directory index search engine)　目录式搜索引擎采用人工方式或半自动方式搜集某一领域或某个主题的信息资源,然后按照既定的概念体系结构分门别类地形成主题目录,用户搜索时可以按相应类别的目录逐级浏览。当检索一个范围较广的题目,并希望浏览一下与该题目相关的推荐网站时,目录式搜索引擎是非常有用的。但这类搜索引擎从严格意义上不能称为真正的搜索引擎,只是按目录分类的网站链接列表而已。用户完全可以不需要关键词查询,仅浏览分类目录即可找到需要的信息。网易有道搜索引擎属于目录式搜索引擎。

3. 垂直搜索引擎(vertical search engine)　垂直搜索引擎又称为专业搜索引擎,是对某一行业或专业的信息进行检索的一类搜索引擎。不同于通用的网页搜索引擎,垂直搜索引擎专注于特定的搜索领域和搜索需求,如机票搜索、旅游搜索、生活搜索、小说搜索、视频搜索等。它的优点是功能强大、内容全面、查准率高、相关性强。

(二)按检索内容分类

1. 综合性搜索引擎(comprehensive search engine)　综合性搜索引擎主要以 Web 网页为搜索对象,在采集和标引信息资源时不限制资源的主题范围和数据类型,用户可利用综合性搜索引擎检索任何方面的信息资源。信息覆盖范围广,适用的用户广泛,百度、Bing、谷歌(Google)等均属于综合性搜索引擎。

2. 专业性搜索引擎(specialty search engine)　专业性搜索引擎是专门采集某一学科或某一主题范围的信息资源,并用更为详细和专业的方法对信息资源进行筛选整理、重新组织而形成的专业性的信息检索系统。能针对用户的特定需求来提供信息,特定用户只要登录到相应的专业性搜索引擎即可迅速、准确地找到符合要求的精准信息。因此,专业性搜索引擎在提供专业信息资源方面要远远优于综合性搜索引擎,高质量的专业性搜索引擎是学科专业领域的研究人员获取网上信息资源的重要工具,如医学专业搜索引擎 PubMed、Medscape 等。

3. 专题搜索引擎(special topic search engine)　专题搜索引擎用于查询某一特定领域内的信息资源,不收录其他信息,如美国宾夕法尼亚大学癌症中心开发的免费信息检索系统 Oncolink,内容涉及肿瘤学研究最新进展、肿瘤诊断和治疗以及病因、普查和预防等,但不收录其他非癌症信息。

（三）按检索机制分类

1. 独立搜索引擎（single search engine） 独立搜索引擎也叫单一搜索引擎,它局限于在单个搜索引擎建立的数据库中进行信息查询,而且各个搜索引擎拥有自己的索引数据库,有一套完整的信息搜集、整理和查询机制,查询语言及规则必须符合数据库的特定要求。

2. 元搜索（Meta search engine） 元搜索又称多搜索引擎,通过一个统一的用户界面帮助用户在多个搜索引擎中选择和利用合适的(甚至是同时利用若干个)搜索引擎来实现检索操作,是对分布于网络的多种检索工具的全局控制机制。它没有自己独立的数据库,而是将多个分布的、具有独立功能的搜索引擎组成一个虚拟的整体,对这个虚拟的整体中的各个独立搜索引擎数据库进行访问。著名的元搜索引擎有360综合搜索、Metacrawler、InfoSpace、Dogpile等。

三、综合性搜索引擎

（一）百度搜索引擎

1. 简介 2000年1月1日,百度公司创立于中国中关村,创始人李彦宏拥有"超链分析"技术专利,也使中国成为除了美国、俄罗斯和韩国,全球仅有的4个拥有搜索引擎核心技术的国家。百度每天响应来自100多个国家和地区的数十亿次搜索请求,是网民获取中文信息和服务的最主要入口,服务10亿互联网用户,一直致力于提供"简单,可依赖"的信息获取方式。百度目前已成为全球最大的中文搜索引擎,也是中国最受欢迎、影响力最大的中文网站。在中国所有提供搜索引擎的门户网站中,80%以上都是由百度提供搜索引擎技术支持的,百度主要提供基于全球因特网的中文网页检索服务。百度搜索引擎除网页搜索外,还提供新闻、视频、MP3、图片、地图、邮编等多样化的搜索服务,率先创造了以文库、空间、百科、贴吧、知道等为代表的搜索社区服务,百度还根据中文用户搜索习惯,提供关键词自动提示、中文搜索自动纠错、百度快照、简繁体中文自动转换、相关搜索词、天气查询等特色网页搜索功能。

2. 百度搜索引擎的使用方法

（1）基本检索:百度采用关键词精确匹配方式进行基本检索。直接在首页的搜索框内输入查询词,点击"百度一下"按钮或按回车键,百度就会自动搜索相关的网站和资料(图4-1)。查询词可以是字、词或短语。检索结果页面在检索框下方设有网页、图片、视频、文库、地图等各类型选项,以及点击搜索结果数量右侧的"搜索工具"显示的时间不限、所有网页和文件、站点内检索等限定条件,可以对关键词进行二次检索。

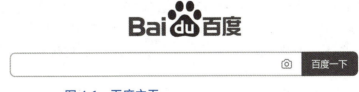

图 4-1　百度主页

（2）检索语法和规则

1)精确匹配检索:如果输入的检索词很长,百度在经过分析后,给出的搜索结果中的检索词可能是拆分的。如果给检索词加上双引号,百度便不再拆分检索词。如搜索"乳腺癌药物治疗"的相关信息,输入检索词直接搜索,搜索结果中的检索词,可能是拆分的(图4-2)。但如果想提高查准率,可以加上半角双引号进行精确检索(图4-3)。

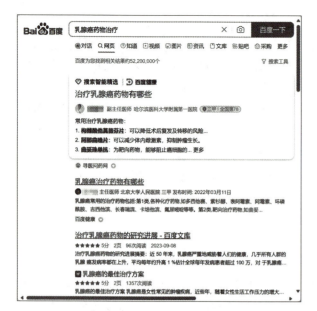

| 图 4-2 百度搜索结果 1 | 图 4-3 百度搜索结果 2 |

百度检索符号——书名号

书名号是百度独有的一个特殊查询语法。有两层特殊功能:一是书名号会出现在搜索结果中;二是被书名号包括起来的内容不会被拆分。书名号在某些情况下特别有效果,如检索词为"肿瘤",如果不加书名号,很多情况下检索出来的是关于肿瘤方面的疾病,而加上书名号输入"《肿瘤》"后,查询结果就都是有关《肿瘤》杂志信息的内容了。

2)字段限定搜索:①在一个网址前加"site:"可以限制只搜索某个具体网站、网站频道或某域名内的网页。②在一个或几个关键词前加"intitle:"可以限制只搜索网页标题中含有这些关键词的网页。③把搜索范围限定在 url 链接中"inurl:"后跟需要在 url 中出现的关键词。

检索举例

字段限定搜索词

"医学教育 site:www.sina.com.cn",表示在新浪网站内搜索"医学教育"相关的资料。
"intitle:流星语",表示检索词"流星语"限定在网页标题字段进行搜索。
"医学教育 inurl:www.sina.com",表示在新浪网站内搜索"医学教育"相关的网页。
注意:检索词在前,限定字段(site、inurl)在中间,网址在后。超链接不要加"http://"。

3)文档类型搜索:网络上的许多资料,不是以普通网页的形式出现,而是以 Word、PDF、TXT等格式存在的文档。百度支持对这些文档(如 Word、Excel、PowerPoint、PDF、TXT、RTF 等)进行全文搜索。要搜索这类文档很简单,在普通的查询词后加一个"filetype:"进行文档类型限定。如果"filetype:"后输入 all,表示依次搜索所有文件类型。如在百度主页检索框中输入"脑卒中 filetype:PDF",查询结果全部是有关脑卒中的 PDF 格式的内容(图 4-4)。也可通过百度文档搜索界面,直接选择文档类型进行搜索。

(3)**高级检索**:在百度搜索首页右上角点击"设置"高级搜索,打开高级搜索页面(图 4-5)进行

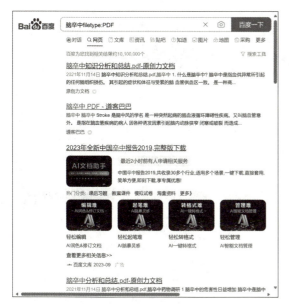

图 4-4 百度搜索结果 3

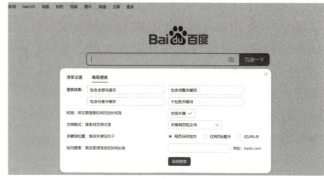

图 4-5 百度高级搜索

高级搜索。高级搜索页面的检索提问输入框提供了分别表示逻辑与、精确匹配、逻辑或和逻辑非的包含全部关键词、包含完整关键词、包含任意关键词、不包括关键词四个输入框,并提供了时间、文档格式、关键词位置和站内搜索等限定条件用于精确检索。

（4）**百度特色功能**:百度提供百度百科、百度知道、百度文库、百度学术、相关搜索、视频、文心一言等特色服务,下面简单介绍几种:

1）百度百科:百度百科是百度公司推出的一部内容开放、自由的网络百科全书,百度百科旨在创造一个涵盖各领域知识的中文信息收集平台。百度百科强调用户的参与和奉献精神,充分调动互联网用户的力量,汇聚上亿用户的头脑智慧,积极进行交流和分享。同时,百度百科实现与百度搜索、百度知道结合,从不同层次上满足用户对信息的需求。百度百科的目标是成为全球最大的中文网络百科全书。

2）百度文库:百度文库是百度发布的供网友在线分享文档的平台。百度文库的文档由百度用户上传,需要经过百度的审核才能发布,百度自身不编辑或修改用户上传的文档内容。百度文库的文档包括教学资料、考试题库、专业资料、公文写作、法律文件、文学小说、漫画游戏等多个领域的资料。用户只需要注册一个百度账号,就可以在线阅读和下载这些文档。当前平台支持主流的文件格式。2011年12月百度文库优化改版,内容专注于教育、专业文献和应用文书等领域(图4-6)。

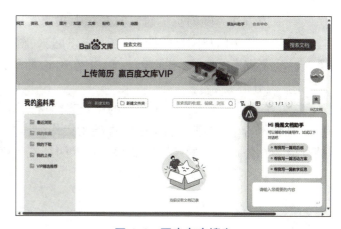

图 4-6 百度文库搜索

3）百度知道:一个基于搜索的互动式知识问答分享平台,是用户自己根据具体需求有针对性地提出问题,通过积分奖励机制发动百度知道界面中的其他用户,来解决该问题的搜索模式。同时,这些问题的答案又会进一步作为搜索结果,提供给其他有类似疑问的用户,达到分享知识的效果。百度知道的最大特点就是让用户所拥有的隐性知识转化成显性知识,用户既是百度知道内容的使用者,同时又是百度知道的创造者。在这里,累积的知识数据可以反映到搜索结果中。通过用户和搜索引擎的相互作用,实现搜索引擎的社区化。

4）百度学术：百度学术搜索是百度旗下提供海量中英文文献检索的学术资源搜索平台。涵盖了各类学术期刊、会议论文，旨在为国内外学者提供最好的科研体验。百度学术搜索可检索到收费和免费的学术论文，并通过标题、关键字、摘要、作者、出版物、文献类型、被引用次数等细化指标和时间筛选提高检索的准确性。在百度首页点击学术，打开百度学术页面，直接在搜索框输入关键词进行搜索，或者在搜索框点击高级搜索，百度学术打开高级搜索框设置，进行高级搜索（图4-7）。

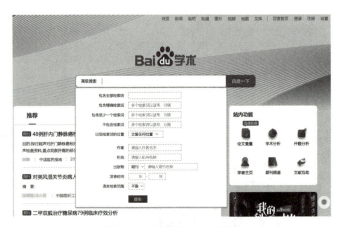

图4-7　百度学术高级搜索

（二）必应

Bing是微软公司于2009年5月28日推出，用以取代Live Search的全新搜索引擎服务，包括国内版和国际版。为符合中国用户使用习惯，Bing中文品牌名为"必应"。必应支持布尔逻辑检索，逻辑与使用"AND"或"&"表示，逻辑或使用"OR"或"|"表示，逻辑非使用"NOT"或"−"表示。使用双引号精确匹配检索。支持filetype、intitle、site等检索符缩小搜索范围。基本搜索不区分大小写，但OR和NOT必须使用大写。

（三）搜狗搜索

搜狗搜索是搜狐公司于2004年8月3日推出的全球首个第三代互动式中文搜索引擎，目的是增强搜狐网的搜索技能。目前，搜狐主攻新闻、资讯和博客，搜狗主攻搜索引擎、网址导航、浏览器和输入法。搜狗搜索提供网页、新闻、音乐、图片、视频、地图、博客、购物和百科等搜索服务。搜狗基本搜索的查询页面简洁方便，用户只需在主页的搜索框内输入关键词并按回车键，或点击"搜狗搜索"按钮，即可得到最相关的信息。

（四）有道

有道搜索作为网易自主研发的全新中文搜索引擎，致力于为互联网用户提供更快更好的中文搜索服务。作为门户网站的搜索，有道提供网页、图片、音乐、视频、有道热闻、博客等搜索服务。特色产品主要有道词典、有道云笔记、惠惠网、有道翻译、有道购物搜索。

（五）360综合搜索

360综合搜索是通过一个统一的用户界面帮助用户在多个搜索引擎中选择和利用合适的（甚至是同时利用若干个）搜索引擎来实现检索操作，是对分布于网络的多种检索工具的全局控制机制，是奇虎360公司开发的基于机器学习技术的第三代搜索引擎，具备"自学习、自进化"能力和发现用户最需要的搜索结果。

> **知识拓展**
>
> ### 竞价排名
>
> 竞价排名是搜索引擎服务的一种增值业务，按照付费最高者排名靠前的原则，对购买同一关键词的网站进行排名。因为竞价结果出现在搜索结果靠前的位置，更容易引起用户的关注和点击。竞价排名按点击付费，没有被用户点击则不收取推广费。竞价排名由百度在国内率先推出。百度在竞价排名搜索的结果后面标注"推广"二字。竞价排名给搜索引擎和企业带来了利润，促进了搜索技术的发展，同时也对搜索结果的公平性产生一定影响。

四、医学专业搜索引擎

（一）国外医学搜索引擎

1. **Healio** Healio 是美国医学信息学会建立并负责维护的世界著名医学搜索引擎,也是目前最重要的医学专业搜索引擎。它是一个以医学主题词(MeSH)为基础的智能型检索引擎,主要提供临床医学资源分类目录浏览和医学主题词检索的功能,是临床工作者重要的网上资源导航系统。同时还提供诸如医学教育、医学软件、求职等相关信息,所以也可以把它看成一个综合性的生物医学资源库(图4-8)。Healio 目前是免费网站,提供24小时免费注册使用,每台计算机只能免费注册一次,该网站提供免费的邮件订阅服务,定期获取网上医学资源变化情况。Healio 收集的内容专业全面,而且对每一内容都有评论和分级,为用户提供质量较高的信息。

2. **Medscape** Medscape 由功能强大的通用搜索引擎 A1taVista 支持,是提供更新最快、涵盖专业最全、信息量最大的医学信息资源库及医学教育工具,是互联网上最大的免费提供临床医学全文文献和继续教育资源(CME)的网站(图4-9)。可检索图像、音频、视频资料,可选择 Medscape、MedscapeCME、Medicine、Medline、Fulltext、Drugs 等多种数据库进行搜索,利用 Medscape 网站的资源需要注册成为其成员,免费注册后,进入 Medscape 主页,可根据个人的需要定制自己独特的 Medscape 界面。Medscape 提供根据疾病名称、所属学科和内容性质(会议报告、杂志文章的全文或摘要等)的英文首字母的分类检索和关键词检索两种途径。

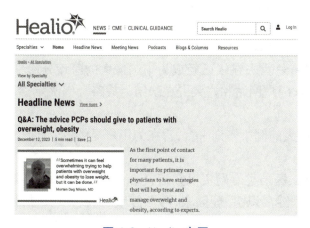

图 4-8　Healio **主页**

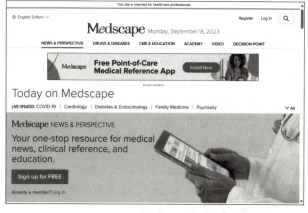

图 4-9　Medscape **主页**

3. **Oncolink** Oncolink 是美国宾夕法尼亚大学癌症中心(University of Pennsylvania Cancer Center, UPCC)1994 年在网络上开发的一个免费全文癌症检索系统,这是目前 Internet 上最好的肿瘤学信息资源网站之一,主要为医护人员、癌症病人及其家属免费提供癌症的有关信息,内容涉及肿瘤的病因、诊断、治疗、普查和预防,以及肿瘤学最新研究进展等。Oncolink 最大的特色是,提供了大量的肿瘤学相关文献综述,可免费浏览全文;提供了包括癌症的类型、治疗信息等在内的主题分类目录,单击后即可浏览相关信息。其关键词搜索包括快速搜索和高级搜索,结果按相关性排序。

4. **MedHelp** MedHelp 是一个健康交流平台,也设置专家问答平台为病人提供针对性的医疗信息。

5. **MedicineNet** MedicineNet 提供医疗以及健康信息的网站,通过友好的交互式网站为用户提供通俗易读的专业权威性医学信息。

6. **Health Web** Health Web 根据疾病所属学科的首字母进行分类,同时提供了与各医学专业搜索引擎和各通用搜索引擎的链接。

7. **Intute** Intute 是一个免费、便捷、强劲的搜索工具,由英国高等教育资助理事会下属的信息系统联合委员会和艺术与人文研究委员会开发建立,专注于教学、研究方面的网络资源。所收录的信息资源都是经过行业专家选择和评审的,从而保证了其质量。用户不仅可以通过 Intute 平台进行跨库检索,查询各种信息,还可以利用免费的网上课程进行学习。

8. HealthAtoZ　HealthAtoZ 是一个功能强大的 Internet 医学信息资源搜索引擎,可以准确、有效地搜寻与医学有关的信息。所收集的信息均经医学专业人员的编排,内容每周更新。可根据主题词或疾病名称的首字母进行检索。

(二)中文医学搜索引擎

1. **360 良医搜索**　良医搜索是 360 推出的专业医疗、医药、健康信息的垂直搜索引擎,目前除收录了百余家正规、知名医疗健康网站的高质量网页内容外,还收录了 1 700 余家知名医院的官方网站内容(图 4-10)。良医搜索是 360 搜索的一个子频道,提供网页搜索、专家视频和网上购药等搜索服务。在搜索页面,还按照医学科目以分类目录的形式列举了常见疾病,单击相关病症进入搜索结果页面。

2. **39 健康搜**　39 健康搜是一个采用垂直搜索引擎技术的非营利性网站,智能搜索自动

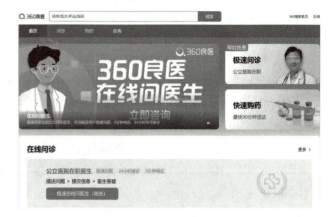

图 4-10　360 良医搜索主页

从著名健康门户网站采集相关的内容,供大家参考,通过人工整理分类,设立了新闻、疾病、医生、保健、购物等子目录,为非专业人士健康知识搜索提供了便利。

3. **好大夫在线**　好大夫在线聚焦于为中国患者提供就医参考信息,建立了互联网上第一个实时更新的门诊信息查询系统。经过多年的快速发展,好大夫在线已经成为中国最大的医疗分诊平台。百度、腾讯、新浪、搜狐、新华网、人民网等数十家门户网站和好大夫在线结为战略合作伙伴,指定好大夫在线作为医院信息独家提供商。

4. **120ask 有问必答**　120ask 有问必答是全国最大的健康咨询平台,旨在为用户提供最全面、最及时、最优惠和最准确的健康医疗信息。

5. **搜狐健康**　搜狐健康是搜狐公司打造的健康、医药类专题资讯频道,包括医疗快讯、保健养生、伊甸园、中医百草、医疗查询、药品、健康新闻、保健常识、心理健康、两性健康、性教育、女性健康、健康图书、健康论坛等。

6. **医元网**　医元网是国家公众健康馆的医学健康信息服务频道,依托国家公众健康分馆庞大的医学健康信息库,致力于对所拥有的医学健康信息进行数据挖掘,以求有效利用这些资源,提供医学健康领域的专业搜索引擎;网站汇集我国紧缺的医学资源,建立由各学科著名医学专家组成的医元名医堂,提供便捷的医患交流平台,跨时间、跨地域地为社会公众寻医问药提供多种形式、不同层次的指导和帮助。

> **知识拓展**
>
> ### 移动信息检索
>
> 　　移动信息检索以移动网络为数据传输方式,以手机、平板电脑及其他具有无线上网功能的移动终端为信息读取设备,将分布在传统互联网和移动互联网上的数据信息,进行搜集整理供用户查询。移动检索除了提供传统的关键词检索,还增加了语音检索、图片检索、手势检索、视觉检索及基于地理位置的检索方式。移动检索可以针对用户的地理位置提供个性化的内容。移动检索的客户端软件化,许多学术信息的出版机构都推出了 APP(Application

的简称,指智能手机的第三方应用软件),如 CNKI 全球学术快报、人卫用药助手、医药学大词典等 APP。

第三节　医药信息资源网站

一、国内外主要医学信息网站

(一)国外医学信息网站

1. NIH　美国国立卫生研究院(National Institutes of Health,NIH)隶属于美国卫生与人类服务部,是世界一流的医学研究中心,也是医学科研人员常用的综合性医学网站之一。NIH 网页上提供的主要栏目有 Health Information(卫生信息)、Grants & Funding(基金资助)、News & events(新闻和事件)、Research & Training(研究培训)和 Institutes at NIH(研究院)等。

2. NLM　美国国立医学图书馆(National Library of Medical,NLM)是世界上最大的且最著名的生物医学图书馆,隶属于 NIH。NLM 网上医学信息资源极其丰富,包括 PubMed 在内的几十种数据库供网上用户免费使用(图 4-11)。

3. NCBI　美国国立生物技术信息中心(National Center for Biotechnology Information,NCBI)隶属美国国立医学图书馆,是生物遗传学信息的著名网站(图 4-12),提供近 40 个数据库供用户免费使用。NCBI 由美国政府批准和资助,于 1988 年 11 月通过美国国会立法成立,创办的初衷是为了给分子生物学家提供一个信息储存和处理的系统。除了建有 GenBank 核酸序列数据库(该数据库的数据资源来自全球多个 DNA 数据库,其中包括日本 DNA 数据库、欧洲分子生物学实验室数据库(European Molecular Biology Laboratory,EMBL)以及其他几个知名科研机构)之外,NCBI 还提供 PubMed、Protein、Gene、OMIM、Taxonomy、Structure 等提供众多功能强大的数据检索与分析工具,可对国际分子数据库和生物医学文献进行检索和分析,并开发用于分析基因组数据和传播生物医学信息的软件工具。

4. WHO　世界卫生组织(World Health Organization,WHO)是联合国下属的一个专门负责指导协调国际卫生工作的权威机构,工作领域包括卫生系统、生命全程促进健康、非传染性疾病、传染病、全组织范围服务、防范检测和应对等。WHO 网站(图 4-13)设有包括英文、法文和中文等多种语言版本,主页上的导航栏目主要有 Health Topics(健康主题)、Data(数据)、Media center(媒体中心)、

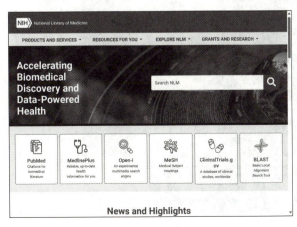

图 4-11　美国国立医学图书馆主页

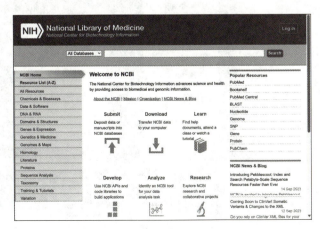

图 4-12　美国国立生物技术信息中心主页

Publications（出版物）、Countries（国家）、Programmes（项目）、About WHO（关于世卫组织）等。

（二）国内医学信息网站

1. 中华人民共和国国家卫生健康委员会 中华人民共和国国家卫生健康委员会是国务院组成的部门，主要职责是拟定国民健康政策，协调推进深化医药卫生体制改革，组织制定国家基本药物制度，监督管理公共卫生、医疗服务、卫生应急，拟定应对人口老龄化、医养结合政策措施等（图4-14），提供卫生相关权威数据信息查询。

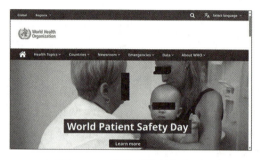

图 4-13　世界卫生组织主页

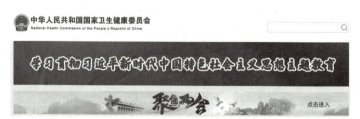

图 4-14　中华人民共和国国家卫生健康委员会主页

2. 公共卫生科学数据中心 是由中国疾病预防控制中心开发，提供公共卫生数据服务（图4-15）。公共卫生科学数据包括传染性疾病、慢性非传染性疾病、健康危险因素、生命登记、基本信息等数据库和传染病预警追踪、结核病健康教育、法定报告传染病、卫生信息标准、公卫百科、公卫文库等专题。

3. 中国疾病预防控制中心 中国疾病预防控制中心主要开展疾病预防控制、突发公共卫生事件应急、环境与职业健康、营养健康、老龄健康、妇幼健康、放射卫生和学校卫生等工作；组织制定国家公共卫生技术方案和指南，承担公共卫生相关卫生标准综合管理工作；开展传染病、慢性病、职业病、地方病、突发公共卫生事件和疑似预防接种异常反应监测及国民健康状况监测与评价；参与国家公共卫生应急准备和应对，组织制定食品安全事故流行病学调查和制定卫生处理相关技术规范；开展疾病预防控制、突发公共卫生事件应急、公众健康关键科学研究和技术开发；开展公共卫生专

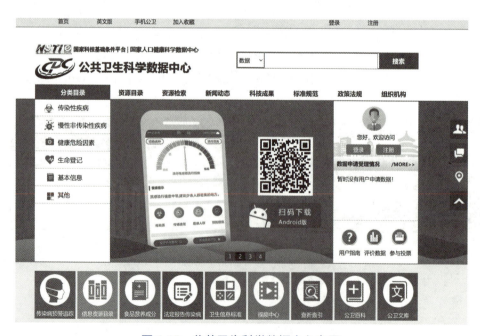

图 4-15　公共卫生科学数据中心主页

业领域的研究生教育、继续教育和相关专业技术培训等工作。同时提供相关权威数据信息服务（图 4-16）。

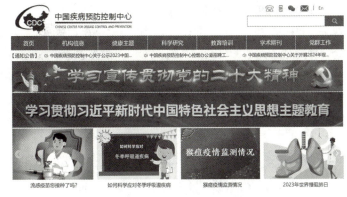

4. 中国医药信息网 是由国家食品药品监督管理总局信息中心建设的医药行业信息服务网站，共建有 20 余个医药专业数据库，专注于医药信息的搜集、加工、研究和分析，为医药监管部门、医药行业及会员单位提供国内外医药信息及咨询、调研服务。

图 4-16 中国疾病预防控制中心主页

5. 生物医学大数据中心 是由以下五部分构成：①网络计算平台主要负责大数据中心存储、服务器、网络等硬件设施的管理与维护；②多维组学数据平台主要负责 DNA 组学、转录组学等组学数据的产生与标准化；③Uli-Schwarz 量化生物学平台主要负责生物大数据研究结果的实验验证和相关设备管理维护；④生物信息服务平台主要负责对外生物医学大数据管理与分析服务；⑤生物医学数据库主要负责生物大数据数据库维护和工具开发。

6. 中医药在线 是中国中医科学院中医药信息研究所/中国中医科学院图书馆（以下简称信息所）研发的中医药多库检索平台——中国中医药数据库检索系统，以中医药文献资源、中医药信息标准、中医药信息数字化、中医药信息统计、中医药临床应用信息建设及中医药战略情报分析为研究重点。信息所是国内唯一从事中医药信息研究与教学的部属综合性科研院所，隶属于中国中医科学院，目前，中医药在线包括中医药期刊文献数据库、疾病诊疗数据库、各类中药数据库、方剂数据库、民族医药数据库、药品企业数据库、各类国家标准数据库等。该系统需要购买才能使用，不提供免费检索（图 4-17）。

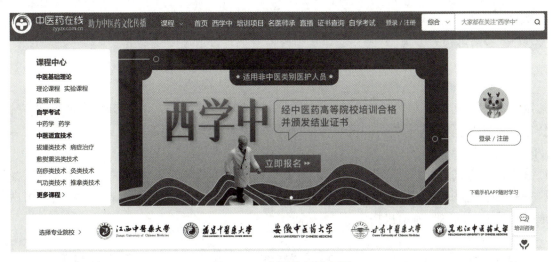

图 4-17 中医药在线主页

7. 37 度医学网 是一个专业性、学术性强大的大型医学、医疗和健康综合性网站。37 度医学网为广大临床医生、医学科研人员、医务管理者、医学院校师生、众多病人和广大网民提供各类国内外最新的医学动态信息、内容丰富的医学文献、医学继续教育服务及各类专题学术会议等全方位的医学信息服务。网站主要有医学资讯、医学参考、教育培训、保健养生、寻医问药、医学图谱、医学视频、资源下载等栏目（图 4-18）。

8. 其他政策信息和行业信息网站 中华医学会、中国医院协会、中国医药信息学会、中国医药信息网、国家卫生健康委临床检验中心、生物在线、梅斯医学、39 健康网等。

二、免费学习的资源网站

（一）开放获取课件网站

课件网站提供各种教学素材，包括课件、教案、试题、PPT 模板等教学资源。常用的课件网站有中国教育资源网、第一课件网、中国高校课件下载中心、101 教育 PPT、学科网等。

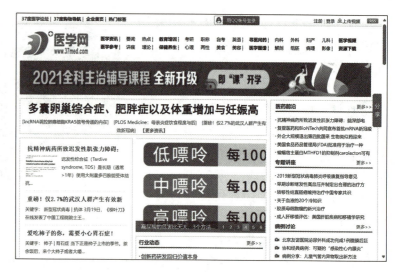

图 4-18　37 度医学网主页

（二）优质公开课网站

优质公开课网站有国家教育资源公共服务平台、开放大学、爱课程网、智慧职教、网易公开课、MOOC 中国、中国大学 MOOC、果壳网旗下的 MOOC 学院、Coursera、edX 等。

网络课程

网络课程是随着计算机网络的飞速发展而开始盛行的一种新型教学模式。与传统的教学模式相比，它具有资源共享性、学习的自主性、课程结构的开放性、学习的协作性等特点。网络课程学习类资源丰富，为教与学提供极大的帮助，尤其是具有代表性的优质微课、网络公开课及 MOOC 等网络课程资源，对当今大学生学习质量的提升具有重大作用。

（三）考试资源网站

常用的考试类网站有中国教育在线、国家医学考试网、考试宝典、中大网校-医药卫生考试网、国家公务员考试网、全国大学英语四六级考试、中国雅思网、托福官网等。

（四）在线考试系统

1. 银符在线考试测评系统 银符在线考试测评系统是一款侧重于资源的新型在线考试模拟系统，以各种考试数据资源为主体，以先进、强大的功能平台为依托，以自建多媒体库和银符考试资讯网组成的数据库为基础，为用户搭建了一个集考试练习、交流、教学、资源为一体的综合性在线模拟试题库（图 4-19）。

（1）题库资源种类

1）语言类：金融英语、商务英语、大学英语、公共英语、专业英语、资格英语、全国翻译专业资格（水平）考试、水平英语和汉语水平

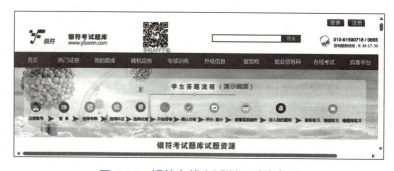

图 4-19　银符在线考试测评系统主页

考试（HSK）。

2）计算机类：计算机等级考试（国家）、计算机水平考试、地方等级考试、计算机认证考试、计算机应用能力考试和程序员面试。

3）法律类：司法考试和企业法律顾问。

4）经济类：初级会计、中级会计、注册会计师、注册税务师、国家会计从业资格、地方会计从业、注册资产评估师、经济师和物业管理师。

5）工程类：一级建造师、二级建造师、注册造价工程师、注册监理工程师、注册咨询工程师、注册安全工程师、注册城市规划师、投资建设项目管理师和注册设备监理师。

6）综合类：导游资格考试（全国）、专升本（国家）、教师资格认定考试（全国）、地方导游教师资格认定考试（地方）、平面设计师考试、广告设计师、助理企业信息管理师和高级企业信息管理师。

7）医学类：医师考试、药师考试、卫生资格考试、美国海外护士资格认证考试、医疗卫生系统招聘考试、兽医资格考试、医疗卫生系统招聘考试（地方）、大型医用设备上岗考试和全国护士执业资格考试。

8）研究生类：法律硕士联考、研究生入学考试、在职法律硕士联考、工程硕士考试、考博、西医综合、中医综合、工商管理硕士（MBA）和同等学力申请硕士学位。

9）自考类：行政管理类、财经类、公共课、计算机类（工学类）、英语自考、中英合作自考、汉语言文学自考、电子商务专业和法律自考。

10）党建类：包含党建、党史试题。

（2）题库功能：题库功能主要有在线模拟测试训练、智能随机组卷练习、多方位专项强化练习、试题资源查询检索、个人试卷保存中心、评测成绩统计分析、信息反馈互动交流、多媒体服务中心等。

2. 起点考试网　起点自主考试学习系统提供高品质英语、计算机、公务员、司法、会计、考研、工程、资格、医学等考试学习资源，内容涉及各个领域的各项考试学习。以最新的考试信息和可靠的多形式模拟方式引领学生熟悉考试模式、巩固知识要点、完成学习任务，教辅功能新体验。在线答题、在线评分，达到了即用即知、即学即会的效果。

3. 维普考试服务平台　维普考试服务平台是集职业题库、高教题库双题库于一体，包含海量试题试卷资源，并提供精品题库复习训练、试题试卷浏览查询、行业考试资讯动态的考试应用服务系统。系统采用开放、动态的系统架构，将传统的考试、练习模式与先进的网络应用相结合，可使学生根据个性化需求来进行有针对性的学习和考前练习。同时，学校教学部门也可在标准题库资源的基础上，根据需要定制加工考试资源产品和服务，将用户自己拥有的特色考试资源（纸质、光盘、电子文档等）加工整合，形成用户自有的特色考试资源库，方便广大学生和教师，极大提高自身资源利用率。

第四节　开放存取资源

开放存取（Open Access，简称 OA）是在网络环境下发展起来的一种新的重要学术交流模式，是由国际科技界、学术界、出版界、信息传播界发起的新的出版模式，旨在利用网络自由传播和推广科研成果。其核心精神是体现信息交流和学术传播的自由、共享理念。开放存取采用"发表付费，阅读免费"的形式，通过自归文档和开放获取期刊两种途径实现开放期刊、图书、课件和学习对象仓储等内容的知识共享。根据《布达佩斯开放存取计划》的定义，对某文献的"开放存取"意味着它在 Internet 公共领域里可以被免费获取，并允许任何用户阅读、下载、拷贝、传递、打印、检索、超链接该文献，用户在使用该文献时不受经济、法律或技术的限制，只需在存取时保持文献的完整性。对其复制和传递的唯一限制是使作者有权控制其作品的完整性和作品被正确理解和引用。

一、开放存取期刊

任何人都可以免费获取开放存取期刊（Open Access Journals）的论文全文。目前，医学开放存取资源的数量随着开放存取的深入发展稳步增加，医学开放存取期刊的影响因子也逐年提高，并得到了网络搜索引擎及传统文献索引服务商（如 PubMed 数据库）的认可，并成为其收录的对象。医学开放存取学术资源也成为图书馆馆藏的有益补充。

1. cnpLINKer（中图链接服务） cnpLINKer 是由中国图书进出口（集团）总公司开发并提供的国外期刊网络检索系统，目前收录 4 万多种期刊的目次和文摘数据，并保持实时更新。其中包括 3 万种左右的 OA 期刊供用户免费下载全文。除了为用户提供快捷灵活的查询检索功能外，电子全文链接及期刊国内馆藏查询功能也为用户迅速获取国外期刊的全文内容提供了便利。

2. 中国高校系列专业期刊 中国高校系列专业期刊创刊于 2011 年 2 月，由《复旦学报》《华东师范大学学报》《华中师范大学学报》《吉林大学社会科学学报》等 17 家入选教育部"哲学社会科学名刊工程"的高校学术期刊联合发起，目前联合编辑部成员刊已增至 70 余家，包括《马克思主义学报》《文学学报》等 12 个一级学科专业期刊，以及《三农问题研究》《儒学研究》等专题期刊，还准备围绕学界热点继续创设新的专题期刊。"中国高校系列专业期刊"坚持开放获取、免费使用的理念，努力实现学术资源共享，为人文社会科学学者提供最佳的网络学术平台。

3. 国家哲学社会科学学术期刊数据库（National Social Sciences Database，NSSD） NSSD 是中国社会科学院承建、中国社会科学院图书馆（调查与数据信息中心）具体负责的 OA 型哲学社会科学信息平台。数据库目前收录精品学术期刊数百种（涉及国家社科基金遴选并重点资助的国内顶级社科类学术期刊 200 种、中国社会科学院主管主办期刊 70 多种，收录期刊绝大部分为入选中国社会科学院、北京大学、南京大学三大评价体系的核心期刊）。

4. 汉斯出版社 汉斯出版社聚焦于中文 OA 期刊的出版发行，覆盖数学物理、生命科学、化学材料、地球环境、医药卫生、工程技术、信息通讯、人文社科、经济管理等领域。目前，主办的期刊共160 种，其中部分已被 DOAJ 和 CNKI Scholar 等数据库收录。

5. 科学公共图书馆（Public Library of Science，PLoS） 科学公共图书馆成立于 2000 年，致力于推动全球科学和医学领域文献的公开获取。目前，PLoS 自行出版 10 多种生命科学与医学领域的 OA 期刊。PLoS 期刊采取严格的同行评议制度保证论文质量，大多数被 SCIE 收录，所有论文保存在 OA 仓储数据库 PubMed Central 中，向所有读者免费开放。

6. PubMed 中心（PubMed Central，PMC） PubMed 中心是 2000 年 2 月由美国国家医学图书馆下属的国家生物技术信息中心建立的一个生物医学和生命科学 OA 仓储数据库，旨在保存生命科学期刊中原始研究论文的全文，并在全球范围内免费提供使用。该系统收录的期刊中，绝大多数是出版后立即免费下载全文，少数允许在出版一定时间（2、4、6、12、24 或者 36 个月）后下载全文。PMC 系统提供按期刊目次浏览和检索两种功能。

7. 生物医学中心（BioMed Central，BMC） 生物医学中心是一家生物医学领域的 OA 学术出版机构，隶属于 Springer 出版集团，出版的期刊涵盖了生物学和医学的各个主要领域。BMC 的所有文献可以在网上免费访问，所有期刊都通过充分、严格的同行评议而保持高水平，被 Citebase、Google、Google Scholar、OAIster、PubMed、PubMed Central、Scirus、Socolar、Zetoc 等检索系统收录，用户可通过这些系统检索到，部分期刊被 Web of Science 数据库收录。BMC 采取作者付费的模式，即作者发表文章需付一定费用，而机构也可缴纳会费来免除本单位作者的出版费。

8. HighWire Press 免费电子期刊 HighWire Press 由美国斯坦福大学图书馆于 1995 年创立。目前其网站上可提供阅览的包括该出版社协助出版的期刊和 PubMed 的期刊，主要覆盖学科领域有生命科学、医学、物理学以及社会科学（图 4-20）。

9. Free Medical Journals Free Medical Journals（FMJ）网站提供免费的医学电子期刊网站链接服务,其宗旨是促进医学期刊的免费获取(图 4-21)。网站收录 5 088 种期刊,提供四种期刊浏览方式。

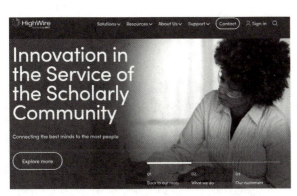

图 4-20　HighWire Press 主页

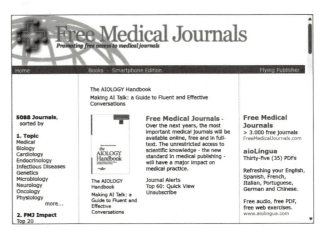

图 4-21　Free Medical Journals 主页

（1）Topic（主题）：Free Medical Journals　将所有期刊分为若干个主题,在主题后括号内用数字表明免费期刊数,每种期刊提供刊名、语种、ISSN 号、ISI 影响因子、期刊提供免费的年限主免费时间等信息。

（2）FMJ Impact（影响因子）：Free Medical Journals 分前 20 名、21~40 名、……和 Quick View（快速查看）进行查找,通过 Quick View 可以快速查看前 60 位期刊具体的影响因子。

（3）Free Access（免费类型）：Free Medical Journals 按期刊免费提供文献的时间浏览,分为 Immediately（即刻）、After 1-6 months、After 7-12 months、Later（更长时间）四种方式浏览。

（4）Title（刊名）：Free Medical Journals 按刊名首字母索引、西班牙语、葡萄牙语、法语和网络相册免费浏览。

10. 开放获取期刊名录（Directory of Open Access Journals,DOAJ） 开放获取期刊名录由瑞典隆德大学图书馆（Lund University Libraries）主办、OSI 和 SPARC 协办整理的 OA 期刊检索系统,涉及各学科领域,提供刊名检索、期刊浏览以及文章检索等功能,收录的期刊均为学术性、研究性期刊,必须经过同行评议或编辑质量控制,均允许用户免费、方便、直接地进行浏览、下载和打印。

11. NSTL 的 OA 期刊 本系统所收录的期刊主要源于 DOAJ、Socolar、cnpLINKer、Open Science Directory 等的 OA 期刊,学科涵盖范围涉及工业、林业、商业、医学等 17 个领域。

知识拓展

开放获取文献的使用权限设置

对于开放获取的文章,作者要特别注意自己文章使用的授权方式。有些期刊允许作者选择授权方式,有些期刊没有(那就是按照期刊默认授权方式),要特别注意去查看期刊对开放获取文章的授权解释。以下五种权利,在选择开放获取时基本上选择的 CC,其他四种所有权可以全部保留,也可以全部放弃。其中 ND 和 SA 是矛盾的,不可同时选择。

CC:允许他人在注明来源和作者的情况下,在任何地方以任何方式免费使用。

BY:其他人重用的时候要告知或提及作者。CCBY 经常连起来并称为 Creative Commons License 协议。

NC:其他人重用时不得用于任何商业用途。

ND：他人引用时不得修改文章内容，包括翻译。

SA：引用者若对作品进行修改或改编，需要遵守同样的授权条件。一般来说这个是在引用他人的文章时要注意的。

二、开放存取仓储

开放存取仓储（Open Repositories or Archives）包括基于学科的开放存取仓库和基于机构的开放存取仓库，它不仅存放学术论文，而且还存放其他各种学术研究资料，包括实验数据和技术报告等。OA仓储的资源不仅有预印本，而且提供后印本（已经在期刊或其他公开出版物上发表的论文），涉及学术论文、图书、会议文集、学位论文、技术报告以及音频与视频档案等。

（一）国内主要开放存取仓储

1. 中国科技论文在线　中国科技论文在线是经教育部批准，由教育部科技发展中心主办的科技论文网站。该网站打破传统出版物的概念，免去传统的评审、修改、编辑、印刷等程序，给科研人员提供一个方便、快捷的交流平台，提供国内优秀学者论文、在线发表论文、各种科技期刊论文（各种大学学报与科技期刊）的全文。中国科技论文在线是一个完全公益性的科技论文网站，网站论文按自然科学国家标准学科分类与代码分类，并提供了多个栏目供读者查看。

（1）主要栏目简介

1）首发论文：采用"先发布、后评审"的方式，作者自愿投稿的文章，经基本学术、规范格式初审，并确认无政治错误问题、涉密问题、署名问题，并未在任何媒介发表过。符合本站发布要求发布后，作者可自愿选择请同行专家对论文学术水平进行评审，进一步完善课题研究，与同行学者展开讨论，为广大科学工作者提供一个快速发表和共享最新科技成果的平台。首发论文目前已收录近4万篇科技论文，已成长为一个大型学术论文数据库，提供快速检索和全文检索功能，为用户快速获取所需文章，提供准确便捷的服务。

2）优秀学者：以优秀学者的个人学术专栏为主体，围绕其提供多种浏览和检索形式，并辅以"学者访谈"和"专题聚焦"两个独立板块，对学术界的热点人物、热点话题进行深入的跟踪报道，为年轻的科研人员提供示范和指导。

3）名家推荐：收录了由知名学者推荐的国内外精品论文信息，为用户提供一个快速了解本专业最具代表性学术成果的渠道。

4）学者自荐：目的是为致力于科学研究且已取得一定科研成绩的年轻学者免费建立个人学术专栏，为年轻学者展示、交流标志性成果和优秀论文提供一个便捷的网上平台，以提高年轻学者在学术界的影响力，促进学术交流与发展。

5）科技期刊：收录了由各个大学主办的学报的所有论文，并分别按照期刊名称、学科分类编排，方便科研人员查阅并扩大学报的影响，提高论文的引用率和期刊的影响因子。

6）博士论坛：与教育部学位与研究生司合作，自2006年起对全国博士生学术论坛进行报道，按年度分学科展示了全国博士生学术论坛上进行交流的论文，为博士生用于交流的论文提供了网上发布的平台。

7）专题论文：报道各个学科高水平学术会议情况，收录会议论文，促进学术会议论文免费交流共享，便于查阅各个学科最新的前沿信息与成果。

8）电子杂志：电子杂志每月两期，集成中国科技论文在线网站所有栏目的最新动态，精选并推送最新发表的论文、科技新闻以及最新会议、基金项目、科技奖励以及招聘信息等，方便用户及时了解研究领域的最新进展和信息。

（2）检索方式

1）高级检索：用户输入检索词，按题目、关键字、作者和摘要在全库、在线发表论文库、优秀学者论文库、高校期刊论文库等数据库中进行检索。同时为了适当的限制检索范围，要求对检索的论文进行时间等限定。

2）全文检索：输入文献中的一句话，就可以通过全文检索查询到含有这句内容的文献。

3）分类浏览：用户按学科分类逐级浏览，即可获得所需论文。

> **检索举例**
>
> 利用中国科技论文在线网站，查找"临床医学"类别下的二级目录"麻醉学"，查看有多少篇有关麻醉学的文献。

2. 中国预印本服务系统　预印本（Preprint）是指科研人员的研究成果还未在正式出版物上发表，出于和同行交流的目的，自愿先在学术会议或通过互联网发布的科研论文、科技报告等文章。与刊物发表的文章以及网页发布的文章相比，预印本具有交流速度快、有利于学术争鸣、可靠性高的特点。中国预印本服务系统是由中国科学技术信息研究所与国家科技图书文献中心联合建设，以提供预印本文献资源服务为主要目的的实时学术交流系统，学科范围涵盖自然科学、农业科学、医药科学、工程与技术科学、人文与社会科学等。它原由国内预印本服务子系统和国外预印本门户（SINDAP）子系统两大部分构成，后者因丹麦科技大学图书馆技术信息中心关闭其平台而停止服务。国内预印本服务系统主要收藏的是国内科技工作者自由提交的预印本文章，一般只限于学术性文章，涉及自然科学、农业科学、医药科学、工程与技术科学、人文与社会科学等学科。系统可以实现用户自由提交、检索、浏览预印本文章全文和发表评论等功能，提供全文检索和按学科分类浏览检索、二次检索等。

3. 中国科学院国家科学图书馆机构知识库　中国科学院国家科学图书馆机构知识库以发展机构知识能力和知识管理能力为目标，快速实现对本机构知识资产的收集、长期保存、合理传播利用，积极建设对知识内容进行捕获、转化、传播、利用和审计的能力，逐步建设包括知识内容分析、关系分析和能力审计在内的知识服务能力，开展综合知识管理。中国科学院国家科学图书馆机构知识库收录期刊论文、工作文档、预印本、技术报告、会议论文等。

4. 中国科学院文献情报中心机构知识库（NSL-IR）　中国科学院文献情报中心机构知识库主要存储该中心员工已正式发表的期刊论文、会议论文，该中心主编、主办的正式或非正式出版的学术期刊、专著、会议录或其他出版物，已经完成的该中心资助的课题研究报告、课题收集积累的研究数据集等，得到出版商授权的专著全文，以及该中心员工创作的未经同行评议的论文预印本、会议发言PPT、工作文档、多媒体文献等。

5. Socolar　Socolar是由中国教育图书进出口公司自主研发的OA资源一站式服务平台，目前，其OA资源主要有DOAJ和OpenDOAR两个项目，分别进行OA期刊和OA仓储的整理工作。Socolar平台主要提供基于OA期刊和OA机构仓储的导航、免费文章检索和全文链接服务。检索项目包括篇名、作者、摘要、关键词、刊名（仓储名）、ISSN、出版社等，也可以按照学科、刊名字顺浏览文章。Socolar还根据用户的个性化需求，为用户提供OA资源各种形式的定制服务和特别服务；建立权威的OA知识宣传平台和活跃的OA知识交流阵地；为学者提供学术文章和预印本的OA出版和仓储服务。

金色开放获取和绿色开放获取

按开放时间,开放获取分为两类:金色开放获取(Gold OA)和绿色开放获取(Green OA),即时完全免费开放和作者自存档。金色开放获取允许文章的最终版本(印刷后)在出版后立即被所有人自由和永久地访问,作者保留了文章的版权。通过金色开放获取发表的文章可以在完全的 OA 期刊(所有内容都是 OA 出版)或混合期刊(带有 OA 选项的订阅期刊)上发表。绿色 OA 文章有时会被称为延迟开放获取(Delayed OA),其版权通常保留在出版商或资助者的社会组织中,并且有特定的条款和条件决定如何以及何时可以在存储库中允许公开访问该文章。绿色 OA 是将稿件的版本(印刷前或印刷后)放入存储库,使其可以被自由访问。绿色 OA 出版在大多数完全的 OA 期刊和混合期刊中都可用。

(二)国外开放存取仓储

1. ArXiv　ArXiv.org 是美国国家科学基金会、康奈尔大学等资助建立的目前最有影响的机构知识库,旨在通过免费检索与获取,促进科研成果交流共享,避免重复工作。其主站点设在康奈尔大学,另外在世界各地设有 17 个镜像站点,中国镜像站点为其中之一。ArXiv.org 支持全部研究论文的自动化电子存储和发布,按学科存入仓储,学科范围包括物理及相关学科、数学、非线性科学、计算机科学等。收录的论文除作者提交的外,还包括 American Physical Society、Institute of Physics 等出版的电子期刊全文。

2. Cognitive Sciences Eprint Archive cogprints.org　是英国南安普敦大学电子及计算机科学系用软件 eprints.org 建立的学科仓储,提供心理学、神经科学、语言学、计算机科学、生物学、医学、人类学等领域的期刊等资源。

3. E-scholarship Repository　美国加州大学数字图书馆实施"E-scholarship"计划,收录加州大学教授们的期刊文章、研究论文、技术报告、研究成果等。数据库中收录的期刊、研究系列丛书,可供全世界读者免费查询下载。

(庞　津)

思考题

1. 网络医学信息资源有哪些种类?
2. 利用百度检索高血压 PDF 文件。
3. 简述网络资源的评价要素与方法。
4. 国内外重要的开放存取网站有哪些?
5. 除了本文介绍的技能学习考试系统,请列出你所知道的其他考试系统。

ER 4-3

练习题

第五章 | 中文医学文献检索工具

ER 5-1　　　ER 5-2

教学课件　　思维导图

中文文献对医学生的学习和工作很重要,如何快速、全面、准确地获取所需要的中文文献资源是医学文献检索的重点掌握内容。本章将会学习中国生物医学文献数据库、中国知网、中文期刊服务平台、万方数据知识服务平台等常用中文医学文献检索工具。

第一节　中国生物医学文献数据库

案例导入

结核病(tuberculosis,TB)是由结核分枝杆菌引起的慢性传染病,全身各组织器官均可发生,以肺部结核感染最为常见。人体感染结核分枝杆菌后不一定发病,当抵抗力降低或细胞介导的变态反应增高时,才可能引起临床发病。对于结核病患者,规范治疗的原则是指对活动性结核病坚持早期、规律、全程、适量、联用敏感药物的原则。

请思考:

如何分别利用中国生物医学文献数据库的高级检索途径和主题检索途径,检索肺结核的药物疗法相关文献?

中国生物医学文献服务系统(SinoMed)由中国医学科学院医学信息研究所/图书馆开发,整合了中国生物医学文献数据库(Chinese BioMedical Literature Database,CBM)、中国生物医学引文数据库(Chinese Biomedical Citation Index Database,CBMCI)、西文生物医学文献数据库(Western Biomedical Medicine Literature Database,WBM)、北京协和医学院博硕学位论文数据库(Dissertation Database of Peking Union Medical College,PUMCD)、中国医学科普文献数据库(Chinese Popular Medical Literature

Database,CPM）共 5 种数字资源。SinoMed 涵盖资源丰富，数据加工规范，并集文献检索、引文检索、开放获取、原文传递及个性化服务于一体，能够快速、全面地反映国内外生物医学领域研究的新进展。本节重点介绍中国生物医学文献数据库（CBM）。

一、概况

（一）CBM 收录范围

中国生物医学文献数据库（CBM）收录 1978 年至今国内出版的 3 100 余种生物医学学术期刊，其中 2023 年在版期刊 1 550 余种，文献题录总量 1 290 余万篇，实现每月更新。学科覆盖范围涉及基础医学、临床医学、预防医学、药学、口腔医学、中医学及中药学等生物医学的各个领域。

自 2019 年起，新增加 2015 年以来发表文献的通讯作者标识，全面整合中文数字对象唯一标识符（DOI）的链接信息，可以更好地支持文献发现与全文在线获取。

（二）CBM 标引

CBM 的全部题录均进行主题标引、分类标引，同时对作者、作者机构、发表期刊、所涉基金等进行规范化加工处理，标识第一作者、通讯作者，持续提升作者、机构、期刊、基金检索的准确性与全面性。同时支持在线引文检索，辅助用户开展引证分析、机构分析等学术分析。

CBM 一贯注重数据的深度揭示与规范化处理，全部题录均根据美国国立医学图书馆《医学主题词表（MeSH）》（中译本）、中国中医科学院中医药信息研究所《中国中医药学主题词表》以及《中国图书馆分类法·医学专业分类表》对收录文献进行主题标引和分类标引，可以更加深入、全面地揭示文献内容。

（三）CBM 特点

1. 兼容性好 CBM 检索系统具有良好的兼容性。

2. 词表辅助检索功能 CBM 检索系统具有多种词表辅助检索功能，附有中英文主题词轮排表、分类表、期刊表、索引词表、作者表等多种词表，且有丰富的注释信息。

3. 检索入口多 除 30 多个检索入口外，还提供特色的主题词检索、分类检索、第一著者检索、文献类型、资助项目和参考文献等检索方式。尤其是主题词和副主题词检索功能将有效地提高查准率和查全率。

4. 检索功能完备 定题检索、限定检索、截词检索、通配符检索，各种逻辑组配检索功能可以提高检索效果。通过检索词智能提示、通讯作者及通讯作者单位检索、检索表达式实时显示编辑等功能，使检索过程更快捷，检索结果更精确。

5. 全文获取 目前 CBM 已经实现与国家科技图书文献中心（NSTL）及维普全文数据库的链接功能，对于 1989 年以来的文献，可以直接链接到文献全文。

二、检索运算符

CBM 数据库结构由文档、记录和数据项（字段）组成。CBM 的记录有 30 多个可检索数据项。CBM 检索运算符有布尔逻辑运算符、通配符和精确检索符号。

1. 布尔逻辑运算符 本系统使用的布尔逻辑运算符有 3 种，分别是"AND"（逻辑与）、"OR"（逻辑或）和"NOT"（逻辑非）。检索词或检索表达式与逻辑运算符之间需要留空格。当一个检索表达式含有多个逻辑运算符时，系统将按 NOT > AND > OR 的顺序排列，若要改变运算次序，可用（）将需要先运算的逻辑关系括起来，括号内优先运算。

注意：快速检索框中的检索词或检索表达式之间直接使用布尔逻辑运算符，可以不区分大小写，但是在高级检索框中的检索词或检索表达式之间直接使用布尔逻辑运算符时，只能采用大写。

2. 通配符 通配符检索即截词检索，指在检索词中使用通配符的一种检索方式，可以扩大检索范围，提高查全率。具体含义如下：

(1) **单字通配符（？）**：替代任意一个字符。如输入"血？动力"，可检索出含有血液动力、血流动力等的文献。

(2) **任意通配符（%）**：替代任意多个字符。如输入"肝炎 % 疫苗"，可检索出含肝炎疫苗、肝炎病毒基因疫苗、肝炎减毒活疫苗、肝炎灭活疫苗等的文献。

3. 精确检索符号　精确检索符号又称强制检索符号""，常用于输入的检索词必须作为不可分割的词组短语在指定字段中进行检索。在进行精确检索时，如"癌症"［刊名］；或者检索词含有特殊符号，需要用英文半角双引号标识检索词，如 "1,25-$(OH)_2D_3$"。

三、检索方式

登录 SinoMed 首页面（图 5-1），点击"文献检索"，页面切换为 CBM 数据库的检索页面（图 5-2）。

CBM 的检索途径有六种，分别是快速检索、高级检索、主题检索、分类检索、期刊检索、引文检索。不同的检索途径有其自身的检索特点和检索优势。

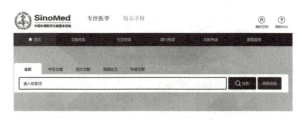

图 5-1　SinoMed 首页

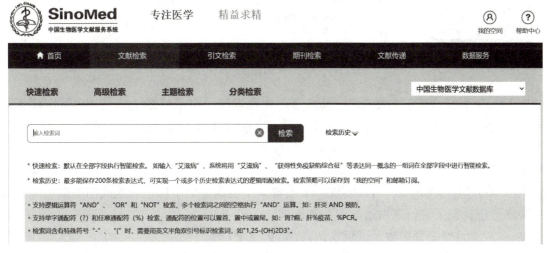

图 5-2　CBM 数据库的检索页面

（一）快速检索

"快速检索"又称基本检索、自由词检索，是系统默认的检索方式，输入检索词就能快速得到检索结果。操作方法：在检索提问框中输入检索词或检索式，点击"检索"按钮即可。

1. 全部字段检索　在检索提问框中输入检索词或含有运算符的检索式，系统便默认在全部字段内执行智能检索。多个检索词之间的空格，默认为"AND"运算，也可以直接使用逻辑运算符"AND""OR""NOT"，构建检索表达式进行检索。例如，在检索框输入"肝炎 AND 预防"，点击"检索"按钮，显示检索结果页面（图 5-3）。

2. 智能检索　"智能检索"是基于词表系统，将输入的检索词转换成表达同一概念的一组词的检索方式。即自动实现检索词及其同义词（含主题词、下位主题词）的同步检索，是基于自然语言的主题概念检索。如输入"艾滋病"，系统将用"艾滋病""获得性免疫缺陷综合征"等表达同一概念的一组词在全部字段中进行"智能检索"。

3. 限定检索　利用"限定检索"功能，可以有效地提高检索的专指性，使已检出的文献数量有针对性地减少。使用"限定检索"，必须在已经得到检索结果的页面进行。例如在快速检索"肝炎 AND 预防"的结果页面（图 5-3），点击"限定检索"按钮，展开显示"限定检索"的选项有（出版）年

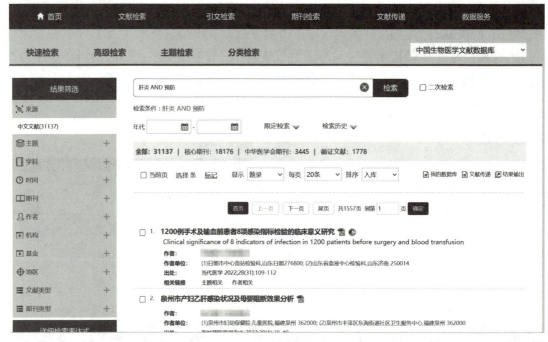

图 5-3　CBM 快速检索结果页面

代、文献类型、年龄组、性别、对象类型、其他等。在检索结果显示区的上方还有"限定检索"的选项:核心期刊、中华医学会期刊、循证文献等。限定检索的操作方法:在快速检索结果页面点击勾选"限定检索"的选项,再点击"检索"按钮即可。

4. 检索历史　检索历史可以保存检索过程,显示检索序号、相应的检索表达式和文献命中数。最多能保存 200 条检索表达式,可以实现一个或者多个检索历史中检索表达式的逻辑组配检索。

在检索历史状态下进行逻辑运算有多种方式:

(1)在检索提问框中直接输入逻辑表达式,如 #1 AND #2。

(2)先用单个检索词分别进行检索,然后点击检索结果页面的"检索历史"按钮,显示检索式列表。选中检索表达式,再根据检索需求点击逻辑运算符"AND""OR"或"NOT"按钮,此时检索框中显示新组配的检索表达式。例如,先快速检索"脑出血",再快速检索"高血压",然后在"高血压"的检索结果页面,点击"检索历史",显示检索式列表,分别点击选择列表中的检索表达式"脑出血"和"高血压",再点击"AND"按钮,在检索框中显示新得到的检索式"(#2)AND(#1)"(图 5-4),点击"检索"按钮,即可执行检索表达式为"(脑出血)AND(高血压)"的检索。

(3) 在输入第一个检索词后点击"检索"按钮,显示检索结果页面,在该页面的快速检索框中输入第二个检索词,勾选"二次检索",则系统将该检索词与前一次输入的检索词(式)直接进行"AND"的逻辑运算。

(二) 高级检索

点击"高级检索"按钮进入高级检索页面,高级检索支持多个检索入口、多个检索词之间的逻辑组配检索,方便用户构建复杂的检索表达式(图 5-5)。

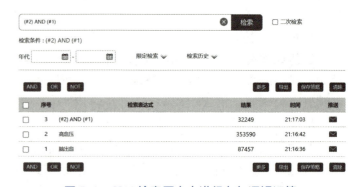

图 5-4　CBM 检索历史中进行布尔逻辑运算

高级检索是最常用的一种检索途径，针对作者、作者单位、刊名、基金检索项支持智能提示功能。

1. 字段选项 高级检索字段有常用、全部、核心和指定字段四种选项（图5-6）。其中，常用字段由中文标题、摘要、关键词、主题词四个检索项组成；核心字段由中文标题、关键词、主题词三个检索项组成；全部字段表示在所有可检索字段内检索。

2. 智能检索 实现检索词及其同义词（含主题词）的扩展检索。

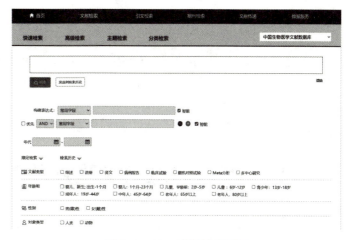

图 5-5　CBM 高级检索页面

3. 输入词提示 在作者单位、第一作者单位、通讯作者单位、刊名、基金字段支持规范名称的提示。

4. 关联提示 在作者、第一作者、通讯作者字段支持关联规范机构名称的提示。

5. 精确检索 检索结果与检索词完全匹配的一种检索方式，适用于分类号、作者、刊名等字段。如在"作者"字段输入"王成"，勾选"精确"后，点击"检索"按钮，则检出作者字段中仅含有"王成"发表的文献。若不勾选"精确"，则检出作者字段中含"王成增""王成山"等发表的文献。

6. 限定检索 高级检索可以通过文献的年代范围、文献类型、年龄组、性别、对象类型、其他等限定检索范围。高级检索状态下还可以提供多内容限定检索、自动实现检索词及其同义词（含主题词）同步扩展检索的智能优化检索、精确检索。

7. 构建检索表达式 可以直接在检索框中输入检式进行检索，或者通过"构建表达式"选项构建逻辑检索表达式进行检索。构建检索表达式首先在字段下拉菜单中选择字段，检索输入框中

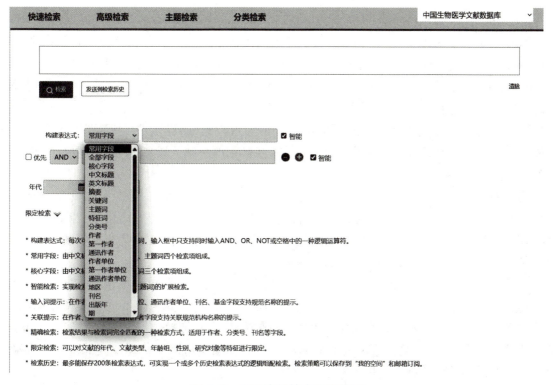

图 5-6　CBM 高级检索字段选项

输入合适的检索词。其次选择布尔逻辑运算符,如果有需要优先运算的,勾选"优先"。如此反复进行,最后点击"检索"按钮,即可显示满足检索需求的检索结果。

8. 检索历史 最多能保存 200 条检索表达式,可实现一个或多个检索历史中检索表达式的逻辑组配检索。检索策略可以保存到"我的空间"和订阅 RSS。

(三) 主题检索

点击"主题检索"按钮,进入主题词检索页面(图 5-7)。

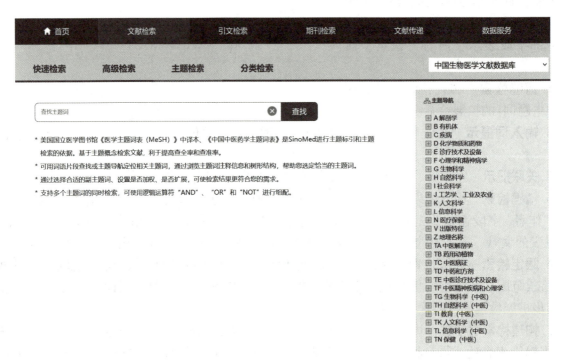

图 5-7 CBM 主题检索页面

主题检索是基于主题概念检索文献,支持多个主题词同时检索,有利于提高查全率和查准率。通过选择合适的副主题词、设置是否加权、是否扩展,可使检索结果更符合检索需求。

CBM 的主题词表来源于《医学主题词表(MeSH)》中文译本及《中国中医药学主题词表》。

进行主题词检索有以下几个步骤:

1. 输入主题词 在主题词检索页面的检索框中输入检索词,点击"查找"即进入主题词列表。主题词列表按款目词和主题词分两栏列出。例如,在检索框中输入检索词"心肌梗死",显示"心肌梗死"对应的主题词检索结果(图 5-8)。

2. 选择主题词 在主题词列表中,用户选择对应的主题词,进入主题词注释页面,即显示该主题词可组配的副主题词,主题词对应的中文名称、英文名称、款目词、树状结构号、相关参见、标引注释、检索注释、历史注释、主题词注释以及主题词树形结构表等内容。如点击主题词表中的主题词"心肌梗死",即显示该主题词注释页面(图 5-9)。

在主题词注释页面,可以根据检索需要,选择是否"加权检索""扩展检索"等选项。CBM 系统默认的主题词检索方式为"不加权:扩展"。加权是反映主题词对文献重要内容表征作用的一种手段。一般来说,加权主题词与文献核心内容的关联性相较于非加权主题词更为紧密。因此加权检索是一种缩小检索范围、提高查准率的有效方法。扩展检索是对该主题词及其下位词进行检索,相对而言,是一种扩大范围的检索、提高查全率的有效方法。

3. 主题词/副主题词组配 根据副主题词的注释,选择限定主题词的副主题词,然后点击"发送

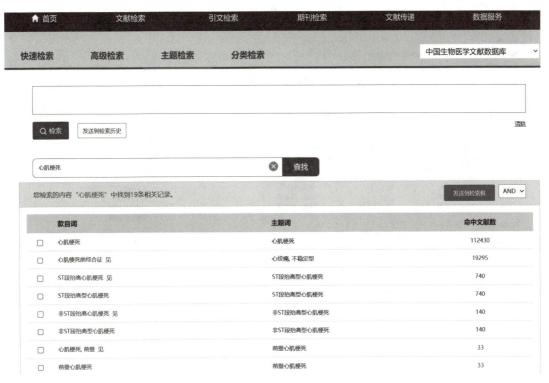

图 5-8　CBM 主题词检索页面

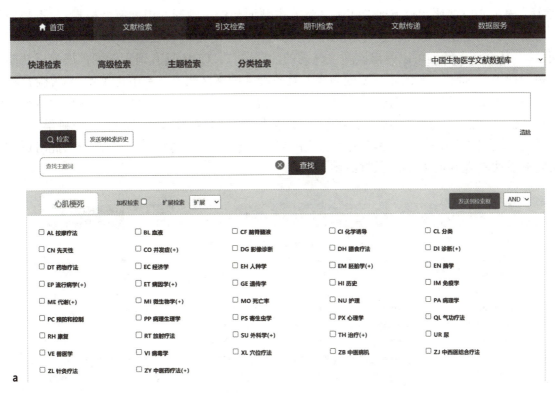

图 5-9　CBM 主题树注释、树形结构

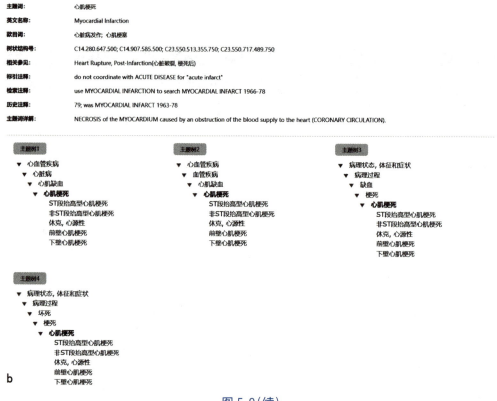

主题词:	心肌梗死
英文名称:	Myocardial Infarction
款目词:	心脏病发作; 心肌梗塞
树状结构号:	C14.280.647.500; C14.907.585.500; C23.550.513.355.750; C23.550.717.489.750
相关参见:	Heart Rupture, Post-Infarction(心脏破裂, 梗死后)
标引注释:	do not coordinate with ACUTE DISEASE for "acute infarct"
检索注释:	use MYOCARDIAL INFARCTION to search MYOCARDIAL INFARCT 1966-78
历史注释:	79; was MYOCARDIAL INFARCT 1963-78
主题词详解:	NECROSIS of the MYOCARDIUM caused by an obstruction of the blood supply to the heart (CORONARY CIRCULATION).

主题树1
- ▼ 心血管疾病
  - ▼ 心脏病
    - ▼ 心肌缺血
      - ▼ **心肌梗死**
        - ST段抬高型心肌梗死
        - 非ST段抬高型心肌梗死
        - 休克, 心源性
        - 前壁心肌梗死
        - 下壁心肌梗死

主题树2
- ▼ 心血管疾病
  - ▼ 血管疾病
    - ▼ 心肌缺血
      - ▼ **心肌梗死**
        - ST段抬高型心肌梗死
        - 非ST段抬高型心肌梗死
        - 休克, 心源性
        - 前壁心肌梗死
        - 下壁心肌梗死

主题树3
- ▼ 病理状态, 体征和症状
  - ▼ 病理过程
    - ▼ 缺血
      - ▼ 梗死
        - ▼ **心肌梗死**
          - ST段抬高型心肌梗死
          - 非ST段抬高型心肌梗死
          - 休克, 心源性
          - 前壁心肌梗死
          - 下壁心肌梗死

主题树4
- ▼ 病理状态, 体征和症状
  - ▼ 病理过程
    - ▼ 坏死
      - ▼ 梗死
        - ▼ **心肌梗死**
          - ST段抬高型心肌梗死
          - 非ST段抬高型心肌梗死
          - 休克, 心源性
          - 前壁心肌梗死
          - 下壁心肌梗死

b

图 5-9(续)

到检索框",再点击"检索"按钮,即可获得检索结果。

　　副主题词用于对主题词某一特定方面进行限制,强调主题词概念的某些专指方面。如"心肌梗死/治疗"表示心肌梗死治疗方面的相关文献。主题词与副主题词的组配有严格规定,不是每个主题词与所有的副主题词都可以进行组配,副主题词栏列出的是当前该主题词可以组配的所有副主题词,单击某个副主题词可以弹出该副主题词的注释窗口。CBM 具有副主题词扩展检索功能。在副主题词列表中,带"(+)"的副主题词与当前其他副主题词之间存在上下位关系,系统会自动进行扩展选择。例如检索"心肌梗死"方面的文献,勾选副主题词"治疗(+)"后,系统自动将其下位副主题词"膳食疗法""药物疗法""护理""预防和控制""放射疗法""康复""外科学""按摩疗法""气功疗法""穴位疗法""针灸疗法""中西医结合疗法"中药疗法等一并勾选,此时可以根据检索需求手动取消不需要的副主题词(图 5-10)。

图 5-10　CBM 副主题词选框

4.当一个检索课题含有多个主题词时,上述的操作需重复多次,直至最后一个主题词检索完毕。然后在快速检索或者高级检索页面中点击"检索历史",对所检出的多个检索式进行逻辑组配。

除此之外,也可以在主题检索页面通过"主题导航",直接浏览主题词树查找需要的主题词。

(四)分类检索

CBM分类标引和检索的依据是《中国图书馆分类法·医学专业分类表》,其是从文献所属的学科角度进行查找,支持多个类目同时检索。分类检索单独使用或者结合其他检索途径使用,可提高族性检索效果。可用类名检索或分类导航定位具体类目,通过选择是否扩展、是否复分,使检索结果更符合检索需求。

分类检索提供类名检索和分类导航两种检索方式(图5-11)。

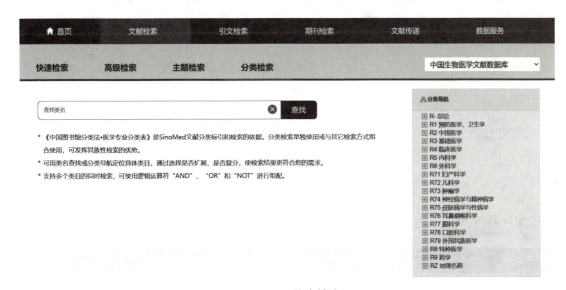

图 5-11 CBM 分类检索页面

1.**类名检索** 在检索框中输入类名,点击"查找"按钮,系统显示相应的分类名和分类号列表。点击选中的分类名,进入分类词注释详细页面。在此页面,显示该分类可组配的复分号、详细解释和所在的树形结构,可根据检索需求,选择是否"扩展检索"。如"肺肿瘤药物治疗"应选择复分号"053 药物疗法、化学疗法",点击"发送到检索框",然后再点击"检索"按钮,即可检索出"肺肿瘤的药物疗法"方面的文献(图5-12)。

分类检索的"扩展检索"是对指定类号及其所有下位类号进行扩展检索。不是所有类号都有复分组配,仅 R5-R8 临床各科疾病与"临床医学复分表"进行复分组配。

2.**分类导航** CBM 依据中图法将所有 R 大类文献按照分类号顺序进行聚类排列,通过逐级点击,可浏览所有分类号,选择合适的类号、类名进行检索,获取检索结果。

(五)期刊检索

CBM 期刊检索是从期刊途径获取文献,并能对期刊发文情况进行统计分析。CBM 的期刊检索途径默认为中文学术期刊检索,同时也支持对中文科普期刊及西文学术期刊进行一站式整合检索,还可以直接查看该刊具体到某年、卷、期发表的文献。

CBM 的期刊检索入口提供刊名、出版地、出版单位、期刊主题词和 ISSN 检索字段供选择,期刊检索页面的下方是期刊导航,可通过期刊首字母检索(图5-13)。

1.**期刊名称检索** 在"检索入口"的下拉列表中选择"刊名",在检索提问框输入刊名的全部或部分。例如输入刊名"北京大学学报",点击"查找",显示刊名含有"北京大学学报"字样的期刊列

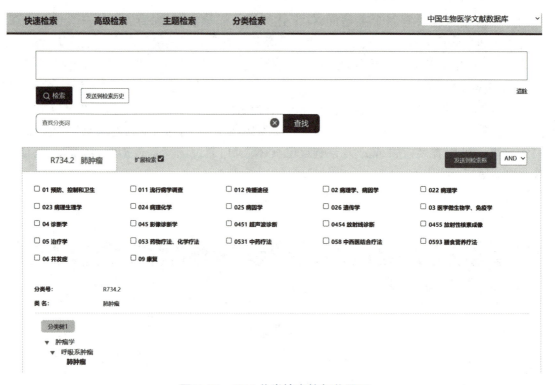

图 5-12　CBM 分类检索的复分页面

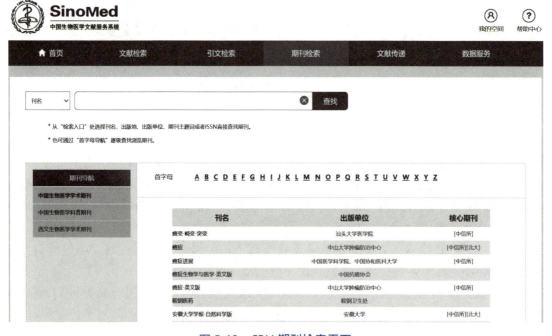

图 5-13　CBM 期刊检索页面

表（图 5-14）。在列表中点击选择所需期刊，则显示该期刊的详细信息（图 5-15）。在期刊详细信息页面的"收录汇总"的列表中可选择该刊物所有卷期的文献。

2. **出版地或出版单位检索**　在"检索入口"的下拉列表中选择"出版地"或"出版单位"，如"北京"或"北京大学"，可以检索该地区或该单位出版的生物医学期刊所有的刊名列表，在刊名列表中点击所需期刊名即显示该期刊的详细信息。

3. **期刊主题词检索**　在"检索入口"的下拉列表中选择"期刊主题词"，在检索输入框输入期

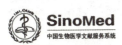

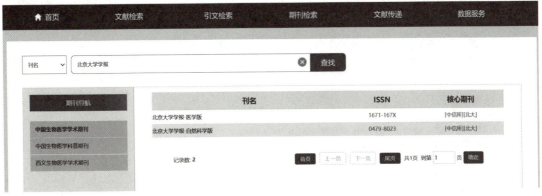

图 5-14　CBM 期刊名称检索结果

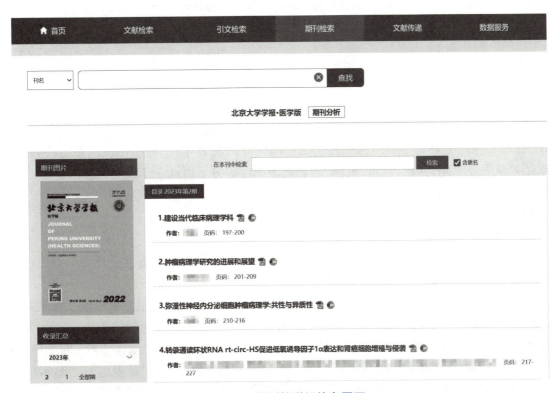

图 5-15　期刊的详细信息页面

刊主题词,则可以通过主题词检索该主题范畴内期刊信息或期刊上的文献。如输入"高血压"一词,可检出与该主题词有关的所有期刊(图 5-16)。

4.ISSN 检索　在"检索入口"的下拉列表中选择"ISSN",在检索框输入刊号,可检索该刊号的期刊。

（六）引文检索

进入引文检索页面(图 5-17),即可进行引文检索。常用字段由被引文献题名、关键词、主题词、被引文献出处和出版社五个检索项组成。被引文献主题字段由

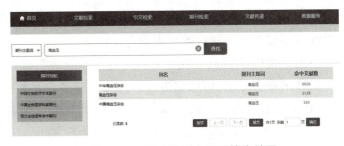

图 5-16　CBM 期刊主题词检索结果

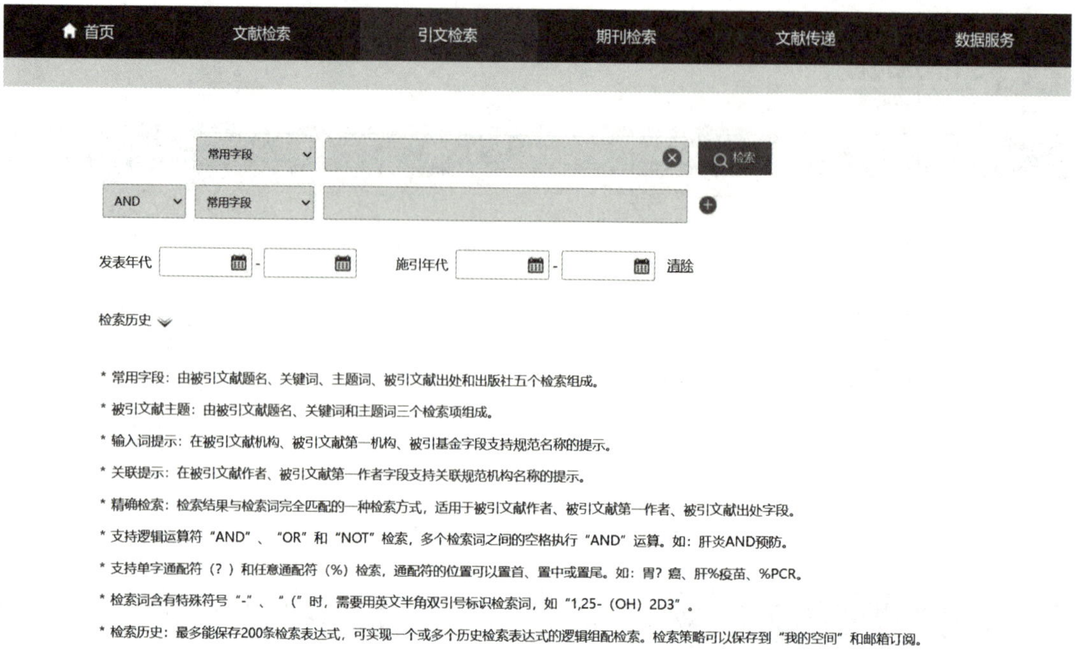

图 5-17 CBM 引文检索页面

被引文献题名、关键词和主题词三个检索项组成。

　　引文检索支持从被引文献题名、主题、作者/第一作者、出处、机构/第一机构、被引基金等途径查找引文,显示文献在生物医学领域的引用情况。同时支持发表年代、施引年代的限定检索,也可以对检索结果从发表时间、期刊、作者、机构、期刊类型维度等方面做进一步聚类筛选。

四、检索结果的处理

(一)检索结果显示

　　CBM 的检索结果设置有分类显示、排序、输出、结果聚类筛选等功能,此外还可以利用检索历史重新构建检索式、根据检索需求定制个性化服务。

　　1. 分类显示及排序　检索结果可按需选择入库、年代、作者、期刊、相关度和被引频次六种方式排序,可按题录和文摘两种方式显示检索结果列表,还可设置每页显示记录的条数。

　　CBM 将检索结果设为"全部""核心期刊""中华医学会期刊"和"循证文献"四个显示栏目。其中,"核心期刊"指被《中文核心期刊要目总览》或者《中国科技期刊引证报告》收录的期刊文献;"中华医学会期刊"指由中华医学会编辑出版的医学期刊文献;循证文献则指系统对检索结果进行循证医学方面的策略限定结果。

　　通过点击检索结果的文献标题,即可进入文献细览页面,显示文献的详细信息。包括该文献施引文献、共引相关文献、主题相关文献、作者相关文献等。

　　2. 检索结果输出　在检索结果页面,用户可根据需要选择输出检索结果,点击"结果输出"即可进行输出方式、输出范围和保存格式的选择(图 5-18)。检索结果可按照不同的输出格式和保存格式下载保存到本地计算机或者直接打开。

　　3. 检索结果筛选　CBM 支持对检索结果进行多维度聚类筛选,点击每个维度右侧"+",展示其下具体的聚类结果,可根据需要勾选一个或多个聚类项进行筛选精炼。可通过主题、学科、时间、期刊、作者、机构、基金、地区、文献类型、期刊类型对检索结果进行筛选。其中,文献类型包括病例报告、循证文献、临床试验、随机对照试验、综述、Meta 分析、讲座、多中心研究等。

　　4. 检索结果列表/下载全文　检索结果列表中可获取文献题名、作者、作者单位、出处等题录或

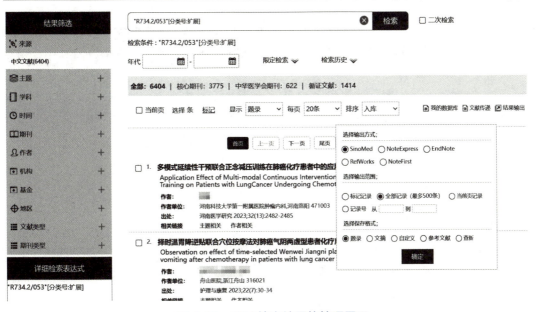

图 5-18 CBM 检索结果的处理页面

文摘信息。对于有全文链接的文献,均在文献标题后显示全文链接图标:PDF 图标、DOI 链接图标或各数据库服务商图标。

5. 检索历史 除支持浏览、清除、导出、保存等操作外,还可以选中检索序号前的复选框,利用布尔逻辑运算符组配检索式构建新的检索表达式。

(二) 个性化服务

用户登录到中国生物医学文献服务系统主页,在线注册后便能拥有 SinoMed 的 "我的空间",享有检索策略定制、检索结果保存和订阅、检索内容主动推送及邮件提醒、引文跟踪等个性化服务。

登录 "我的空间" 后,可以正常使用下列服务内容:

1. 保存检索策略 在检索历史页面,勾选一个或者多个检索记录,保存为一个检索策略。并且可以为该检索策略命名。保存成功后,可以在 "我的空间" 里对检索策略进行重新检索、导出和删除操作。

2. 邮箱订阅 邮箱订阅是指将有更新的检索结果定期推送到用户指定邮箱,可以设置每条检索表达式的推送频率,还可以浏览和删除任意记录的邮箱推送服务。

3. 我的数据库 在检索结果页面把感兴趣的检索结果添加到 "我的数据库" 中,可以按照标题、作者和标签查找文献,并且可以对每条记录添加标签和备注信息。

4. 引文追踪器 用于追踪某一研究主题的最新施引文献。

知识拓展

如何通过 SinoMed 跟踪某课题的最新研究进展?

在开展课题研究时,研究人员需要及时跟踪该领域的国内外研究进展,把握最新研究动态和成果。在 SinoMed 平台,可以通过 "我的空间" 中 "我的检索策略" 功能实现该目的,以助力科学研究。

首先需要注册个人账号,具有 SinoMed "我的空间" 个性化服务权限。在登录 "我的空间" 后,在检索历史页面,勾选一个或多个检索记录,保存为一个检索策略。保存成功后,可以在 "我的空间" 里对检索策略进行重新检索、导出和删除操作。此时的重新检索是对其中的全部检索式进行数据更新。点击检索策略名称进入策略详细页面,可对策略内的检索表达式进行"重新检索""删除"和"推送到邮箱"。通过检索策略详细页面的"重新检索",可以查看不同检索时间新增加的文献。

换而言之,我们在跟踪某课题的最新研究进展时,会构建复杂的检索策略。定题检索的功能就是将复杂的检索策略保存到用户的个人空间,并且定期为用户推送最新的检索结果。

五、检索实例

(一)高级检索

请使用 CBM 检索山东第一科大学孙思琴教授已发表的论文。

1. 课题分析 本题检索某学者已发表的研究成果,涉及高级检索途径中检索字段的选择,包括"作者单位"和"作者"字段的选择。

2. 检索步骤

(1)进入 CBM 的高级检索页面,在第一行检索输入框的字段下拉菜单中选择"作者单位"字段,输入"山东第一科大学"。选择逻辑关系为"AND"。

(2)在第二行检索输入框的字段下拉菜单中选择"作者"字段,输入"孙思琴"(图 5-19)。

(3)然后点击"检索"按钮,显示检索结果(图 5-20)。

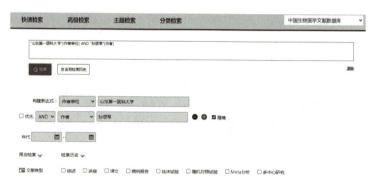

图 5-19　CBM 高级检索页面

(二)主题检索

请使用 CBM 检索"糖尿病并发白内障的治疗"方面的文献。

1. 课题分析 本题检索的是糖尿病并发症引起的白内障疾病在治疗方面的研究文献。在主题检索过程中需要注意分析主题词和副主题词之间的选择,及其两者之间的关系表达。

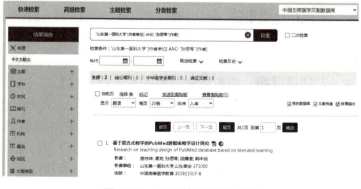

图 5-20　CBM 高级检索结果

2. 检索步骤

(1)进入 CBM 主题检索页面,在检索框中输入"糖尿病",点击"查找"按钮。浏览查找结果,在列出的主题词中点击"糖尿病并发症"。

(2)在主题词注释详细页面,显示该主题词可组配的副主题词、主题词的详细解释和所在的树形结构。可以选择是否"加权检索""扩展检索"。"糖尿病并发症的治疗"应选择副主题词"治疗",然后点击"发送到检索框"(图 5-21)。

(3)在主题词注释详细页面检索框中输入"白内障"后,点击"查找"按钮,在列出的主题词中点击主题词"白内障"(图 5-21)。

ER 5-3

CBM
主题检索实例

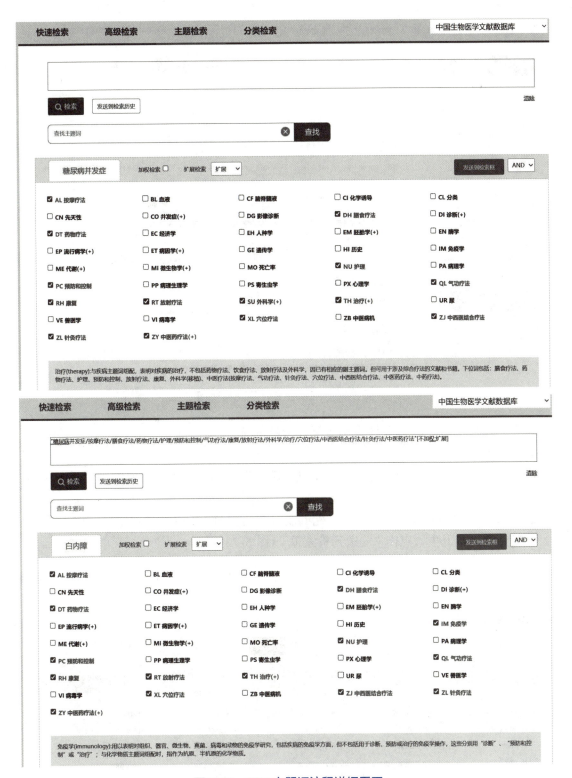

图 5-21　CBM 主题词注释详细页面

（4）在主题词注释详细页面，选择副主题词"治疗"。在逻辑组配选择框中选择"AND"后，"发送到检索框"后点击"检索"按钮，即可检索出"糖尿病并发白内障的治疗"方面的文献（图 5-22）。

ER 5-4

CBM
分类检索实例

（三）分类检索

请使用 CBM 检索支气管哮喘预防方面的文献。

1. **课题分析**　分类检索是从文献所属的学科角度进行查找，本题目是查找预

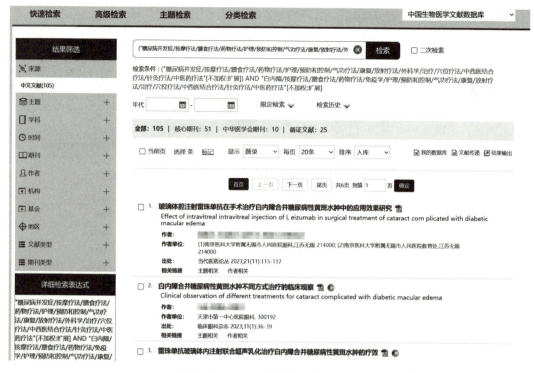

图 5-22　CBM 主题检索结果页面

防支气管哮喘疾病的相关文献,要注意可组配复分项的选择。

2.检索步骤

(1)在分类检索页面的检索框中输入"支气管哮喘",点击"查找",在列出的分类名中点击"支气管哮喘"。

(2)在分类词注释详细页面,显示可组配的复分号、详细解释和所在的树形结构。本题目选择复分号"预防、控制和卫生",点击"发送到检索框"(图 5-23)。

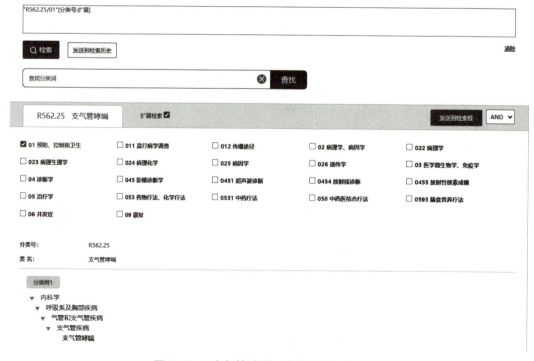

图 5-23　"支气管哮喘"分类检索复分页面

（3）点击"检索"按钮，即可检索出"支气管哮喘预防"方面的文献。

第二节 中国知识基础设施工程

案例导入

急性心肌梗死（acute myocardial infarction，AMI）大多是在冠状动脉病变基础上，发生冠脉血供急剧减少或中断，使相应的心肌严重而持久的急性缺血所致。其属于临床多发病症，且多伴有发展迅速、死亡率较高的特征。心肌酶谱是检测心肌受损坏死的标志物，主要是检查心肌酶指标的高低，可用于了解心肌损伤状况，对心肌病变的早期诊断有重要意义。

请思考：

1. 如何利用中国知网的高级检索功能，检索心肌酶谱用于心肌梗死诊断方面的文献？
2. 如何利用中国知网的出版物检索功能，查找临床医学相关的核心期刊信息？

一、概况

中国知识基础设施工程（China National Knowledge Infrastructure，CNKI）是以实现全社会知识资源传播共享与增值利用为目标的信息化建设项目，于1999年6月由清华大学、清华同方发起组建。CNKI亦解读为"中国知网"（China National Knowledge Internet）的英文简称。随着二十多年的快速发展，CNKI已经发展成为综合性中外文文献统一发现平台，也称为全球学术快报2.0 Web版。平台收录资源类型有学术期刊、学位论文、会议、报纸、年鉴、专利、标准、科技成果、图书等。

（一）CNKI总库页面

CNKI总库页面由检索区和导航区组成。

1.检索区 检索区位于总库主页面上半部分，提供文献检索、知识元检索、引文检索三大检索单元，可支持中英文智能检索（图5-24）。

CNKI系列数据库可进行单库检索，也可以进行跨库检索，用户可以在一个页面下完成对所有数据库的检索。在"文献检索"标签的跨库检索时，平台默认是在学术期刊、学位论文、会议、报纸、标准、成果、图书、学术辑刊库中进行检索。点击检索框下的单个数据库名称标签可进行单库检索，如果需要指定数据库则需要选择在某一个或多个数据库中进行检索。

2.导航区 主要由行业知识服务与知识管理平台、研究学习平台、专题知识库和知网动态等模块组成（图5-24）。

（二）CNKI数据库资源简介

CNKI资源覆盖自然科学、工程技术、农业、哲学、医学、人文、社会科学等各个领域，分为十大专辑：基础科学、工程科技Ⅰ、工程科技Ⅱ、农业科技、医药卫生科技、哲学与人文科学、社会科学Ⅰ、社会科学Ⅱ、信息科技、经济与管理科学。主要文献类型收录情况如下：

1.期刊 《中国学术期刊（网络版）》是第一部以全文数据库形式大规模集成出版学术期刊文献的电子期刊，是目前具有全球影响力，能够连续动态更新的中文学术期刊全文数据库。该库实现中、外文期刊整合检索。截至2023年11月，收录中文学术期刊8 400余种，含北大核心期刊1 970余种，网络首发期刊2 500余种，最早回溯至1915年，共计6 190余万篇全文文献；外文学术期刊包括来自80个国家及地区900余家出版社的期刊7.5万余种，覆盖JCR期刊的96%，Scopus期刊的80%，最早回溯至19世纪，共计8 660余万篇外文题录，可链接全文。

2.学位论文 学位论文库包括中国博士学位论文全文数据库和中国优秀硕士学位论文全文数

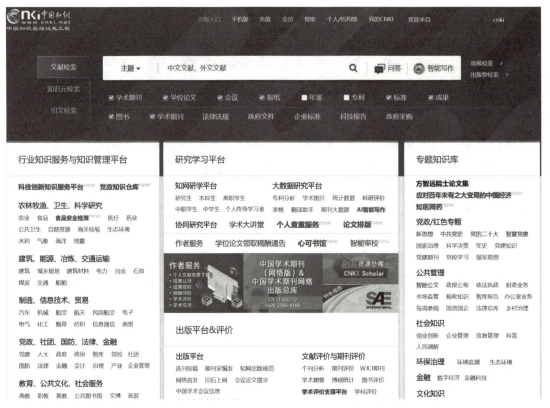

图 5-24　CNKI 主页面

据库。本库出版 520 余家博士培养单位的博士学位论文 55 余万篇,800 余家硕士培养单位的硕士学位论文 570 余万篇,最早回溯至 1984 年,覆盖基础科学、工程技术、农业、医学、哲学、人文、社会科学等各个领域。

3. 会议论文　会议论文库包括中国重要会议论文全文数据库和国际会议论文全文数据库,重点收录 1999 年以来,中国科协系统及国家二级以上的学会、协会,高校、科研院所,政府机关举办的重要会议以及在国内召开的国际会议上发表的文献。

4. 报纸　中国重要报纸全文数据库是以学术性、资料性报纸文献为出版内容的连续动态更新的报纸全文数据库。报纸库收录并持续更新 2000 年以来出版的各级重要党报、行业报及综合类报纸 500 余种。

5. 年鉴　中国年鉴网络出版总库是目前国内较大的连续更新的动态年鉴资源全文数据库。内容覆盖基本国情、地理历史、政治军事外交、法律、经济、科学技术、教育、文化体育事业、医疗卫生、社会生活、人物、统计资料、文件标准与法律法规等各个领域。

6. 专利　专利包括中国专利全文数据库和境外专利摘要数据库。中国专利全文数据库收录 1985 年至今的中国专利共 4 990 余万项,每年新增专利约 250 万项。国外专利数据库收录 1970 年至今的十个国家(美国、日本、英国、德国、法国、瑞士、俄罗斯、韩国、加拿大、澳大利亚)、两个地区(中国香港、中国台湾)和两个组织(世界知识产权组织、欧洲专利局)的专利,共计收录 1 亿余项。

7. 标准　标准包括国家标准全文数据库、中国行业标准全文数据库和国内外标准题录数据库,共计 60 余万项。其中国家标准全文数据库收录由中国标准出版社出版的,国家标准化管理委员会发布的所有国家标准;中国行业标准全文数据库收录现行、废止、被代替、即将实施的行业标准;国内外标准题录数据库收录中国以及世界上先进国家、标准化组织制定与发布的标准题录数据。

8. 成果　中国科技项目创新成果鉴定意见数据库收录正式登记的中国科技成果,按行业、成果级别、学科领域分类。每条成果信息包含成果概况、立项、评价,知识产权状况及成果应用,成果完成单位、完成人等基本信息,并包含该成果的鉴定数据。

9. 图书 中国图书全文数据库(心可书馆),集图书检索、专业化推荐、在线研学、在线订阅功能于一体。通过参考文献、引证文献等关联关系,实现图书内容与其他各类文献的深度关联融合。

二、检索方法

新版 CNKI 的全球学术快报 2.0 Web 版提供文献检索、知识元检索和引文检索三种检索入口。

(一) 文献检索

1. 一框式检索 一框式检索是 CNKI 文献检索状态默认的检索途径。用户直接在主页面的检索输入框中输入自然语言(或多个检索词)即可检索。一框式检索具有检索词智能提示功能,系统将根据用户已输入的检索词,提示与之相关的检索词。如输入"过敏性紫癜",系统会自动提示"过敏性紫癜患儿""过敏性紫癜性肾炎"等词。

在"文献检索"选择状态下,系统默认"主题"检索字段,默认同时在"学术期刊""学位论文""会议""报纸""标准""成果""图书""学术辑刊"等数据库中进行检索。点击检索字段下拉列表,可进行字段切换。也可直接勾选单个或多个数据库选项即可进行单库或跨库选择(图 5-24)。

2. 高级检索 高级检索可运用逻辑关系进行组合查询,组合字段可以随意调节,检索方式更加灵活。利用高级检索查询结果命中率高。对于复杂的研究课题,建议使用高级检索。点击 CNKI 主页面右侧"高级检索"按钮,进入检索页面(图 5-25)。

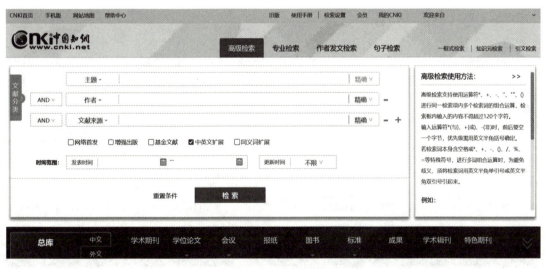

图 5-25 CNKI 高级检索页面

CNKI 各个数据库的高级检索方法基本相同,均为通过提供多个检索项的逻辑关系组合检索、选择精确或模糊组配方式、进行检索条件的限定从而完成复杂检索,而不同之处在于检索字段设置、检索条件限定方面的不同。本节以跨库检索为例介绍检索方法。

CNKI 高级检索页面的检索区主要分为两部分,上半部分为检索词输入区,下半部分为检索控制区。另外页面左侧隐藏有文献分类目录导航,可以通过限定学科来缩小检索范围。

(1)检索词输入区:默认显示主题、作者、文献来源三个检索框,可自由选择检索项、检索项间的逻辑关系、检索词匹配方式等。

1)检索项:检索项提供多个检索字段以满足不同的检索需求,包括主题、篇关摘、篇名、作者、基金、摘要、参考文献、分类号、DOI 等。点击检索框后的+、-按钮可添加或删除检索项,最多支持 10 个检索项的组合检索。

2)逻辑关系:不同检索项之间需要选择对应的布尔逻辑关系"AND""OR""NOT",按从上到下的顺序依次进行。同一检索项内支持使用运算符 *、+、-、"、""、() 进行多个检索词的组合运算,检索框内输入的内容不得超过 120 个字符。输入 *(与)、+(或)、-(非)时,前后要空一个字节,如果需要改变优先运算级,需用英文半角括号确定。因此,对于复杂课题的检索,建议利用"结果中检索"功能进行分步检索,以防出现运算顺序错误。

3)匹配方式:高级检索支持多字段逻辑组合,可以通过选择精确或模糊的匹配方式、检索控制等方法完成较复杂的检索,得到符合需求的检索结果。"精确"指检索结果中包含与检索词完全相同的词语,"模糊"是指检索结果包含检索词或检索词中的词。

(2)检索控制区:检索控制区的主要作用是通过条件筛选、时间选择等,对检索结果进行范围控制。控制条件包括出版模式、基金文献、时间范围、检索扩展。

1)出版模式:包括网络首发和增强出版。

2)基金文献:选择是否为基金文献。

3)时间范围:包括发表时间和更新时间。发表时间,指在检索中可以限定检索文献的出版时间、可限定文献发表时间范围到日,即为默认不限定发表时间。更新时间,可以选择最近更新的文献如最近一周、一个月、半年、一年或今年迄今的文献。

4)检索扩展:包括中英文扩展和同义词扩展,默认为中英文扩展。

3. 专业检索 专业检索比高级检索功能更强大,需要检索人员具备较强的专业检索知识,使用运算符和检索词构造检索式进行检索。一般用于图书情报专业人员查新、信息分析等工作(图 5-26)。

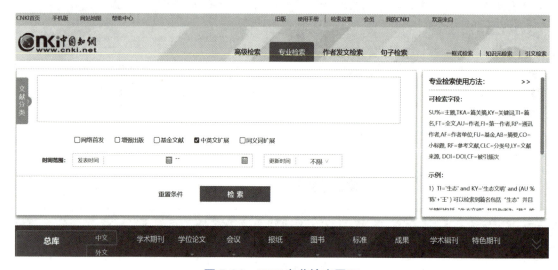

图 5-26 CNKI 专业检索页面

4. 作者发文检索 在高级检索页面切换"作者发文检索"标签,可进行作者发文检索。作者发文检索通过输入作者姓名及其单位信息,检索某作者发表的文献以及被引、下载情况,还可以通过对检索结果的分组筛选情况进行分析,了解该作者的主要研究领域、合作者、合作机构等情况(图 5-27)。

5. 句子检索 在高级检索页面切换"句子检索"标签,可进行句子检索。句子检索是通过输入的两个检索词,在全文范围内查找同时包含这两个检索词的句子,找到有关事实的问题答案。句子检索不支持空检,同句、同段检索时必须输入两个检索词。句子检索属于事实检索,适用于指标、数据、细节等内容的查找(图 5-28)。

6. 出版物检索 在 CNKI 首页面,点击"出版物检索"即可进入出版物导航页面。出版物检索主要包括期刊、学术辑刊、学位授予单位、会议、报纸、年鉴和工具书的导航系统(图 5-29)。导航内

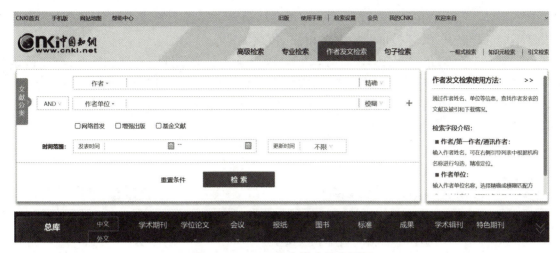

图 5-27　CNKI 作者发文检索页面

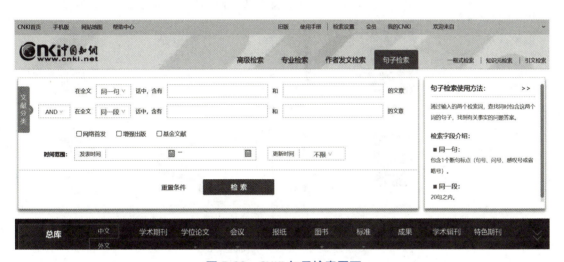

图 5-28　CNKI 句子检索页面

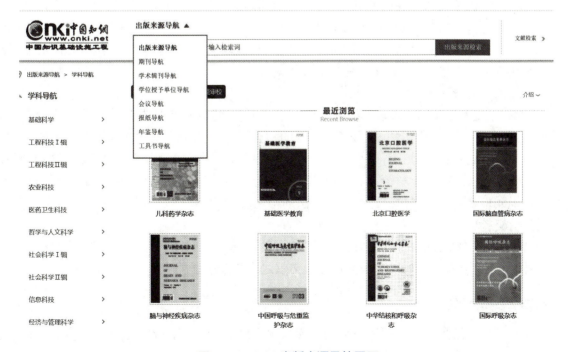

图 5-29　CNKI 出版来源导航页面

容覆盖自然科学、工程技术、农业、哲学、医学、人文社会科学等各个领域。每个导航体系根据资源特色设置不同的导航系统,其提供的检索项和分类均不相同。

现以期刊导航为例介绍检索方法。在出版来源导航下拉菜单处选择期刊导航,可在检索输入框中输入刊名、主办单位、ISSN、CN 等进行特定期刊信息的检索,也可以按照页面左侧显示的学科、卓越期刊、社科基金资助期刊、数据库刊源、主办单位、出版周期、出版地、核心期刊等导航分类浏览期刊信息(图 5-30)。

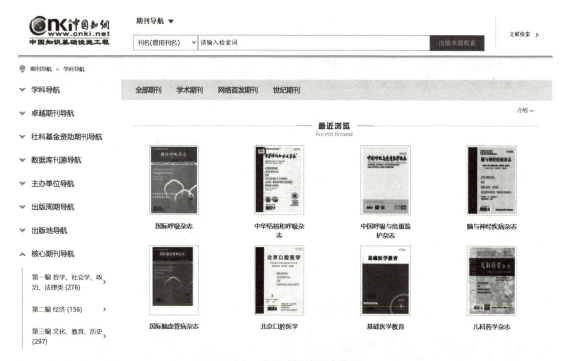

图 5-30　CNKI 期刊导航页面

不论哪种方式,单击所需要的期刊名,打开该期刊的页面窗口,将显示该期刊的基本信息、出版信息、评价信息等详细信息,以及刊期浏览、栏目浏览、统计与评价等标签(图 5-31)。可以在"刊期浏览"和"栏目浏览"标签里点击文献篇名,打开该篇文献的详细信息窗口,然后点击"CAJ 下载"按钮或"PDF 下载"按钮,即可下载得到该文献全文。

(二) 知识元检索

知识元检索是基于 CNKI 收录资源的词语标引。例如,可选择工具书、手册、百科等检索,了解某个概念的释义、同义词、英文翻译等内容;选择图片检索可获取来自学术文献中的相关图片,并提供相似图表的检索、对比和分析等知识发现功能;利用指数检索可以获取某个关键词的指数分析结果,包括关注度、关注文献、学科分布、研究进展、机构分布等内容,帮助用户进行研究课题的趋势分析;此外知识元检索还可以提供统计数据和方法的检索。

(三) 引文检索

引文检索提供"被引主题""被引题名""被引关键词""被引摘要""被引作者""被引单位"等检索字段。通过引文检索可以揭示各种类型文献之间相互引证关系。

三、检索结果的处理

CNKI 总库检索结果的显示页面可分为各库检出文献统计、检出文献分组统计、检索策略显示、检索结果列表、检索结果排序及处理等部分(图 5-32)。

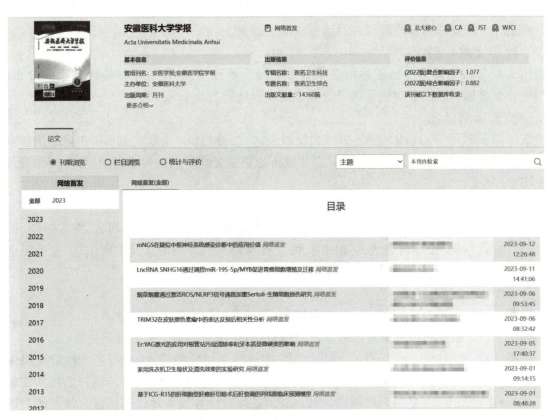

图 5-31　CNKI 期刊导航检索结果

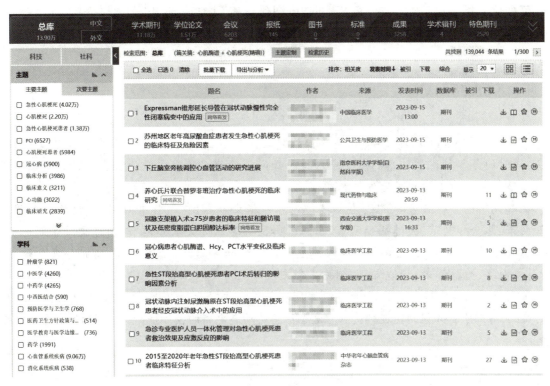

图 5-32　CNKI 检索结果显示页面

(一)各库检出文献统计

各库检出文献统计可以显示检索结果在各个数据库的分布情况,便于了解检出文献的种类或类型。点击相应的数据库标签即可查看该库检出的结果。

(二)检出文献分组统计

检出文献分组统计可以显示检出文献的分组筛选统计结果,便于了解检出文献的分布情况。点击相应分类名称可以实现对检索结果聚类分析显示功能。

(三)检索策略显示

检索策略显示可显示检索范围、简单的检索表达式,并提供"主题定制"和"检索历史"功能,点击主题定制,可定制或查看订阅的检索式及最新的相关文献。点击检索历史,可查阅和管理既往的检索历史。

(四)检索结果列表

检索结果列表可显示检出文献的题录或文摘,包括序号、篇名、作者、刊名、发表时间、被引频次、下载频次等。点击文献篇名进入知网节,可查看单篇文献详细信息及扩展信息,也可以选择手机阅读或者 HTML 阅读,还可以按 CAJ 或 PDF 格式下载文献全文。

(五)检索结果排序及处理

1. 排序 可按照相关度、发表时间、被引频次、下载量对检索结果进行排序。

2. 显示 检索结果可按列表或详情显示,且具有提供每页显示记录条数的功能。

3. 保存 在"导出与分析"下的"导出文献"中选择文献导出格式,即可进入检索结果保存页面。在检索结果保存页面可预览各种文献导出格式,并按需进行选择;可将所选择的格式文献进行批量下载、导出题录文件、复制到剪贴板,或以 xls、doc 格式保存到本地计算机或直接打印。该库支持多种导出格式,包括国标(GB/T7714-2015)、CAJ、查新、CNKI E-study、NoteExpress、EndNote、自定义格式等。

4. 可视化分析 在"导出与分析"下的"可视化分析"中,选择"已选结果分析"或"全部检索结果分析"即可进入计量可视化页面。可进行指标、总体趋势、关系网络、分布等分析。

知识拓展

知 网 节

知网节是 CNKI 知识网络中相关知识信息交汇节点的简称,内容不仅包括单篇文献详细信息,同时还是各种扩展信息的汇集点入口。知网节构建以单篇文献为节点的世界知识网络,刻画以节点文献为中心的主题发展脉络。

在知网节的"知识网络"里,主要链接内容包括文献知网节、作者知网节、机构知网节、学科知网节、基金知网节、关键词知网节、出版物知网节等。如文献知网节,通过文献主题脉络图以节点文献为中心,图示化节点文献相关主题内容的研究起点、研究来源、研究分支和研究去脉、引文网络、关联作者、相似文献、相关基金文献等。

知网节所扩展的信息通过概念相关、事实相关等方法提示知识之间的关联特点,达到知识扩展的目的,有助于新知识的发现和获取。这些信息是动态更新的,将随着系统中资源增减而变化。

四、检索实例

(一)高级检索

请使用 CNKI 的跨库检索,查找自 2018 年以来有关硝苯地平治疗高血压方面的文献。

1. 课题分析　本题进行的是多类型文献资源的跨库检索,主题内容是硝苯地平治疗高血压相关文献,检索词可明确为"硝苯地平""高血压";同时限定时间范围为 2018 年至今。

2. 检索步骤

(1)进入 CNKI 的高级检索页面,在检索输入框字段下拉菜单中选择"篇关摘"字段,输入"硝苯地平";"精确与模糊"选项选择"模糊"。

(2)在第二行检索输入框字段下拉菜单中选择"篇关摘"字段,输入"高血压",选择逻辑关系为"AND";"精确与模糊"选项选择"模糊"。

(3)时间范围选择 2018 年到检索日,然后点击"检索"按钮,显示检索结果(图 5-33)。

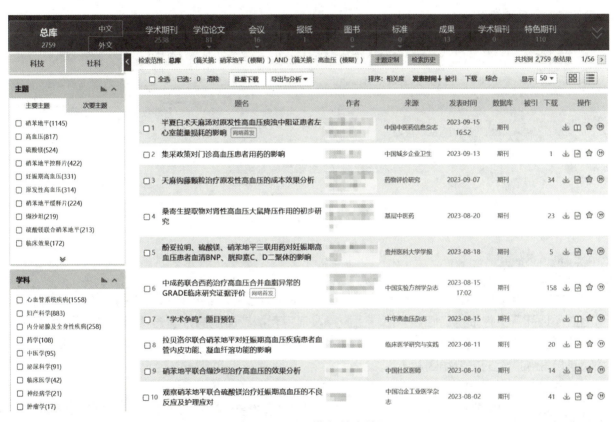

图 5-33　CNKI 高级检索结果

(二)高级检索

请使用 CNKI 查找 2020—2022 年我国有关中医药治疗糖尿病的期刊文献。

1. 课题分析　本题查找的是关于中医药治疗糖尿病的期刊文献,可利用"中国学术期刊(网络版)"的高级检索途径结合学科分类导航进行检索。首先需要选择学术期刊库,其次在分类导航中勾选"中医学"和"中药学",做好学科选择。

2. 检索步骤

(1)进入 CNKI 的高级检索页面,选择"学术期刊""中文"。

(2)在检索输入框字段下拉菜单中选择"篇关摘"字段,分别输入"糖尿病""消渴",选择"模糊"匹配,逻辑关系选择"OR";限定时间范围为 2020—2022 年。

(3)左侧文献分类导航勾选"中医学"和"中药学"。点击"检索"按钮,显示检索结果(图 5-34)。

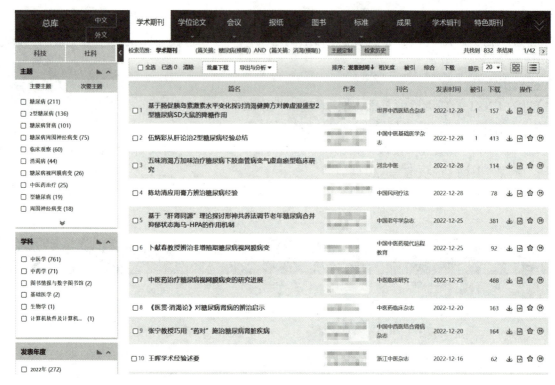

图 5-34　CNKI 高级检索结果

第三节　中文期刊服务平台

案例导入

急性胰腺炎（acute pancreatitis，AP）是多种病因导致胰腺组织自身消化所致的胰腺水肿、出血和坏死等炎性损伤。临床以急性上腹痛及血淀粉酶或脂肪酶升高为特点。多数患者病情轻，预后好；少数患者可伴发多器官功能障碍及胰腺局部并发症，死亡率高。胆石症及胆道感染是急性胰腺炎的主要病因。

请思考：

1. 如何利用中文期刊服务平台的高级检索方式，查找急性胰腺炎与胆石症方面的文献？
2. 如何利用中文期刊服务平台检索《中华胰腺病杂志》期刊投稿信息？

一、概况

中文期刊服务平台是由重庆维普资讯有限公司推出的期刊全文检索系统，是以中文科技期刊数据库为支撑的中文学术期刊大数据服务平台。收录自 1989 年至今期刊 15 000 余种，现刊 9 000 余种，文献总量 7 100 余万篇，包括中文医药卫生类期刊 1 865 种。学科范围涵盖社会科学、经济管理、图书情报、教育科学、自然科学、医药卫生、农业科学和工程技术 8 个专辑，专辑下细分为 35 个专题，所收录的文献按照《中国图书馆分类法》进行分类标引（图 5-35）。

二、检索方法

在中文期刊服务平台检索页面，提供的检索方式有基本检索、高级检索、检索式检索、期刊导航。

（一）基本检索

基本检索是中文期刊服务平台提供的默认检索方式,操作简单快捷。默认单排检索框,检索框提供了14个检索字段:任意字段、题名或关键词、题名、关键词、摘要、作者、第一作者、机构、刊名、分类号、参考文献、作者简介、基金资助和栏目信息。基本检索具有检索词智能提示功能,在检索框中输入检索词后,系统将根据用户已输入的检索词,提示与之相关的检索词。如输入"先天性心脏病",系统会自动提示"先天性心脏病封堵术""先天性心脏病房间隔缺损"等词(图5-36)。再点击"检索"按钮,即可显示检索结果列表。需要注意的是检索框中输入的所有字符均被视为检索词,不支持任何逻辑运算(逻辑与、逻辑或、逻辑非);如果输入逻辑运算符,将被视为检索词或停用词进行处理。

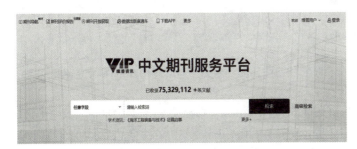

图 5-35　中文期刊服务平台主页面

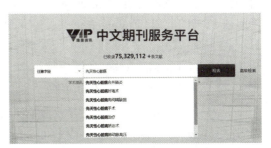

图 5-36　中文期刊服务平台基本检索页面

在基本检索结果显示页面的基本检索区域中,再次输入检索词后点击"检索",可以进行重新检索。也可以输入检索词后点击"二次检索"中的"在结果中添加"或者"在结果中去除",可以进一步优化检索结果。如已经检索"先天性心脏病"文献28 751篇,在"二次检索"检索区域输入检索词"儿童"(图5-37),点击"在结果中添加",即可以在"先天性心脏病"的检索结果中筛选出与"儿童"有关的文献1 767篇,相当于进行"先天性心脏病 AND 儿童"检索,缩小了检索范围,达到提高查准率的目的(图5-38)。

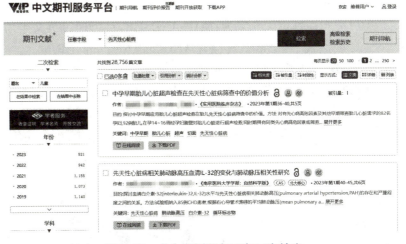

图 5-37　中文期刊服务平台二次检索

（二）高级检索

在"中文期刊服务平台"窗口,点击"高级检索"标签,即可进入高级检索页面(图5-39)。

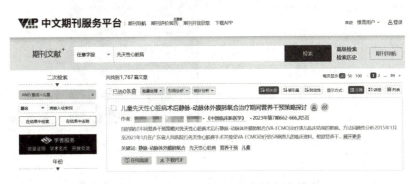

图 5-38　中文期刊服务平台在结果中检索

1.检索页面　高级检索页面分为检索区和限定区两部分。

(1)**检索区**:默认有3排检索框,可以根据需要点击检索框右侧的"+"或"−"来增加或减少检索框,最多可增加至5排。通过下拉菜单提供14个检索字段:任意字段、题名或关键词、题名、关键词、摘要、作者、第一作者、机构、刊名、分类号、参考文献、作者简介、基金资助和栏目信息。每排检索框可通过下拉菜单选择"精确"或者"模糊"检索。

（2）**限定区**：可对文献的发表时间、期刊范围及学科范围进行限定。时间范围为 1989 年至今；期刊范围包括全部期刊、核心期刊、EI（Engineering Index，工程索引）来源期刊、SCI（Science Citation Index，科学引文索引）来源期刊、CAS

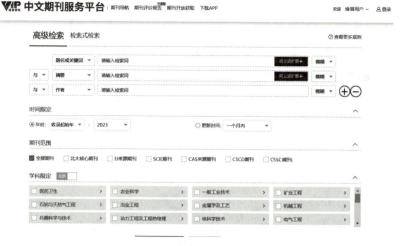

图 5-39　中文期刊服务平台高级检索页面

（Chemical Abstracts Service，化学文摘社）来源期刊、CSCD（Chinese Science Citation Database，中国科学引文数据库）来源期刊、CSSCI（Chinese Social Sciences Citation Index，中文社会科学引文索引）来源期刊共 7 种选项；学科范围提供 35 个学科的限定范围。

2. 检索规则

（1）检索框中支持"并且"（AND/and/*）、"或者"（OR/or/+）、"非"（NOT/not/−）三种逻辑运算。

（2）逻辑运算符优先级为：NOT>AND>OR，且可通过英文半角（）进一步提高优先级。

（3）表达式中，检索内容包含 AND/and、NOT/not、OR/or、*、−等运算符或特殊字符检索时，需加半角引号单独处理。如："multi-display""C++"。

（4）精确检索请使用检索框后方的"精确"选项。

3. 扩展功能　在检索区每排检索框右侧有扩展功能按钮。

（1）**同义词扩展**：通过下拉菜单选择题名或关键词、题名、关键词、摘要任意一个字段，检索框后会出现"同义词扩展"按钮，在检索框中输入检索词，点击该检索框右侧的"同义词扩展"按钮，即可打开一个新的窗口显示相关的扩展信息。如输入关键词为"心肌梗死"，点击"同义词扩展"按钮，打开"同义词"窗口，显示同义词：急性心肌梗死、心肌梗塞、心梗等，勾选所需的同义词，点击"确定"，关闭"同义词"窗口，在关键词框中显示"急性心肌梗死+心肌梗塞+心梗"等，扩大了检索范围，提高了查全率（图 5-40）。

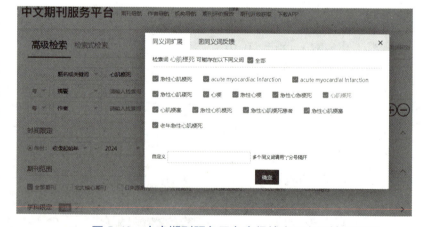

图 5-40　中文期刊服务平台高级检索同义词扩展页面

（2）**查看分类表**：选择分类号字段，检索框右侧会出现"查看分类表"按钮，点击按钮会弹出分类表，可逐级点击添加类目进行检索。如点击"查看分类表"按钮，在分类表中勾选分类号"R2 中国医学"，点击"确定"，关闭"分类表"窗口，在分类号框中显示"R2"，限定了检索范围（图 5-41）。

（三）检索式检索

在"中文期刊服务平台"窗口，点击"检索式检索"标签，即可进入检索式检索页面（图 5-42）。

1. 检索页面 检索式检索页面分为检索区和限定区两部分。

（1）**检索区**：检索框中直接输入检索式（由检索词、字段标识符和逻辑运算符等构成），点击"检索"按钮即可。每次调整检索策略并执行检索后，均会在检索区下方生成一个新的检索结果列表，方便对多个检索策略的结果进行比对分析。

（2）**限定区**：可对文献的发表时间、期刊范围及学科范围进行限定，与高级检索相同。

2. 检索规则

（1）在检索框中可使用布尔逻辑运算符对多个检索词进行组配检索，逻辑运算符 AND、OR、NOT 可兼容大小写，逻辑运算符优先级为：（）>NOT>AND>OR。

（2）所有运算符号必须在英文半角状态下输入，前后须空一格，英文半角""表示精确检索，检索词不做分词处理，作为整个词组进行检索，以提高准确性。

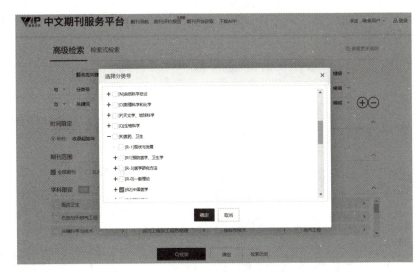

图 5-41 中文期刊服务平台高级检索查看分类表页面

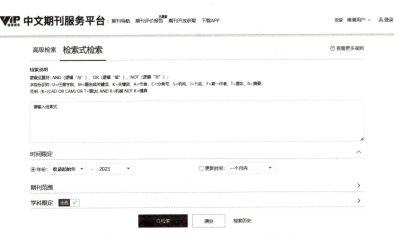

图 5-42 中文期刊服务平台检索式检索页面

（3）可以使用字段标识符表示不同检索途径，字段标识符必须为大写字母，每种检索字段前，都须带有字段标识符，相同字段检索词可共用字段标识符，例如：K=CAD+CAM（表 5-1）。

表 5-1 检索字段标识符对照表

符号	字段	符号	字段
U	任意字段	S	机构
M	题名或关键词	J	刊名
K	关键词	F	第一作者
A	作者	T	题名
C	分类号	R	摘要

（四）期刊导航

在"中文期刊服务平台"窗口，点击"期刊导航"标签，即可进入期刊导航检索页面（图 5-43）。期刊导航检索提供三种检索方式来查找所需期刊，包括直接检索、按字母顺序查找检索、导航检索。完成检索的期刊可以按照封面/列表显示，可以按照被引量、作品数量、相关度排序。

1. 直接检索 用于检索某一特定的期刊。在期刊导航检索页面的"期刊检索",可以选择刊名、任意字段、ISSN、CN、主办单位、主编、邮发代号等字段,检索框中输入字段对应的检索词,点击"期刊检索"按钮,即显示所有刊名封面/列表,在刊名封面/列表中点击所要的刊名即显示该期刊的详细信息页。如在期刊导航"期刊检索"页面选择"期刊"字段,检索框中输入检索词"药学",点击"期刊检索"按钮,显示刊名包括"药学"的期刊(图5-44),点击"中国药学杂志",显示该期刊的详细信息(图5-45)。在检索结果页面,可按期次查看该刊收录汇总的文章、期刊分析报告、发文分析,也可实现刊内文献检索,题录、文摘及全文的下载等。

2. 按首字母查找 在"按首字母查找"中点击期刊名称的汉语拼音首字母,显示该字母开头的刊名列表,在刊名列表中点击所要的刊名,即显示该期刊的详细信息页。

3. 导航检索 导航检索提供"期刊学科分类导航""核心期刊导航""国内外数据库收录导航""期刊地区分布导航""期刊主题分类导航",点击其中一种导航进行查找,查到所要的期刊后,点击刊名即可显示该期刊的详细信息页。

（五）期刊评价报告

期刊评价报告可按"学科筛选""地区筛选"和"直接查找"三种方式查找某学科、某地区或某指定刊名的期刊在某年的期刊评价报告。期刊评价报告内容包括刊名、ISSN、发文量、被引量、影响因子、立即指数、期刊他引率、平均引文率、被引半衰期、引用半衰期等指标(图5-46)。

（六）期刊开放获取

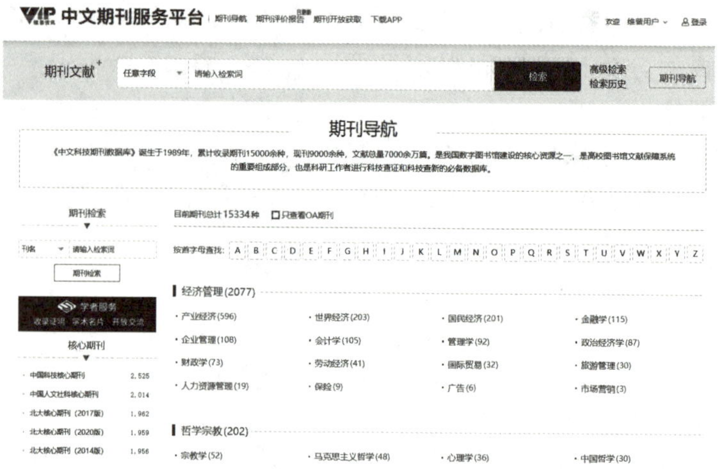

图 5-43　中文期刊服务平台期刊导航页面

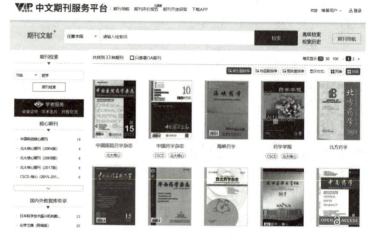

图 5-44　中文期刊服务平台期刊导航"直接检索"结果

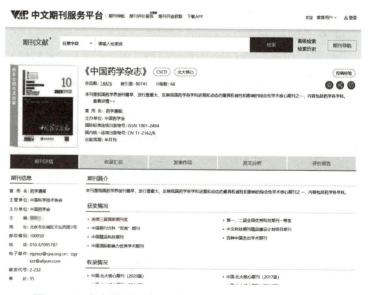

图 5-45　中文期刊服务平台期刊导航直接检索期刊详情

期刊开放获取包括开放获取期刊和期刊开放获取平台两部分。可以通过开放获取期刊查看并下载免费的期刊文献,通过期刊开放获取平台了解并利用各种免费期刊资源(图5-47)。

三、检索结果的处理

检索结果的显示页面分两部分，上部分是检索区，提供基本检索途径；下部分左侧是检索结果聚类筛选区，可以进行二次检索，也可以按照年份、学科、期刊收录、主题、期刊、作者、机构进行文献结果的再次限定筛选；下部分右侧是检索结果的显示。

（一）检索结果的显示和保存

1. 检索结果的显示 检索结果以文摘、详细和列表三种形式显示。

（1）**文摘**：在检索结果显示区域，默认以文摘形式显示多篇文章，每条记录包含题名、作者、出处、摘要和关键词（图5-48）。点击文献题名，显示该文献的详细信息，包括摘要、作者、机构地区、出处、关键词、分类号和基金等，同时显示相关期刊、相关文献、引文网络和参考文献等信息。文摘还提供了作者、出处（刊名）、关键词链接支持。如点击某个作者姓名，显示该作者发表的所有文献。

（2）**详细**：在检索结果显示区域，点击"详细"即切换至文献详细显示模式，页面显示该文献的详细信息，包括作者、机构、出处、摘要、关键词、分类号和基金等。点击文献题名，则显示该文献的详细信息，同时显示相关期刊、相关文献、引文网络和参考文献等信息。提供作者、机构、刊名、关键词、分类号等链接支持。（图5-49）。如点击某个机构，显示该机构发表的所有文献。

（3）**列表**：在检索结果显示区域，点击"列表"即切换至文献题录显示模式，以列表形式显示多篇文章的题录，每条记录包含题名、作者、出处和发文年信息（图5-50）。点击文献题名，则显示该文献的详细信息。题录提供了作者、出处（刊名）链接支持。如点击出处（刊名），显示该期刊发表的所有文献。

2. 检索结果排序 检索结果可按相关度、被引量和时效性三种方式进行排序，方便梳理检索结果。

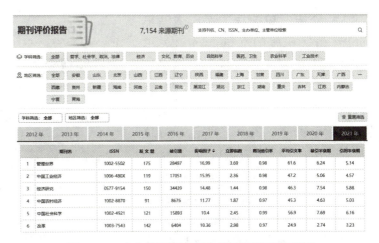

图 5-46　中文期刊服务平台期刊评价报告页面

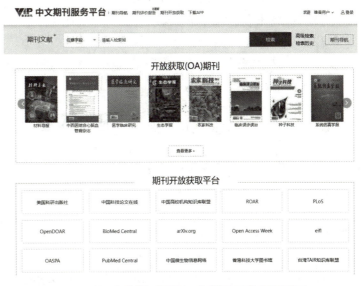

图 5-47　中文期刊服务平台期刊开放获取页面

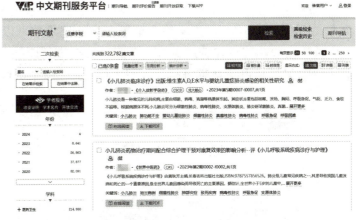

图 5-48　中文期刊服务平台文摘显示检索结果

3. 检索结果保存 在检索结果页面,勾选所要的文献,点击"导出题录"按钮,显示勾选的文献题录页面,选择"参考文献""文本""查新格式""XML""NoteExpress""Refworks""EndNote""NoteFirst""自定义导出"或者"Excel导出"格式按钮,再点击"复制"或者"导出"按钮,即以所选的格式和方式保存勾选的检索结果。

4. 获取全文 在检索结果显示页面,平台提供在线阅读、下载PDF、原文传递、OA全文链接等多途径的全文保障模式。点击"下载PDF"按钮可下载PDF格式的文献全文,点击"在线阅读"按钮可在线阅读文献全文。

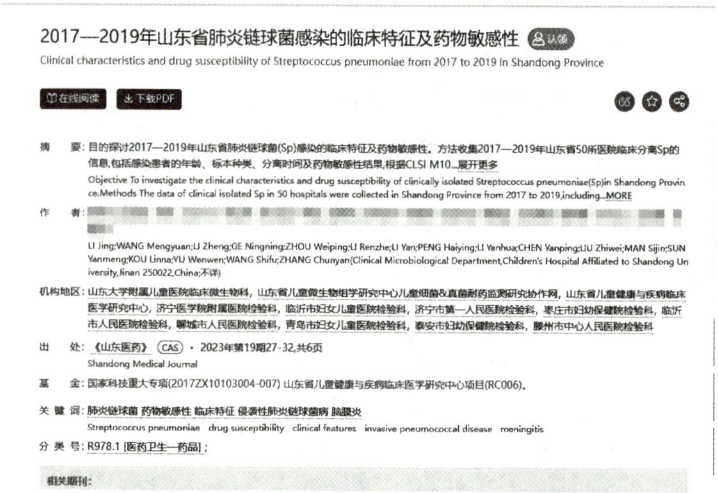

(二) 二次检索

在检索结果显示页面上部分左侧有二次检索方式的选项,可以进行二次检索。输入二次检索的检索词后,点击检索框下方的"在结果中检索"或者"在结果中去除"按钮,即进行二次检索,进一步优化检索结果。

(三) 聚类筛选

提供基于检索结果的年份、学科、期刊收录、主题、期刊、作者和机构等方面的聚类功能。

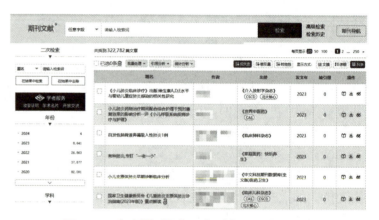

图 5-49 中文期刊服务平台详细显示检索结果

图 5-50 中文期刊服务平台列表显示检索结果

(四) 检索历史

系统自动保存最近的 20 条检索表达式记录,每条记录包括编号、检索结果、检索表达式、删除检索式、操作(图 5-51)。点击检索结果命中的记录数可以查看检索结果。在"删除检索式"栏,对无用的检索表达式可勾选后,点击"删除"按钮进行删除。在"操作"栏,可以点击"订阅",对该检索式命中的最新更新文献进行订阅,按照提示注册个人账号即可使用该功能。系统退出后,检索

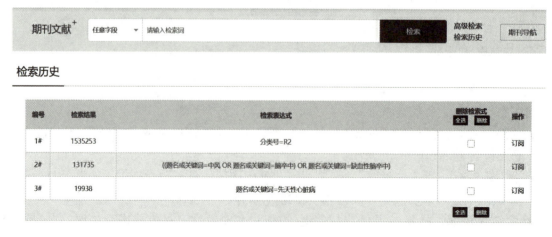

图 5-51 中文期刊服务平台检索历史页面

历史清除。

（五）单篇引用复制

在检索结果显示页面，点击文献题名旁的"引用"图标，即可以对该单篇文献进行"参考文献""查新格式"等格式的复制。

（六）作品认领

在检索结果显示页面，点击文献题名旁的"认领"图标，即可以对该篇作者本人发表的文献进行"作品认领"，点击"我要认领"，按提示操作即可完成作品认领，作者完成认领即可免费下载个人作品，还可享受选题、翻译、纠错等作者专属服务。

（七）收藏、分享

在检索结果显示页面，点击某篇文献题名，显示该文献的详细信息，点击文献题名旁的"收藏"图标，可以将该文献收藏在个人中心；点击文献题名旁的"分享"，可以将该文献通过微信、QQ、微博等方式分享。

知识拓展

投稿经验

利用中文期刊服务平台"期刊导航"途径，检索欲投稿的期刊，点击"投稿经验"可以进一步查看该期刊的期刊信息、投稿经验、收录汇总，帮助我们正确投稿。在期刊信息模块，可以浏览期刊发文分析、期刊评价、期刊投稿邮箱、期刊官网链接等内容。在投稿经验模块，可以浏览平均审稿周期、核心期刊收录、审稿费等信息，查看分享投稿经验。在收录汇总模块，可以查看该刊发表的任何一期文章。

四、检索实例

请使用中文期刊服务平台检索临床医学学科 2020 版北大中文核心期刊有多少种？选择《中国全科医学》期刊并查找投稿信息。

ER 5-6

中文期刊服务平台检索实例

1. 题意分析 本题涉及的是检索核心期刊和投稿期刊信息，学科是临床医学，核心期刊要求是北大中文核心期刊2020版，可以利用期刊导航的限定筛选功能完成。

2. 检索步骤

（1）进入"中文期刊服务平台"主页面，点击"期刊导航"按钮。

（2）点击左侧"核心期刊"下的"北大核心期刊（2020 版）"得到初步检索结果。

（3）页面中部学科分类中找到"医药卫生"学科，点击"临床医学"学科，筛选出 44 种期刊。

（4）期刊列表中点击《中国全科医学》刊名，点击"期刊详情"即可得到投稿信息等（图 5-52）。

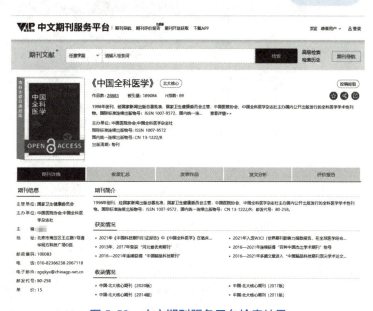

图 5-52 中文期刊服务平台检索结果

第四节　万方数据知识服务平台

案例导入

糖尿病（diabetes mellitus，DM）是一组由多病因引起以慢性高血糖为特征的代谢性疾病，是由于胰岛素分泌和/或利用缺陷所引起。长期碳水化合物以及脂肪、蛋白质代谢紊乱可引起多系统损害，导致眼、肾、神经、心脏、血管等组织器官慢性进行性病变、功能减退和器官衰竭。近年来研究表明，糖尿病发病与人体基因存在相关性关系，由此针对基因与糖尿病的研究具有重要的医学价值与现实意义。

请思考：

1. 如何利用万方数据知识服务平台，查找近三年以来关于糖尿病与基因研究相关的期刊文献？

2. 如何利用万方数据知识服务平台检索《中华内分泌代谢杂志》刊物信息？

一、概况

万方数据是中国科技信息研究所、北京万方数据股份有限公司研制开发的综合信息服务系统，1997年8月开始面向社会开放，于2000年推出万方数据资源镜像系统。万方数据的主要产品和服务有万方数据知识服务平台、万方医学网、企业知识服务平台、万方科慧、万方检测和标准管理服务系统等（图5-53）。本章节以万方数据知识服务平台为例，重点介绍资源。

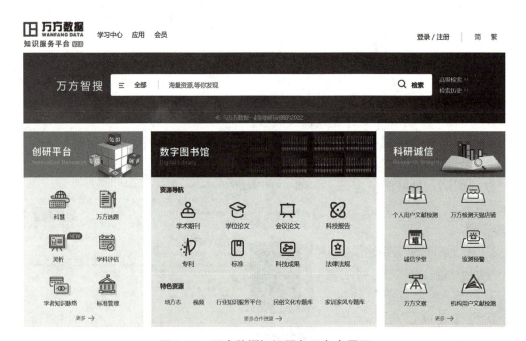

图 5-53　万方数据知识服务平台主页面

（一）万方数据知识服务平台简介

万方数据知识服务平台（Wanfang Data Knowledge Service Platform）内容涉及自然科学、工程技术、医学卫生、农业科学、哲学、社会科学、科教文艺等全学科领域，收录范围包括期刊、学位论文、学术会议论文、专利、科技报告、科技成果、标准、法规、地方志、视频和OA论文等十余种知识资源类型。其中，中国地方志数据库、中国机构数据库、中国科技专家库为特色资源库。

万方数据知识服务平台主页页面上方为检索区,默认检索范围为在全部资源类型中智能检索。检索区下方分别为创研平台(包括万方科慧、万方选题、万方分析等)、数字图书馆(各类型资源)和科研诚信(包括科研诚信学习系统、个人用户文献检测等)三个区域。主页面下方是热门应用等内容(图5-53)。

(二)万方数据知识服务平台主要资源介绍

1. 中国学术期刊数据库(China Online Journals,COJ) 该库是万方数据知识服务平台的重要组成部分,收录始于1998年,包含8 000余种中文期刊,其中北京大学、中国科学技术信息研究所、中国科学院文献情报中心、南京大学、中国社会科学院历年收录的核心期刊3 300余种,年增300万篇,每天更新。外文期刊主要来源NSTL外文文献数据库以及数十家著名学术出版机构,及DOAJ、PubMed等知名开放获取平台,收录世界各国出版约40 000余种重要学术期刊。

2. 中国学位论文全文数据库(China Dissertations Database,CDDB) 学位论文资源主要包括中文学位论文,收录1980年以来,内容涵盖基础科学、理学、工业技术、人文科学、社会科学、医药卫生、农业科学、交通运输、航空航天、环境科学等各学科领域的高等学校或科学研究机构的硕士、博士及博士后论文,年增35余万篇。

3. 中国学术会议文献数据库(China Conference Proceedings Database) 会议资源包括中文会议和外文会议,中文会议收录始于1982年,年收集约2 000个重要学术会议,年增10万篇论文,每月更新。外文会议主要来源于NSTL外文文献数据库,收录自1985年以来世界各主要学协会、出版机构出版的学术会议论文共计1 100万篇全文,每年增加论文20余万篇,每月更新。

4. 中外专利数据库(Wanfang Patent Database,WFPD) 涵盖1.56亿条国内外专利数据。其中中国专利收录始于1985年,共收录4 060余万条专利全文,数据与国家知识产权局保持同步,准确地反映中国最新的专利申请和授权状况,每年新增300万条。国外专利1.1亿余条,均提供欧洲专利局网站的专利说明书全文链接,收录范围涉及中国、美国、日本、英国、俄罗斯、韩国等十一国、两组织(世界知识产权组织、欧洲专利局)和两地区数据,每年新增1 000余万条。

5. 国家科技图书文献中心(National Science and Technology Library,NSTL) 包括外文期刊论文和外文会议论文,收录了1995年以来世界各国出版的2.9万种重要学术期刊,部分文献有少量回溯。每年增加论文百万余篇,每月更新。外文会议论文收录了1985年以来世界各主要学协会、出版机构出版的学术会议论文共计766万篇,部分文献有少量回溯。每年增加论文20余万篇,每月更新。

二、检索方法

万方数据知识服务平台提供了快速检索、高级检索、专业检索和作者发文检索四种检索方式。本章节以跨库检索为例,介绍万方数据知识服务平台检索方式。

(一)快速检索

万方数据知识服务平台主页面上半部分为检索区,默认为跨库的快速检索(图5-54)。

主页面检索区默认快速检索方式,可点击"全部""期刊""学位""会议""专利""科技报告""成果""标准""法规""地方志"或者"视频"按钮选择单个或者多个数据库,在检索框中输入检索词进行检索。

1. 全部 点击快速检索的"全部"检索框,框中提示"题名""作者""作者单位""关键词""摘要"五个检索字段,选择需要的检索字段后输入检索词,点击"检索"按钮即在全库中进行检索。当输入多个检索词时,多个词之间用空格连接,默认为"逻辑与"的关系。例如,输入"关键词:小儿心脏病"(图5-55),点击"检索"按钮,切换页面窗口显示检索结果(图5-56)。

检索结果页面不仅列表显示"关键词:小儿心脏病"的文献,而且在页面左侧显示资源类型、年份、学科分类、语种、来源数据库、作者、机构等与之相对应的文献数量等选项,便于进一步二次检索

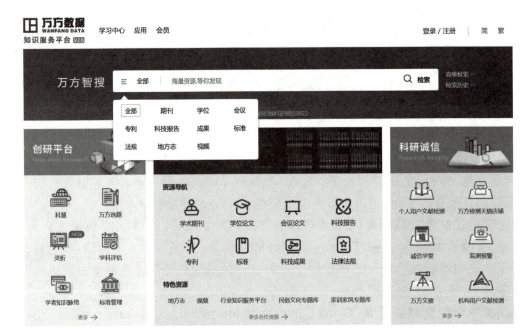

图 5-54　万方数据跨库快速检索页面

图 5-55　万方数据快速检索页面

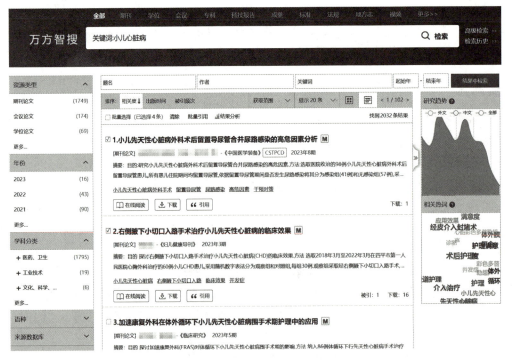

图 5-56　万方数据快速检索结果

获取更精确的文献。在页面右侧显示检索"关键词:小儿心脏病"的研究趋势和相关热词,便于进行相关研究。

2. **期刊** 在主页面检索区点击"期刊",则在检索框提示选择题名、作者、作者单位、关键词、摘要、刊名、基金、中图分类号等检索字段。然后输入相应的检索词,点击"搜论文"按钮即可在期刊库中进行文献检索。例如,输入"关键词:小儿心脏病",点击"搜论文"按钮,切换页面显示检索结果(图 5-57)。在快速检索全部资源的检索结果页面上方,点击选择"期刊",也可以得到同样检索条件的期刊检索结果页面。

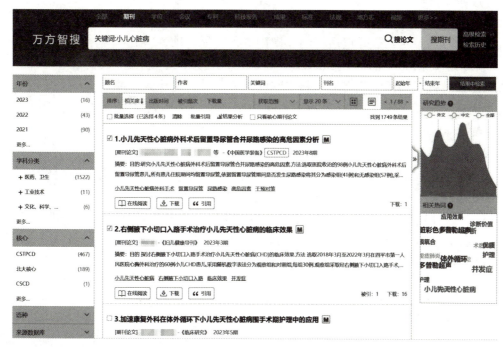

图 5-57 万方数据快速检索期刊结果页面

3. **其他数据库资源** 使用该快速检索方法,还可以选择"学位""会议""专利""科技报告""成果""标准""地方志""视频""法规"等资源类型检索入口,以满足不同的检索需求。

(二) 高级检索

高级检索可以在指定的限定检索范围内,通过增加检索选项(输入框),满足用户更加复杂的检索需求。点击主页面上方检索框右侧的"高级检索"按钮,主页面切换为"高级检索"页面(图 5-58)。

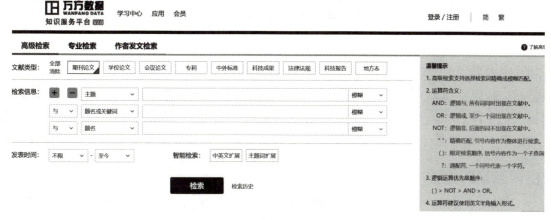

图 5-58 万方数据高级检索页面

可以通过点击"+"号或"−"号来添加或者删除一组检索输入框（默认为三组，最多六组）。

检索步骤如下：

1. 选择文献类型　根据检索需要，可以在期刊论文、学位论文、会议论文、专利、中外标准、科技成果、法律法规、科技报告和地方志数据库中勾选一个或多个。

2. 选择检索字段　点击检索字段框下拉列表，选择所需要的检索字段进行检索。系统默认为主题字段，主题字段为复合字段，包括标题、关键词、摘要三个字段。

3. 输入检索词　在检索输入框中输入检索词。

4. 选择逻辑运算符　在检索输入框之间选择布尔逻辑"与""或""非"的运算。

5. 选择发表时间　在发表时间的下拉列表中选择年度范围。

6. 选择匹配方式　匹配方式包括精确和模糊两种匹配选项，"精确"是检索结果中包含与检索词完全相同的词语；"模糊"是指检索结果包含检索词或检索词中的词。

7. 智能检索　可以选择中英文扩展和主题词扩展两种智能检索功能。

8. 检索历史　是指当执行检索时，检索历史中记录每一个检索步骤，用户可再利用检索步骤号进行再次组配检索。

（三）专业检索

专业检索比高级检索功能更强大，但需要检索人员根据系统的检索语法使用检索词和检索符号编制检索式进行检索，适用于熟练掌握检索技术的专业检索人员。

专业检索页面提供了一个检索表达式输入框（图 5-59），在该框中输入检索式，勾选文献类型后，在"发表时间"的下拉列表中选择年度范围，点击"检索"按钮即可。可以点击"推荐检索词"，提供一段文本，由系统推荐相关推荐词，用于编制检索式。

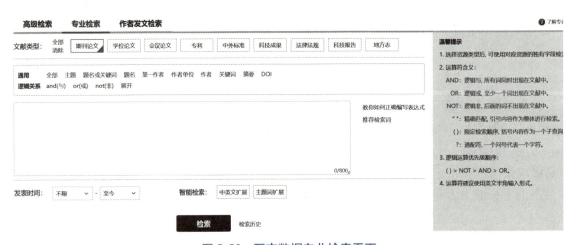

图 5-59　万方数据专业检索页面

（四）作者发文检索

通过作者、第一作者、作者单位等检索字段查找作者学术成果的检索方式。用户选择文献类型后，根据所选字段名称输入相应检索词，系统默认精确匹配，选择发表时间，点击"检索"后获得检索结果（图 5-60）。若某一行未输入作者或作者单位，则系统默认作者单位为上一行的作者单位。

三、检索结果的处理

在检索结果页面，系统默认为按相关度排序，可以切换为按出版时间、被引频次排序；每页默认显示 20 条，可以切换为 30 条或 50 条。

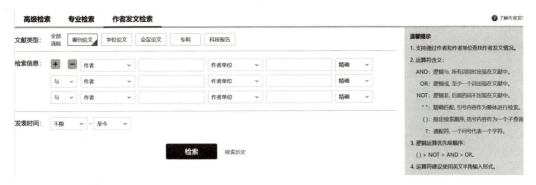

图 5-60　万方数据作者发文检索页面

（一）检索结果的显示和保存

1. 详细模式　在检索结果显示区域，默认以详细模式显示多篇文献的题录，每条记录包含标题、作者、出处、摘要和关键词等信息（图 5-61）。题录提供了题名、作者、文献关键词、文献出处等链接支持。

（1）在检索结果页面点击题名，打开新的页面显示该文献的详细信息（图 5-61），含刊名、年卷（期）、作者、作者单位、摘要、关键词、分类号、资助基金、页数和页码等，还有参考文献、相关文献等链接支持。

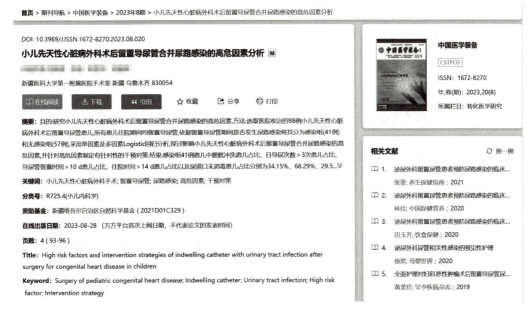

图 5-61　万方数据检索结果文献的详细信息

（2）在检索结果页面点击作者名，打开新的页面窗口显示该作者的"学者知识脉络"，含作者所属机构、研究成果，研究兴趣、研究趋势、合作作者及合作机构等；点击文献关键词，切换页面窗口显示增加二次检索作为该关键词的检索结果，仍以列表形式显示多篇文章的题录。

2. 精简模式　以表格显示论文标题、作者、刊名、年/期、被引和下载次数（图 5-62）。其中，标题、作者、刊名、年/期提供了链接支持，点击后打开的页面内容与详细模式下的链接支持相同。

各种显示格式页面都有查看全文的链接按钮，万方数据知识服务平台的所有全文都支持 PDF 格式显示。查看全文需要注册并交费。

3. 检索结果保存　在检索结果页面勾选所需要的文献后点击"批量引用"按钮，显示勾选文献题录的导出页面，在该页面点击选择"参考文献""查新格式""NoteExpress""Refworks""NoteFirst""EndNote""Bibtex"等选项，再点击"复制"或"添加到导出列表"按钮，即以所选的格式和方式保

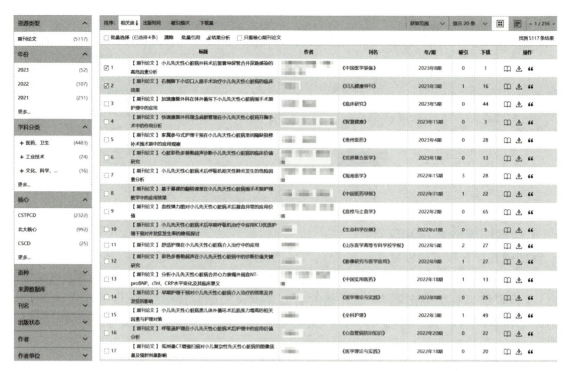

图 5-62　精简模式显示检索结果

存勾选的检索结果。

（二）二次检索

在检索结果页面的上方，提供了二次检索区域。在该区域的字段选项"题名""作者""关键词""刊名""起始年"和"结束年"等框中输入检索词，点击检索框右侧的"在结果中搜索"按钮，即可进行二次检索，进一步优化检索结果。

（三）在线阅读全文

在检索结果页面点击"在线阅读"图标，或者在文献的详细信息页面点击"在线阅读"图标，即可在线阅读全文。

（四）全文下载

在检索结果页面点击"下载"图标，或者在文献的详细信息页面点击"下载"图标，即可下载PDF格式的文献全文。

知识拓展

地　方　志

　　地方志，简称"方志"，即按一定体例，全面记载某一时期某一地域的自然、社会、政治、经济、文化等方面情况或特定事项的书籍文献。编修方志是中国悠久的文化传统。我国的地方志源远流长，其内容由简单到复杂，体例由不完备到比较完备有一个逐渐定型化的过程。通常按年代分为新方志、旧方志，新方志收录始于1949年，共计5.5万册，旧方志收录年代为新中国成立之前，共计8 600余种，10万多卷。

　　万方数据知识服务平台的中国地方志知识服务系统是以地方志为核心资源，以知识发现和知识挖掘为设计思想，内容纵贯整个社会发展历史，涉及社会各个门类，从历史到当代，从政治到经济，从自然资源到人文遗产，给用户提供数字化、可视化、时空一体化的互动体验。

四、万方医学网

万方医学网是万方数据股份有限公司联合国内医学权威机构、医学期刊编辑部、权威医学专家推出的，面向广大医院、医学院校、科研机构、药械企业及医疗卫生从业人员的医学信息整合服务平台。截至 2023 年 11 月，万方医学网收录 1 500 余种中文期刊，包含中华医学会、中国医师协会系列期刊 200 余种，1 000 余种中文生物医学期刊、4 100 余种外文医学文摘，1 300 余部医学视频等高品质医学资源。

万方医学网主页上方的导航条分别包括资源导航、知识库、评价分析、临床指南、医师流、专题活动和合作专区等。其中资源导航有期刊、学位、会议、视频、专利、成果、标准和法规等文献资源类型；知识库有临床诊疗知识库、中医药知识库和临床百家等特色内容。评价分析栏目提供作者分析、评价分析以及定制报告服务。

（一）检索方法

1. 快速检索　进入万方医学网主页，默认为一框式快速检索（图 5-63）。可同时在医学文献、知识库、评价分析三大模块中进行。

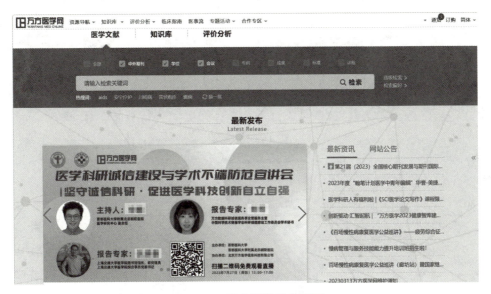

图 5-63　万方医学网主页面

医学文献检索可在中外期刊、学位、会议、专利、成果、标准、法规等资源中检索，用户根据需求进行资源选择。当输入多个检索词时，检索词之间用空格连接，表示为"逻辑与"的关系。检索范围默认为全部字段，检索结果默认按相关度排序。如勾选"全部"医学文献，在检索框中输入"小儿心脏病　手术治疗"，点击"检索"按钮，页面切换显示检索结果（图 5-64）。

2. 高级检索　在主页检索输入框右侧点击"高级检索"按钮，进入高级检索页面（图 5-65）。高级检索可选择在中外期刊、学位、会议、专利、成果、标准、法规等数据库中进行检索。点击检索框下拉列表中所需要的检索字段并在相应的检索框中输入检索词，点击"检索"按钮即可。在输入检索词时，可以点击"+"号或者"–"号来添加或者删除一组检索框（默认为三组，最多五组）。然后在"检索限定"区域选择出版时间、资源类型、资源分类和主题词选择等。

还可以在"检索限定"中通过"主题词选择"提供的"主题词检索"和"主题词分类浏览"的帮助，更加细分检索主题以贴近所要检索的文献。检索历史是指当执行检索时，检索历史中记录每一个检索步骤，用户可再利用检索步骤号进行组配检索。

（二）检索结果的处理

1. 查看链接信息　在检索结果显示区域，以列表形式显示多篇文献的题录，每条记录包含题

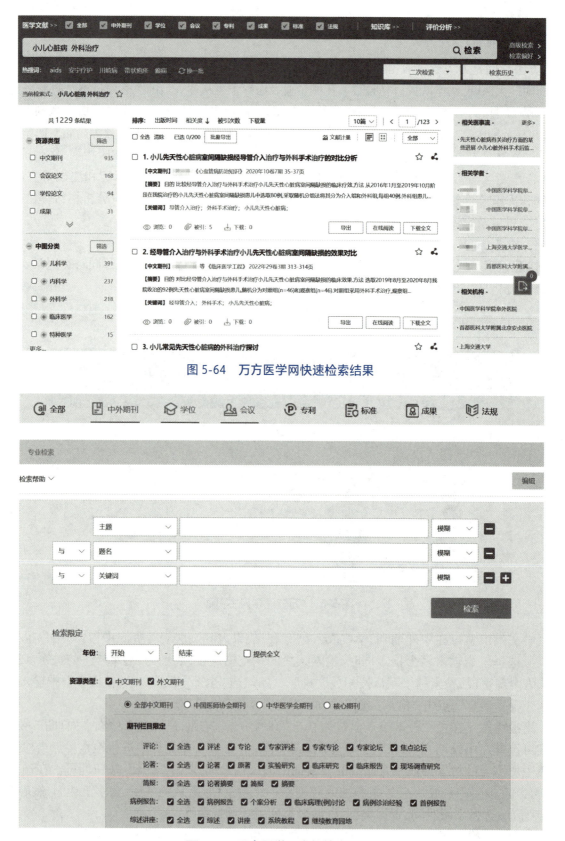

图 5-64 万方医学网快速检索结果

图 5-65 万方医学网高级检索页面

名、作者、出处、摘要和关键词（图 5-64）。点击文献题名，则显示该文献的详细信息、参考文献、引证文献、相似文献等内容。题录还提供作者名、文献出处和关键词等链接支持。点击作者名，打开新页面显示该作者的科研评价分析；点击文献出处，打开新页面显示该出处（期刊等）的详细信息。

2. 二次检索 在检索结果页面的上方,点击"二次检索"按钮显示检索框(图 5-66)。在检索框中输入检索词后,勾选"在当前结果中搜索",点击"检索"按钮,将在当前结果中再次进行检索,进一步优化检索结果。

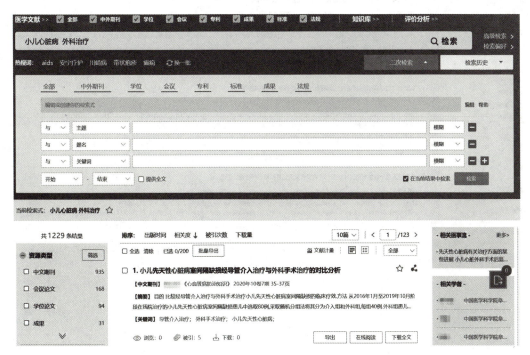

图 5-66 万方医学网二次检索页面

3. 导出 在检索结果页面的文献后点击"导出"按钮,弹出导出窗口,在该窗口中可选择"参考文献格式""NoteExpress""EndNote""Refworks"及"NoteFirst"等格式,即以所选的格式保存检索结果信息。

4. 在线阅读 在检索结果页面中,点击"在线阅读"按钮打开该文献的在线阅读窗口,在线阅读全文。

5. 下载全文 在检索结果页面,点击"下载全文"按钮,即可下载 PDF 格式的文献全文。

五、检索实例

请使用万方数据知识服务平台的高级检索途径查找发表在《中华血液学杂志》上,关于"再生障碍性贫血治疗"方面的文献。

1. 课题分析 经过分析,本题的检索关键词是"再生障碍性贫血""治疗",主要目的是利用万方数据知识服务平台的特色期刊资源优势,查找《中华血液学杂志》刊物上发表的文献。

2. 检索步骤

(1)在万方数据知识服务平台首页的检索区,点击"学术期刊",进入学术期刊论文库。点击高级检索按钮,进入高级检索页面。

(2)在检索输入框第一行,检索字段选择"主题",检索框输入检索词"再生障碍性贫血",选择"模糊"选项。

(3)在检索输入框第二行,逻辑关系选择"与",检索字段选择"主题",检索框中输入检索词"治疗",选择"模糊"选项。

(4)在检索输入框第三行,逻辑关系选择"与",检索字段选择"期刊-刊名",检索框输入检索词"中华血液学杂志",选择"精确"选项,并点击检索(图 5-67)。

ER 5-7

万方数据
高级检索实例

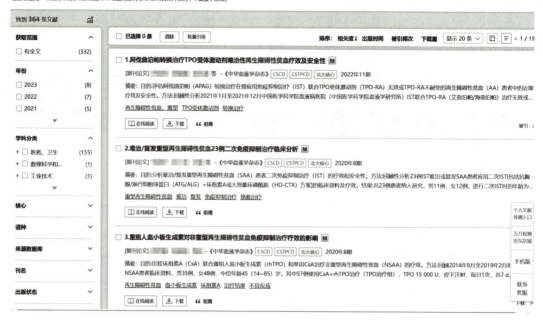

图 5-67　万方数据高级检索结果

（李　静　王　婷）

思考题

1.如何通过 CBM 利用主题词途径检索肾衰竭药物治疗的文献？

2.如何通过 CBM 利用分类检索途径获取新生儿黄疸治疗方面的文献？

3.如何使用 CNKI 检索近三年以来我国有关中医药治疗支气管哮喘的期刊文献？

4.如何利用 CNKI 检索作者单位为"中国科学技术大学"研究"糖尿病"方面的文献？

练习题

5.如何利用万方数据知识服务平台高级检索途径,检索引用频次最高的有关"硝苯地平治疗高血压"方面的文献？

6.如何利用中文期刊服务平台高级检索途径,检索近十年"包虫病手术治疗"方面的文献？

7.比较中国知网、万方数据知识服务平台、中文期刊服务平台的异同点。

第六章 ｜ 外文医学文献检索工具

ER 6-1
教学课件

ER 6-2
思维导图

学习目标

1. 掌握：PubMed 的初级检索和高级检索；Springer Link 基本检索；EBSCO Host 的初级检索和高级检索。

2. 熟悉：PubMed 的主题词检索；EBSCO Host 的主题词检索；Springer Link 的分类检索。

3. 了解：PubMed 数据库中 Clinical Queries、History、Details、Save、Email、Send to 的使用方法；EBSCO Host 的图像检索；Ovid、Elsevier Science Direct、Wiley Online Library 等数据库的基本检索。

4. 学会检索常用外文文献数据库，能熟练利用外文数据库获取自己所需要的知识。

5. 具备利用各种外文数据库查阅外文文献的能力，能够及时把握专业前沿，不断提高自身专业素养，着力培养医者精神。

外文文献对提升医学生专业素养很重要。用户如何快速、全面、准确地获取所需要的外文文献是本章的重要学习内容。本章将学习 PubMed、SpringerLink、EBSCO Host、OVID、Wiley Online Library 等外文数据库的使用方法。

第一节 PubMed

案例导入

高血压是一种最常见的慢性疾病，也是心脑血管病最主要的危险因素之一。据《中国心血管健康与疾病报告 2022》数据显示我国高血压患病人数约为 2.45 亿。如何预防和治疗高血压是实现健康中国战略的重要步骤之一。

请思考：

如何利用 PubMed 初级、主题检索途径检索高血压的药物疗法？

一、PubMed 概况

PubMed 是由美国国立医学图书馆（National Library of Medicine，NLM）下属的美国国立生物技术信息中心基于因特网开发的，以 MEDLINE 为核心的生物医学文献检索系统。PubMed 自 1996 年向全球用户提供 Internet 免费访问。PubMed 具有用户界面友好、收录文献范围广泛、检索功能完善、使用方便快捷、数据库更新速度快、链接功能强大等特点，因此成为目前国际上较权威的、使用频率最高的生物医学文献数据库之一。

截至 2024 年 7 月，PubMed 收录文献量达 3 700 多万条。PubMed 提供了 MEDLINE、PreMEDLINE

以及医学主题词表（MeSH）等检索服务；PubMed 提供了部分免费全文文献或全文链接。PubMed 的内容收录了以下 3 个方面的记录，其每条记录都有一个唯一的识别号 PMID（PubMed Unique Identifier）。

1. MEDLINE MEDLINE 是起源于 1964 年的医学文献分析和检索系统（MEDLARS）的在线系统，包含 3 000 多万条生物医学期刊的文献。MEDLINE 是 PubMed 最大的组成部分，数据主要来源于 1966 年美国和其他 70 多个国家（包括中国在内）出版的生物医学期刊。大多数期刊是根据美国国立卫生研究院特许的外部专家咨询委员会——文献选择技术审查委员会（Literature Selection Technical Review Committee，LSTRC）的建议选择的。

2. PubMed Central（PMC） PMC 是美国国立卫生研究院下属的美国国立医学图书馆（National Center for Biotechnology Information/National Library of Medicine，NIH/NLM）的一个免费生物医学和生命科学期刊文献全文档案库，是 PubMed 第二大组成部分。根据 NLM 收集和保存生物医学文献的法定任务，PMC 是 NLM 收藏的一部分，其中还包括 NLM 的大量印刷版和授权电子期刊，支持当代生物医学和保健研究与实践的学术研究。

3. Bookshelf PubMed 的最后一个组成部分是 Bookshelf 上提供的书籍和某些章节的引文。Bookshelf 是一个与生物医学、健康和生命科学有关的书籍、报告、数据库和其他文件的全文档案库。

二、PubMed 检索技术

1. 布尔逻辑检索 PubMed 可进行“AND”“OR”“NOT”布尔逻辑运算，布尔逻辑运算符大小写不限，优先级相同。若同时输入多个检索词，检索词之间用空格连接，表示逻辑与“AND”。当检索式中存在多种逻辑关系时，按照从左到右的顺序运算，加括号（_）可改变运算的顺序，优先进行运算。

2. 检索词的自动匹配功能（automatic term mapping） 在检索式输入框内输入检索式（包括单词、词组、多个检索词或逻辑组配检索式），系统依次按照下面 4 个表中进行词语的核对、转换和检索：主题转换表（subject translation table）、刊名转换表（journals translation table）、著者索引（author index）、研究者/合作者索引（investigator（Collaborator）index）。如果在主题转换表中找到了相匹配的检索词，系统用 MeSH 词和 Text Word 词一起进行检索。该功能可以实现词语的自动转换，使文献查找的操作变得简易、便捷，提高查全率。如果在 MeSH 转换表中未找到匹配的检索词，系统接着到刊名转换表、研究者/合作者索引和著者索引中进行匹配检索。系统一旦在一个表中找到匹配结果则不再继续查找下一个表。如果在上述 4 个表中都找不到匹配的短语，系统将短语拆小，继续到这 4 个表中搜索，短语断开部分的逻辑关系默认是逻辑与。如果在以上 4 个表中还是找不到匹配词，将到所有字段中去搜索这些单词，单词之间的逻辑关系也是逻辑与。

3. 精确检索 又称强制检索或短语检索，精确检索的符号为英文状态下的双引号，如"liver cancer"。对于有双引号的检索词，系统不进行自动词语匹配和扩展检索，而是将其看作一个紧紧相连的词组在数据库的所有可检字段中进行检索。

4. 截词检索 在检索词中使用通配符 *，可实现截词检索，例如输入 chemic*，可以检索出以 chemic 开头的所有词。截词检索要使用 4 个以上字符的字符串。词组的截词检索可以使用双引号、连字符等实现，如："breast feed*"。截词检索时 PubMed 会关闭词语自动匹配功能。

5. 限定检索 PubMed 限定检索可以分为检索结果限定和字段限定两种：①检索结果限定：PubMed 的过滤器可将检索结果限定于指定的年限、语种、年龄组、研究对象、性别、文献类型等，使检索结果更精确。②字段限定：在检索词后加上字段名称进行字段限定检索，其字段限定检索符号为［］，如：aids［TI］，表示在篇名字段中检索 aids。PubMed 字段较多，其中主要字段如表 6-1 所示。

表 6-1　PubMed 主要字段一览表及中文说明

字段标识	字段名称	说明
AD	Affiliation	著者以及合著者的单位和地址（包括 E-mail 地址）
AU	Author	著者
1AU	Author-First	第一著者
FAU	Full Author Name	著者全称
DP	Date-Publication	出版日期
ED	Editor	图书的编者
EDAT	Date-Entry	文献被收录 PubMed 的日期
GR	Grant Number	经费资助项目号、合同号
IP	Issue	期刊的期号
LA	Language	语种
MAJR	MeSH Major Topic	主要主题词
MH	MeSH Terms	主题词
MHDA	Date-MeSH	标引 MeSH 词的日期
NM	Substance Name	物质名称（补充概念）
OT	Other Term	非 MeSH 词,NLM 之外的机构赋予的关键词
PG	Pagination	文章所在期刊的页码
PB	Publisher	出版者
PS	Subject-Personal Name	作为文献主题的人名
PT	Publication Type	文献类型,例如研究论文、综述、临床试验、随机对照试验、病例报告、来信等
RN	EC/RN Number	酶学委员会分配给特定酶的编号和 CAS 的化学物质登记号
SB	Subset	PubMed 中的子集数据库,如 Medline、OldMedline、Nursing Journals、Core Clinical Journals、AIDS 等
SH	MeSH Subheadings	副主题词
TA	Journal	刊名
TI	Title	篇名
TW	Text Words	复合字段,包含以下字段的检索:TI、AB、MH、SH、NM、PT、OT 等字段
VI	Volume	期刊卷号

三、PubMed 检索方式

进入 PubMed 主页面（图 6-1）,页面上部是检索区,包括基本检索（Basic Search）、高级检索（Advanced Search）和用户登录（Login）。页面中部为 PubMed 的 4 个专栏:学习（Learn）、发现（Find）、下载（Download）和探索（Explore）。其中探索专栏提供了主题词检索入口（MeSH Database）和期刊检索入口（Journals）。页面底部是热点论文以及最新文献。

PubMed 主要检索方法有基本检索、高级检索、主题词检索等。输入的检索词必须是英文词汇。

（一）基本检索（basic search）

PubMed 主界面的检索式输入框即为基本检索,可输入单个或多个检索词（关键词、作者、主题词、刊名等）,也可输入包含逻辑运算符的检索表达式。如果词与词之间是空格,系统默认为"逻辑与"运算。需要注意的是主题词是查找 MeSH 词表得到的,如果在基本检索状态下进行主题词检索,要保证输入的词是 MeSH 词表里规范化的主题词。

通过 PubMed 检索作者,其检索规则是姓在前,用全称;名在后,用首字母。例如输入作者 John W.Smith,系统自动在作者及相关字段中检索该作者的文献。也可以在作者姓名之后加上作者字段符[AU],例如:Smith JW[AU]。

PubMed 收录中国作者发表的文献时,作者的姓名采用汉语拼音,检索规则与西文作者相同。例如要检索"王光诚"发表的论文,其姓名输入为"wang gc"。2002 年之后的文献可以用作者全称,例如检索"王光诚"发表的论文可以

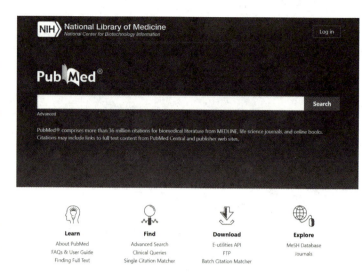

图 6-1　PubMed 主页面

输入"wang guangcheng[FAU]"。所以检索"王光诚"发表的论文建议使用检索式为:"wang gc"[AU] OR wang guangcheng[FAU]。

检索期刊时,在检索框中输入刊名全称、标准的 MEDLINE 刊名缩写或期刊的 ISSN 号,通过"词语自动匹配"功能,系统自动检索出该刊被 PubMed 收录的文献。中文期刊用汉语拼音表示,如检索《中华内科杂志》,可输入:zhonghua nei ke za zhi[TA];英文刊名直接输入即可,如 cell[TA]。

在 PubMed 的基本检索中还可以进行字段限定检索、截词检索、精确检索、布尔逻辑检索。

> **检索举例**
>
> 请使用 PubMed 基本检索查询最近 5 年有关艾滋病的免费综述性论文。

ER 6-3

PubMed
基本检索实例

(二)高级检索(Advanced Search)

PubMed 除了基本检索和限定检索外,还提供了高级检索的功能,对于完成复杂检索式,涉及多个检索词、多种检索字段、多种逻辑运算符,可在主界面的检索功能区(图 6-1)点击 Advanced 进入高级检索界面(图 6-2)。该界面主要由三部分组成:Add terms to the query box(检索式构建器)、Query box(检索对话框)、检索历史(Search history)。

1.检索式构建器(Add terms to the query box)　检索式构建器是高级检索最主要的使用方式。

检索时先在构建器左侧检索项的下拉菜单中选择合适的字段,然后在检索框中输入检索词(点击右侧的"Show Index",弹出的索引词表显示该检索词的相关词及其检索结果数,帮助用户正确选词),点击右侧的"ADD",将检索式添加到下方的检索对话框(Query box)。如果需要多行检索,需要多次点击右侧逻辑关系(AND、OR、NOT)。最后点击检索对话框(Query box)右侧的"Search"按钮,执

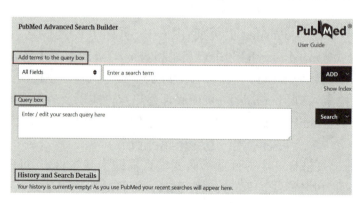

图 6-2　PubMed 的高级检索

行检索。"Search"下拉菜单也可选"Add to History",将检索式添加到检索历史。

2. 检索对话框（Query box） 用户可利用检索构建器，编辑检索式在检索对话框检索；也可在检索对话框直接输入检索词、检索字段、逻辑关系等，形成检索式，点击 Search 进行检索。

3. 检索历史和检索细节（History and Search Details） History 的功能是显示本次检索的所有检索式，包括检索序列号、功能（Actions）、检索细节（Details）、检索式（Query）、检索结果数量（Results）及检索时间（Time）。点击功能（Actions），在弹出的选项窗口，可选择对检索式进行 Add query with（AND、OR、NOT）、Delete（删除本条检索式）、Create alert（创建跟踪器）。点击 Details 下的 ⟩ 可显示本次检索的检索式和词汇自动转换情况。检索历史中最多保存 100 条检索式，超过 100 条，系统自动删除最早的检索式。检索历史最多可保留 8 个小时。

检索细节（search details）主要表明用户输入的检索词，PubMed 是如何自动匹配的（图 6-3）。如果用户对检索结果满意，则接受；不满意可以修改后再次检索。

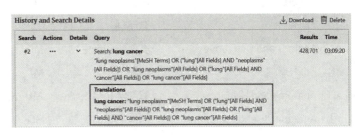

图 6-3　PubMed 检索细节

检索举例

请使用 PubMed 高级检索功能，查询 2013—2023 年北京大学胡大一教授以第一作者发表在《中华心血管病杂志》上的论文。

（三）主题词检索（MeSH search）

1. MeSH Database（医学主题词数据库）简介 MeSH Database 是美国国立医学图书馆用于标引文献的主题词表，能帮助用户优化检索策略，提高检索效果。2024 年的 MeSH 词表共收录 30 764 个主题词。通过 MeSH Database，可以从款目词（主题词的同义词或相关词，作用是将自由词引进到主题词）查到主题词，可以看到主题词的定义和历史注释。点击检索到的主题词，进入主题词细节页面，可为主题词搭配副主题词进行限定检索；可选择主题词的下位词或上位词检索；也可对主题词进行加权检索（Restrict to MeSH Major Topic）；还可选择主题词是否扩展下位词进行检索（Do not include MeSH terms found below this term in the MeSH hierarchy）。

PubMed
高级检索实例

2. 检索步骤 首先点击 PubMed 主页的"MeSH Database"按钮，输入英文检索词，点击"Search"按钮。①如果输入的检索词对应着唯一的主题词，PubMed 直接进入主题词细节页面，可直接选择主题词适合搭配的副主题词（表 6-2），点击右侧的"Add to search builder"，再点击"Search PubMed"按钮，完成检索（图 6-4）。②如果输入的检索词对应着多个主题词，则需要选择合适的主题词。如果不选择副主题词可直接点击右侧的

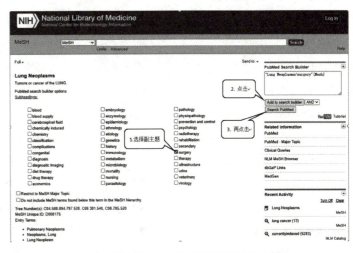

图 6-4　PubMed 主题词检索步骤

"Add to search builder"，再点击"Search PubMed"按钮，完成检索。如果需要搭配副主题词，则点击主题词链接，进入主题词细节页面，按①的步骤完成检索。③如果没有显示任何主题词，说明该词或词组没有对应的主题词，则需要调整词汇，或把该词作为自由词在基本检索中进行检索。

表 6-2　副主题词英汉对照表

缩写	英文全称	中文全称	缩写	英文全称	中文全称
AB	Abnormalities	畸形	IR	Innervation	神经支配
AD	Administration and Dosage	投药和剂量	IS	Instrumentation	仪器和设备
AE	Adverse Effects	副作用	IP	Isolation and Purification	分离和提纯
AG	Agonists	激动剂	LJ	Legislation and Jurisprudence	立法和司法
AA	Analogs and Derivatives	类似物和衍生物	ME	Metabolism	代谢
AN	Analysis	分析	MT	Methods	方法
AH	Anatomy and Histology	解剖学和组织学	MI	Microbiology	微生物学
AI	Antagonists and Inhibitors	拮抗剂和抑制剂	MO	Mortality	死亡率
BI	Biosynthesis	生物合成	NU	Nursing	护理
BL	Blood	血液	OG	Organization and Administration	组织和管理
BS	Blood supply	血液供给	PS	Parasitology	寄生虫学
CF	Cerebrospinal Fluid	脑脊髓液	PY	Pathogenicity	致病力
CS	Chemical Synthesis	化学合成	PA	Pathology	病理学
CI	Chemically Induced	化学诱导	PK	Pharmacokinetics	药代动力学
CH	Chemistry	化学	PD	Pharmacology	药理学
CL	Classification	分类	PH	Physiology	生理学
CO	Complications	并发症	PP	Physiopathology	病理生理学
CN	Congenital	先天性	PO	Poisoning	中毒
CY	Cytology	细胞学	PC	Prevention and Control	预防和控制
DF	Deficiency	缺乏	PX	Psychology	心理学
DI	Diagnosis	诊断	RE	Radiation Effects	放射效应
DH	Diet Therapy	膳食疗法	RT	Radiotherapy	放射疗法
DG	Diagnostic Imaging	影像诊断	RH	Rehabilitation	康复
DE	Drug Effects	药物作用	SC	Secondary	继发性
DT	Drug Therapy	药物疗法	ST	Standards	标准
EC	Economics	经济学	SN	Statistics and Numerical Data	统计学和数值数据
ED	Education	教育	SD	Supply and Distribution	供应和分配
EM	Embryology	胚胎学	SU	Surgery	外科学
EN	Enzymology	酶学	TU	Therapeutic Use	治疗应用
EP	Epidemiology	流行病学	TH	Therapy	治疗
ES	Ethics	伦理学	TO	Toxicity	毒性
EH	Ethnology	人种学	TM	Transmission	传播
ET	Etiology	病因学	TR	Transplantation	移植
GE	Genetics	遗传学	TD	Trends	发展趋势

缩写	英文全称	中文全称	缩写	英文全称	中文全称
GD	Growth and Development	生长和发育	UL	Ultrastructure	超微结构
HI	History	历史	UR	Urine	尿
IM	Immunology	免疫学	VE	Veterinary	兽医
IN	Injuries	损伤	VI	Virology	病毒学

检索举例

请使用 PubMed 主题词检索功能，查询高血压饮食治疗的论文。

四、检索结果的处理

PubMed 系统的检索结果分为显示、保存、打印三个部分。

（一）检索结果的显示

对于 PubMed 的检索结果，可以在 Sort by 更改排序方式；在 Display options 中更改显示格式（Format）、每页显示记录数（Per page）（图 6-5）。

1. 检索结果显示格式（Format）

（1）Summary：Summary 是 PubMed 系统默认的显示格式，即题录格式。此种格式包含每条记录基本的引文信息，如文献标题、作者、缩写刊名、出版年月、卷期、起止页码、PMID 识别号等文，该条记录则有"Free article"或"Free PMC article"标识。

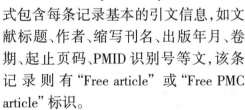

（2）Abstract：此种格式除了包含 Summary 格式的所有信息外，还包含文献摘要、作者单位、出版类型、关键词、相似文献（Similar articles）链接等信息。以 Abstract 格式显示可获得更多的原文链接。

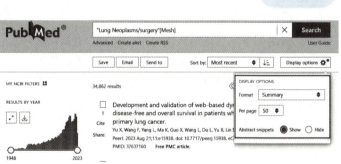

图 6-5　PubMed 检索结果的显示格式

（3）PubMed：采用 MEDLINE 数据库的著录格式，采取字段标识符缩写的格式显示整条记录中的全部字段信息，是字段显示最全的格式。

（4）PMID：仅显示每条记录的 PMID 号，是显示字段最少的显示格式。

2. 检索结果排序（Sort by）　PubMed 的检索结果默认按 Best match（相关度）排序，用户还可根据需要，选择最近新增（Most recent）、出版时间（Publication date）、第一作者（First author）和刊名（Journal）排序。

3. 检索结果显示数量（Per page）　PubMed 系统默认每页显示 10 条记录，用户可根据浏览的需要进行更改设置，选择每页显示 5、10、20、50、100 或 200 条。

（二）保存检索结果

在 PubMed 检索结果显示页面上，有 Save、Email、Send to 按钮提供了 6 种保存及输出方式（图 6-5）。保存检索结果时，在记录左边的复选框进行勾选，如果不做标记，则默认为全部结果或者当前页。

PubMed 检索结果的 6 种保存方式：

1. **Save（保存为文本文件）** 其作用是将检索结果（当前页、所有结果、选中结果）以文本形式保存到本地计算机的指定文件夹。

2. **Email（电子邮件）** 其作用是将检索结果（≤1 000 条）发送到指定的电子邮箱。

3. **Clipboard（剪贴板）** 其作用是将检索结果的全部或者部分保存到剪贴板中，最多保存记录数 500 条。Clipboard 里面的文献，按照放入的先后顺序排序。用户如果 8 小时无操作则自动清空 Clipboard。

4. **My bibliography（我的参考文献）** 注册 NCBI 用户后，可将检索结果的部分或者全部保存到 My bibliography。

5. **Collections（集合）** 注册 NCBI 用户后，可多次保存不同检索式的结果，形成多个集合，并进行删除、合并等管理操作。

6. **Citation manager（文献管理器）** 注册 NCBI 用户后，可将检索结果保存在参考文献管理软件中。

（三）打印

打印检索结果有两种方式：

1. 保存文本格式后进行打印。

2. 直接用浏览器的打印功能，打印显示的页面（html 格式）。

五、检索实例

（一）基本检索

请使用 PubMed 检索 *Cell* 杂志，2013 年至 2023 年的免费综述论文。

1. 题意分析 本题涉及的是检索期刊相关的文献，期刊刊名是 *Cell*（注意要和医学术语 cell 相区别）需要加上检索字段。出版时间、获取免费全文、综述等可以在检索结果的过滤器中完成。

2. 检索步骤

（1）在检索提问框内输入："cell"［ta］。

（2）点击按钮［search］，得到初步检索结果。

（3）在检索结果显示页面，勾选左侧"article types"下的"review"，获得综述文献。

（4）勾选左侧"text availability"下的"free full text"，获得免费文献。

（5）点击左侧"publication dates"下的"custom date range"，输入"2013 01 01 to 2023 12 31"，点击 apply 按钮。限定日期，得到最终结果（图 6-6）。

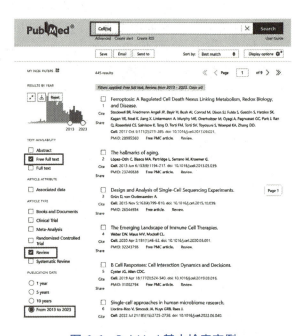

图 6-6　PubMed 基本检索实例

（二）高级检索

通过 PubMed 检索南方医科大学钟世镇院士 2020 年以来发表的文献。

1. 题意分析 本题涉及"钟世镇""2020 年以来""南方医科大学"三个检索词。

2. 检索步骤

（1）点击检索框下面的 Advanced 按钮，进入 PubMed 高级检索界面。

（2）选择检索字段 author，输入：zhong sz OR zhong shizhen。

（3）选择检索字段 affiliation，输入：southern medical university。

（4）选择检索字段 data-publication，输入：2020 to present。

ER 6-6

PubMed 基本
检索实例 2

（5）构建检索式：确定检索字段和检索词后，根据题意确定检索词之间的逻辑组配关系，进行合适的布尔逻辑运算，本题选择"AND"运算（图6-7）。

（6）点击"search"按钮，完成检索。

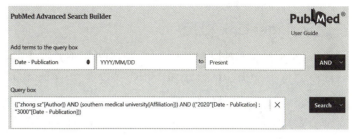

图 6-7　PubMed 高级检索实例

（三）主题词检索

利用 PubMed，检索近 5 年有关胆结石治疗的英文文献。

1. 题意分析　本题涉及"胆结石""治疗""英文""近 5 年"四个检索点，"胆结石"作为主题词，"治疗"作为"胆结石"的副主题词进行组配。"近 5 年""英文"两个检索项，利用"MY NCBI FILTERS"的限定检索功能完成。

2. 检索步骤　在 PubMed 主页面，点击"MeSH Database"或者高级检索页面下方 NCBI Literature Resources 栏目中点击"MeSH"，进入主题词检索页面。

（1）在检索框中输入 gallstone（胆结石），点击"Search"，系统提供与检索词相关的主题词。在确定主题词后，点击该主题词进入细览页面。

ER 6-7　PubMed 高级检索实例 2

ER 6-8　PubMed 主题词检索实例 2

（2）在副主题词选择界面选择"therapy"（治疗）与主题词 Gallstones（胆结石）进行搭配。

（3）点击［Add to search builder］按钮，主题词检索构建器中会出现"gallstones/therapy"［MeSH］。

（4）点击"Search PubMed"按钮。

（5）在检索结果左侧"MY NCBI FILTERS"中，进行如下操作：

1）点击左侧"Publication dates"下的"5 years"，限定检索日期。

2）点击"Show additional filters"，选择"Languages"，点击"show"按钮。

3）勾选"Languages"下的"English"，选择英文文献，完成检索（图6-8）。

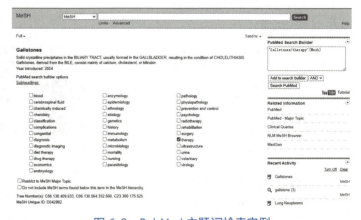

图 6-8　PubMed 主题词检索实例

第二节　Springer Link

案例导入

白血病（leukemia）是造血系统的恶性肿瘤。主要特点为异常白细胞及其幼稚细胞（白血病细胞）在骨髓或其他造血组织中异常增生，血细胞出现质和量的异常。临床上表现为不同程度的贫血、出血、发热及肝、脾、淋巴结肿大。可浸润各种组织，产生相应的临床表现和多种亚型。

请思考：

如何用 Springer Link 初级检索查找白血病的最新文献？

一、Springer Link 概况

Springer Link 是施普林格出版社于1996年正式推出的产品，是电子期刊网络版全文文献服务系统，目前已经发展成为一个将期刊、图书、会议录、电子参考书和丛书整合于一体的电子出版物平台，涉及生物科学、健康科学、数学、化学、计算机科学、材料科学、工程学、环境科学、物理学和天文学等12个学科，与医学相关的学科有：Biological Sciences（生物科学）、Health sciences（健康科学）、Chemistry（化学）等学科。截止到2023年12月，Springer Link 可访问的在线全文电子期刊3 800余种（其中大部分期刊是被 SCI、SSCI 和 EI 收录的期刊）、电子图书318 000余种、参考工具书2 000多种和电子丛书7 000多种。Springer Link 提供了在线收集的期刊、电子书参考文献和协议的深度和广度的快速访问。

二、检索方式

Springer Link 主页下方包括 Springer Link 推荐的研究热点、分类浏览、特色期刊和特色图书等（图6-9）。Springer Link 提供分类检索、基本检索两种检索方式。

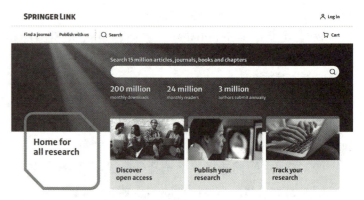

图 6-9　Springer Link 主界面

（一）分类检索

在 Springer Link 主页检索输入框下方有"Browse by subject"标识，各学科按名称字顺排序。点击相应的学科名称，系统显示该学科的全部文献。展开之后可以按文献类型、子学科、语种进一步限定（图6-10）。

（二）基本检索

Springer Link 主页界面默认的为基本检索窗口，直接在主页进行检索。

基本检索对话框内可输入英文关键词或词组，也可以编辑简单的检索式，系统将会在"全文"字段内进行检索（图6-11）。

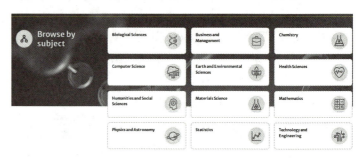

图 6-10　Springer Link 分类检索

检索过程中，用户合理地使用检索字段和检索运算符构建检索式，可以使检索结果更为精确。系统支持的检索技术包括：

（1）**布尔逻辑运算**：布尔逻辑运算包括 AND、OR、NOT 三种符号。优先级为 NOT>OR>AND。

（2）**短语搜索**：在检索时将英文双引号内的几个词作为一个词组来看待。例如检索"system manager"，只检索到 system manager 这个词组，检索不到 system self-control manager 这个短语。

（3）**通配符**：Springer Link 用 * 代表 0~N 个字符，? 代表一个字符。当输入某个检索词时，系统自动进行截词搜索，可以检索到这个词根派生的所有形式，并不需要用户输入截词符号。

（4）**化学符号和数学方程式搜索**：当输入化学符号或数学方程式时最好用""括起来。

（5）**Springer Link 有自动纠错功能**。如果在检索词对话框内输入英文拼写错误的词，该系统将会自动纠正为正确拼写的词，并且在结果显示时以黄色背景显示纠正的词。

（6）**作者检索**：中文作者用汉语拼音，名前姓后的顺序，例如检索张运教授的文章，需要输入"yun zhang"。英文作者用自然语序输入，例如："Gavin Kennedy"。但是 Springer Link 基本检索的查准率不高，存在很多误检结果。

三、检索结果的处理

1. 检索结果排序（Sort by） 在检索结果显示页面的顶端,显示检索结果的 3 种排序方式:Relevance（最相关的排在最前面,系统默认的排序方式）、Date published（new to old）（最新的文献排在前面）、Date published（old to new）（最老的文献排在前面）。

2. 检索结果过滤（Filters） 在检索结果显示页面的右侧,通过文献类型、出版时间、学科、子学科、语言等把检索结果进行过滤。

3. 文献的题录页面 Springer Link 检索结果显示页面默认为题录格式,显示检索结果的文献题名、部分文摘内容、作者、出处、文献类型、全文链接（如提供全文）以及出版日期（图 6-12）。

Search

Search for articles, journals, books, authors, videos

> aids   🔍 Search

🔻 Filters

Sort by: ⦿ Relevance   ○ Date published (new to old)
          ○ Date published (old to new)

Filters applied: (Article ✕) (Last 3 months ✕) (Medicine & Public Health ✕)

图 6-11　Springer Link 基本检索

Survival times of HIV/AIDS in different *AIDS Diagnostic and Treatment Guidelines* from 2006 to 2020 in Liuzhou, China

To compare the survival rates of four timing of treatment initiation for people living with HIV/ AIDS provided in China in 2006, 2011,...

Susu Ke, Quan Fang, ... Yinguang Fan in BMC Public Health
Article │ Open Access │ 07 September 2023

Correction to: Confronting AIDS in the Early 1980s: Biomedicine, Public Health, and the Fourth Estate

William W. Darrow in AIDS and Behavior
Article │ 07 April 2023

图 6-12　Springer Link 检索结果题录格式

4. 文献的细览页面 用户点击题名链接显示该文献的详细格式,详细格式除显示题录信息内容外,还显示该文全部摘要内容、通讯作者信息、期刊或者基本信息以及 DOI 信息等。Springer Link 提供全文下载链接。

5. 全文显示 全文显示有 HTML 和 PDF 两种显示格式。

四、检索实例

ER 6-9

Springer Link
分类检索实例

（一）分类检索

利用 Springer Link,检索 2023—2024 年有关内科学最新的文献。

1. 题意分析 本题包括“2023—2024 年”“内科学”两个检索词。

2. 检索步骤

（1）在 Springer Link 主页界面,点击下方“Browse by subject”栏内的“Health sciences”链接。

（2）再点击 Filters,在右侧“Disciplines”栏,选择“Medicine & Public Health”;在“Subdisciplines”栏,选择“Internal Medicine”。

（3）在“Date published”栏,Custom dates 选项的开始年和结束年输入框,分别输入“2023”“2024”,点击下方的 Update results,得到检索结果。

（二）基本检索

利用 Springer Link 检索 H7N9 禽流感的流行状况。

1. 题意分析 本题包含“H7N9”“流行病”两个检索词。

2. 检索步骤

（1）用百度翻译把“流行病”翻译为“epidemic”;

（2）在 Springer Link 基本检索界面的检索框内输入:H7N9　epidemic;

（3）点击检索框右侧检索按钮,得到检索结果。

第三节　EBSCO Host

案例导入

　　抑郁症（Depression）是以情绪显著而持久的低落为基本临床表现。并伴有相应的思维和行为异常的一种精神障碍。有反复发作倾向,患者情绪低落,自卑忧郁,甚至悲观厌世,可有自杀企图和行为。

请思考:

1. 如何通过 EBSCO Host 基本检索途径,查找有彩色照片的抑郁症方面的文献?
2. 如何通过 EBSCO Host 主题检索途径,查找抑郁症的药物疗法?

一、EBSCO Host 概况

　　EBSCO 公司创建于 1948 年,是美国一家从事信息存储与开发的大型商业性信息服务机构,也是世界上最大的专门经营纸本期刊、电子期刊发行和电子文献数据库出版发行业务的集团公司之一。EBSCO Host 数据库是 EBSCO 公司三大数据库之一(另有 EBSCO online 和 EBSCO net),也是目前世界上比较成熟的全文检索数据库之一。

　　EBSCO Host 代理的数据库包罗万象,涵盖的范围很广,有综合学科、商管财经、生物医学、人文历史、法律等期刊的全文数据库(超过 50 个全文期刊数据库),以及部分当今全球知名的题录、文摘数据库。

　　EBSCO Host 包含的数据库主要有:

　　1. 综合性学术期刊全文数据库(Academic Source Premier,ASP)　ASP 收录近 19 000 种带索引和摘要的期刊,其中全文期刊 4 600 种,包括 3 800 多种同行评审期刊(Peer-reviewed journals)。ASP 是全球最大的综合性学科全文数据库之一,最早回溯至 1887 年。几乎覆盖了所有学术研究领域,包括:教育学、计算机科学、通信传播、生物科学、工程学、物理学、化学、语言学、艺术、医学、种族研究等。此数据库每日进行更新。

　　2. 综合性商业资源全文数据库(Business Source Premier,BSP)　BSP 收录期刊 7 300 多种,其中全文期刊 2 100 种,包括 1 000 多种同行评审期刊。BSP 包括:管理、市场、经济、金融、会计、国际贸易等与商业相关的所有学科领域。最早回溯至 1922 年。此数据库每日进行更新。

　　3. MEDLINE 数据库　MEDLINE 由美国国立医学图书馆创建,采用了 MeSH 词表标引文献,收录5 200 多种国际生物医学期刊。MEDLINE 提供了有关医学、护理、牙科、兽医、医疗保健制度、临床前沿研究以及其他方面的权威医学信息。

二、EBSCO Host 检索规则与检索方法

　　登录到 EBSCO 主页面,然后点击 EBSCO Host 的超级链接。

　　1. 选择数据库　在检索框的上方有"选择数据库",用户点击后进入数据库选择界面(图 6-13),可选择一个或多个数据库进行检索。

　　在数据库前面的方框内点击,当方框内显示"√"时即为选中,再点击则"√"消失,表示不选。

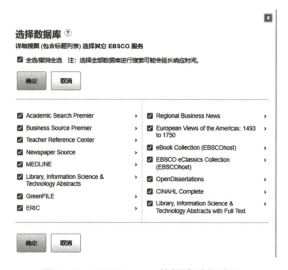

图 6-13　EBSCO Host 数据库选择窗口

然后,点击"继续"进入检索界面。

对单个数据库进行检索时,除用上述方法进行选择外,用户还可用鼠标直接点击这个数据库的名称,进入检索界面。

选择多个数据库进行检索时,用户要在所有欲检索的数据库前的方框内打钩。但注意同时对多个数据库进行检索,可能会影响某些检索功能使用,例如只能检索多个数据库都有的字段。

2. EBSCO 数据库检索规则

(1) **布尔逻辑检索**:运算符为 AND(逻辑与)、OR(逻辑或)、NOT(逻辑非),优先级为 ( )>NOT >AND>OR。

(2) **通配符与截词符**:?只替代一个字符,例如输入 ne?t,检索结果可能包括 neat、nest、next 等词。#代表 0 或 1 个字符。例如输入 colo#r,检索结果可能包括 colour、color 等词。
代表 0~N 个字符,只用于词尾,例如输入 comput,检索结果可能包括 computer、computing 等。

(3) **位置算符**:N 算符表示检索词之间可以加入其他词,词的数量根据需要而定,词的顺序任意。例如:tax N5 reform 表示在 tax 和 reform 之间最多可以加入 5 个任意词,检索出:tax reform,reform of income tax 等。W 算符表示检索词之间可以加入其他词,词的数量根据需要而定,词的顺序不能改变。例如:tax W8 reform 可以检索出 tax reform,但不能检索出 reform of income tax。

注意:如果两个关键词之间无逻辑算符,则按照固定词组处理。

(4) **字段限制检索**:关键词检索时可以用字段标识符(代码)进行限制检索,分别为:AU 作者(姓在前,名在后)、SU 主题词、AB 文摘、TI 文献题目、SO 文献出处等。检索方式为先输入字段标识符,空格后,输入检索词,如 AU Wiley,Ralph and TI cancer。

(5) **作者检索**:在 Medline 数据库中格式为姓前名后,姓用全拼,名用首字母。例如检索胡大一的文章用 "hu dy",而在 ASP 数据库中检索作者,全部用全拼。胡大一要用 dayi hu 或者 hu dayi。所以为了完整的检索胡大一的文章,要输入 "hu dy OR dayi hu OR hu dayi"。再如外文作者 "john smith",要输入 "smith j OR john smith OR smith john"。

3. EBSCO 检索方式

(1) **基本检索**:进入 EBSCO 数据库后,系统默认进入基本检索界面(图 6-14),点击"检索选项",页面分为检索输入区和检索限定区两部分。检索输入区可以在检索框中直接输入检索词,检索词之间可用布尔逻辑算符连接组成检索表达式,如果检索时不限定某字段,则检索结果默认在所有字段中进行检索。

检索限定区主要功能是对检索模式和检索范围进行限定。

1)检索模式区包括四个选项,分别是:①"布尔运算符/词组"当多个检索词用布尔运算符进行连接时,则按布尔算符进行检索;若没有用布尔运算符则多个检索词按固定词组检索;②"查找全部检索词语"是当输入多个检索词时自动以 AND 算符进行连接;③"查找任何检索词语"是当输入多个检索词时自动以 OR 算符进行连接;④"智能文本检索"是当输入的检索词没有检索结果时,系统自动对检索词进行扩展检索。

2)检索范围限定区:检索范围限定区包括限定检索结果和扩展检索结果两部分,检索结果的限定主要从以下几个方面进行:全文(只检索有全文的文章)、有参考(只检索有参考文献的文章)、学术(同行评审)期刊(只检索有专家评审的期刊)、出版日期(限定出版时间)、出版物(在限定的出版物中检索)、出版物类型(期刊、报纸、书等)、页数(限定全文页数)、图像快速查看类型(限定特定的图像类型)等。扩展检索区包括"运用相关字词"和"同时在文章全文范围内搜索"两个扩展选项。

(2) **高级检索**:点击高级检索按钮,系统则进入高级检索界面(图 6-15)。与基本检索(基本检索只有 1 个检索输入框)相比,高级检索默认为 3 个检索输入框,可点击"添加行"增加新的检索框。在每个检索输入框后面增设检索字段限定,用户可根据检索需要选择限定字段,可选择的限定字段

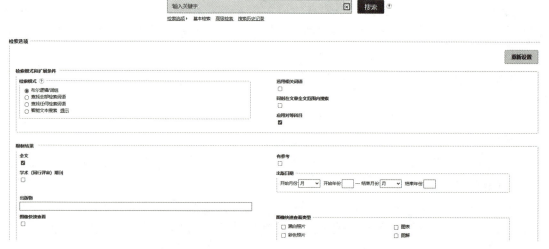

图 6-14　EBSCO Host **基本检索界面**

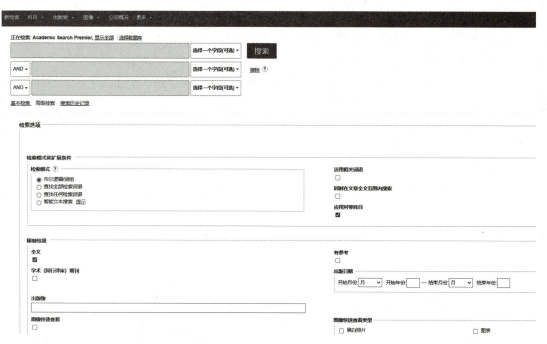

图 6-15　EBSCO Host **高级检索界面**

包括作者、文章题目、主题词、摘要、来源期刊、ISSN 等，各检索输入框之间可根据需要选择合适的逻辑组配方式。

各子数据库高级检索的限定选项比基本检索增加了文献类型、封面报道、PDF 全文等。

（3）辅助检索：如果选择单个数据库进行检索时，数据库还提供一些辅助检索方式，下面以 ASP 为例，对辅助检索方式进行介绍。

1）出版物检索：在工具栏中点击"出版物"，进入出版物检索界面。此检索方法满足用户对单种期刊进行浏览或检索。查找期刊的方式有两种：①按刊名字顺浏览期刊目录；②输入刊名查找期刊，在"浏览出版物"输入框中输入刊名的全部或部分内容，然后选择匹配方式：按字母顺序、按主题和说明、任意匹配关键词进行检索。

出版物列表中包含了刊物题录信息和收录范围、提供全文的则显示阅读格式等。点击出版物名称可查看该出版物的详细信息，依次点击相应的年代卷期列表，可以浏览该出版物历年各卷期的文章目录和全文。用户可以选择"在此出版物中检索"，将检索结果限定在本刊中。

2）主题词检索：利用规范化主题词检索，提高检索效果。在 EBSCO Host 主页左上角工具栏内选择点击"科目"，选择数据库，例如点击 Medline 的 MeSH 进入主题词检索界面。按字母顺序进行浏览，获取所需要的主题词；也可在"浏览"检索框中直接输入检索词（可选择按词语的开始字母、词语包含、相关性排序对查找出的主题词进行排序）点击"浏览"按钮，系统把符合条件的主题词列出来，use（使用）后面的词为规范化的主题词。选择系统给出的主题词并选择合适的逻辑组配方式添加到检索框，可重复操作添加多个主题词，最后执行检索，即可得到所需文献。例如检索有关艾滋病的文献，在检索框内输入"aids"，点击浏览，可得到与艾滋病有关的主题词（图6-16）。

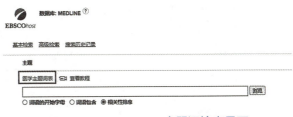

图 6-16　EBSCO Host 主题词检索界面

3）引文检索：点击"citation matcher"按钮进入参考文献检索界面，系统提供引文著者、引文题名、出版时间、出版物名称、卷、期、起始页码和入藏编号等 8 个输入框。输入相应检索词，可以检索某位作者、某篇文章、某个出版物、某一时间内发表的文献，一般用于获取参考文献全文时使用。

4）图像检索：EBSCO Host 的图像检索包括"Image Collection"和"Image Quick View Collection"两个子数据库。"Image Collection"是检索单独的图像文献；"Image Quick View Collection"是检索文献中的图像。此处以"Image Quick View Collection"为例加以说明。

在基本检索或高级检索页面点击"图像"按钮，在下拉菜单中点击"Image Quick View Collection"数据库，进入图像检索界面。"Image Quick View Collection"提供了从文章中析出的图表、图解、插图、地图等。页面下方为检索限定区，既可对图像涉及的内容进行限定。如 Flags（国旗）、Historical Photos（历史图片）、Maps（地图）、Natural Science Photos（自然科学图片）、Photos of Places（地点图片）、Photos of People（人物图片）等，也可对图像本身的类型进行限定，如 Black and White Photograph（黑白照片）、Diagram（图表、图解）等，如果不做选择，则在全部图片库中检索（图6-17）。

5）索引检索：点击"索引"，进入索引界面，根据检索的需要，在"浏览索引"的下拉窗口中选择一种索引（著者、刊名、主题、出版年等 18 种索引），点击"浏览"，显示出相应的索引及索引词在数据库中的文献记录数；浏览该索引，选择一个或多个检索词，并组配布尔逻辑算符，然后，点击"添加"，检索词或检索提问式被添加到检索框中，点击"搜索"，获取检索结果。

三、检索结果的处理

1. 检索结果的显示　检索结果显示界面（图6-18）大体分为左右两部分，左边部分可以从各个方面对检索结果进行限定，缩小检索范围；右边部分是每条记录的具体信息。点击检索结果显示页面右上方的"最近日期"下拉菜单可以对检索结果的排序方式进行切换，系统提供的排序方式包括最近日期、最早日期、相关度三种，默认按最近日期进行排序。点击"页面选项"可对结果格式、图像快速查看功能、每页结果数量和页面布局进行设置。

2. 检索结果的保存

（1）点击题名，显示该文献的详细信息，在此界面下可进行添加至文件夹、打印、电子邮件、保存、导出等操作。

（2）点击"添加至文件夹"，可将文章存入用于临时文件夹中，打开文件夹视图可对文章进行打

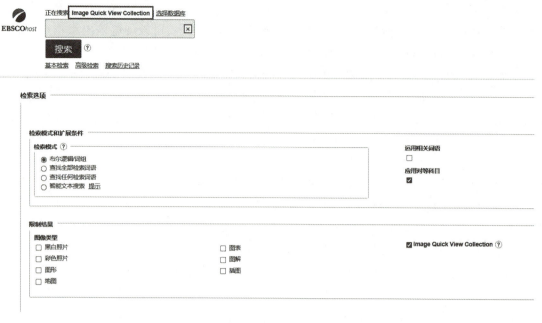

图 6-17　EBSCO Host 图像检索界面

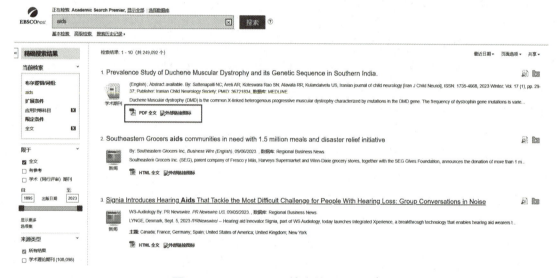

图 6-18　EBSCO Host 检索结果显示页面

印、电子邮件、另存为文件及导出等操作。

（3）点击"HTML 全文"或"PDF 全文"可打开全文，并可对全文进行打印、电子邮件、保存等操作。

注意：如果同时处理多篇文献，首先要保存在文件夹中，然后进行打印/电子邮件/存盘。要长期利用系统提供的文件夹，必须先进行注册，便可以利用系统提供的文件夹的多种功能。

3. 检索历史记录　点击"搜索历史记录"按钮进入检索历史记录的显示界面，在历史记录中可以查看每条检索结果的检索表达式、结果数量等基本信息，选中检索记录可运用布尔逻辑算符进行二次检索。还可以对检索历史记录进行打印、保存等操作。

四、检索实例

（一）基本检索

利用 EBSCO Host 检索 2021 年至 2023 年有关糖尿病诊断的文献。

1. **题意分析** 本题有"糖尿病""诊断"和"2021—2023"三个检索词。

2. **检索步骤**

(1)用百度翻译把"糖尿病""诊断"分别翻译为"Diabetes""Diagnosis"。

(2)在 EBSCO Host 基本检索界面的检索框内输入:Diabetes Diagnosis。

(3)点击检索框右侧搜索按钮,得到检索结果。

(4)在检索结果的左侧"限于"选项中出版日期分别输入"2021""2023",敲回车获得最终检索结果。

（二）高级检索

利用 EBSCO Host 检索山东大学张运教授在 *Plos One* 杂志上发表的论文。

1. **题意分析** 本题可选择"山东大学""张运""plos one"三个检索词。

2. **检索步骤**

(1)用百度翻译把山东大学翻译为"Shandong University"。

(2)在 EBSCO Host 高级检索界面的第一行检索框内输入:shandong university,检索字段选择"AF Author Address"。

(3)在 EBSCO Host 高级检索界面的第二行检索框内输入:zhang y,检索字段选择"AU 作者"。

(4)在 EBSCO Host 高级检索界面的第三行检索框内输入:plos one,检索字段选择"SO 来源"。点击检索框右侧搜索按钮,得到检索结果(图 6-19)。

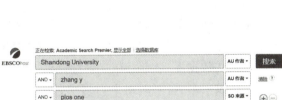

图 6-19　EBSCO Host 高级检索实例

（三）主题词检索

利用 EBSCO Host 主题词检索途径,查找高血压的药物疗法的相关论文。

1. **题意分析** 本题的检索词为"高血压""药物疗法"。

2. **检索步骤**

(1)用百度翻译把"高血压""药物疗法"翻译为"Hypertension""Drug Therapy"。

(2)在 EBSCO Host 基本检索界面的上方科目中选择"MEDLINE-MeSH"。

(3)输入"Hypertension"点击右侧浏览。

(4)在主题词"Hypertension"前面的方框点击一下,右侧会出现适合搭配的副主题词,从中选择"Drug Therapy"。

(5)点击右上角的"搜索数据库",获得最终结果(图 6-20)。

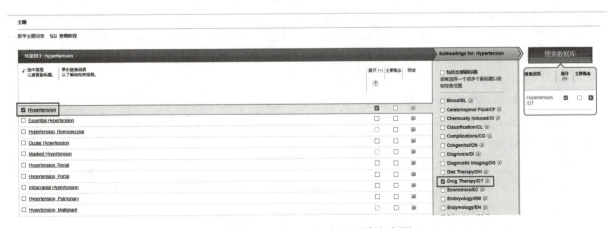

图 6-20　EBSCO Host 主题词检索实例

第四节　其他外文医学数据库

案例导入

　　颈椎病(Cervical Spondylosis)又称颈椎综合征,颈椎间盘退行性变、颈椎骨质增生所引起一系列临床症状的疾病,分为颈型、神经根型、脊髓型、椎动脉型、交感神经型和其他型。临床常表现为颈、肩臂、肩胛上背及胸前区疼痛,手臂麻木,肌肉萎缩,甚至瘫痪。

　　请思考:

　　1. 如何利用 OVID 数据库查找颈椎病的最新文献?

　　2. 如何用 ScienceDirect 数据库的高级检索功能查找 *The Spine Journal* 杂志上有关颈椎病的文献?

一、OVID

　　1. OVID 概况　OVID 公司(OVID Technologies Inc.)隶属于荷兰威科集团(Wolters Kluwer)旗下的健康出版事业部,是世界著名的数据库提供商之一。目前 OVID 包含人文、科技等 100 多个书目或者全文数据库,收录 1 000 余种期刊、6 000 多种在线图书。OVID 是一个将资源整合在一起的综合的在线平台,可同时对平台多个数据库进行跨库检索。该库 1/3 的文献为生物医学类文献,分为以下四类:

　　(1)Ovid 期刊全文数据库(Journals@Ovid Full Text,OVFT):该库收录了由 60 多个出版商(包括著名的 Lippincott Williams & Wilkins、Oxford University Press 等出版社)提供的 1 000 多种生物医学期刊,其中包括 SCI 收录的期刊达 300 多种,最早的可回溯检索至 1993 年。

　　(2)临床资源数据库(Clinical Resource@Ovid):包括 National Guideline Clearinghouse(循证临床实践指南)、McKesson Patient Handouts(病人诊疗手册)、A to Z Drug Facts(药物说明)、Drug Facts & Comparisons(药物说明及比较)、Review of Natural Products(天然药物评论)等数据库。

　　(3)临床医学相关数据库:如 Biosis Preview(BP)、EBM Reviews(循证医学数据库)等。BP 是由美国生物科学信息服务社(BIOSIS)研制的世界上最大的有关生命科学的文摘和索引数据库之一,收录 Biological Abstracts(BA,生物学文摘)和 BioResearch Index(生物研究索引)的期刊文献、BA/RRM 的会议、评论、书刊之章节、专论等资料。

　　EBM Reviews 是收录临床实证资料的数据库,包括 4 个子数据库:ACP Journal Club(美国内科医师协会(American College of Physicians)和美国内科医学会(American Society of Internal Medicine)从 50 多种核心期刊中选出的系统评价的循证医学刊物)、Cochrane Database of systematic Reviews(科克伦系统评价数据库)、Cochrane Central Register of Controlled Trials(科克伦临床对照试验资料库)、Database of Abstracts of Reviews of Effects(疗效评价文摘库)。

　　(4)医学专著、教科书数据库(Books@Ovid):通过在线方式提供著名医学出版公司,如 Lippincott Williams & Wilkins、Wiley、Springer、Oxford University Press 等所出版的医学、护理、药学等方面的教科书。

　　OVID 的机构用户除了可将 OVID 的数据库整合外,还可将其他订购的全文数据库(如 Elsevier、John wiley 等)整合在一起,实现多个数据库的跨库检索(select more than one database to search),为用户跨库检索和获取原文提供了极大的便利。

　　2. OVID 的检索方式与检索规则

　　(1)OVID 的基本检索:进入 OVID 系统,首先显示数据库选择列表。如果用户想进行单一资源检索,点击资源名称,进入单库检索。如果用户想检索多个资源,须先点击相关资源前的空格,选中欲检索的资源,为避免影响检索的速度,OvidSP 限制资源的数量最多到 120 个。

OVID 将用户所在机构订购的全文电子期刊定制于 Your Journals@OVID 中,进入 Journals@OVID 数据库,检出的每条记录都有全文链接。Journals@OVID Full Text 为 OVID 的全文库,该库的检索结果除了提供篇名、文摘和参考文献等信息外,本单位已订购的 OVID 全文电子期刊则能显示原文。点击"Your Journals@OVID"进入 OVID 基本检索界面(图 6-21)。该页面从上到下依次分为检索工具区、检索历史区、检索方式选择区、检索提问输入区及检索结果限制区。

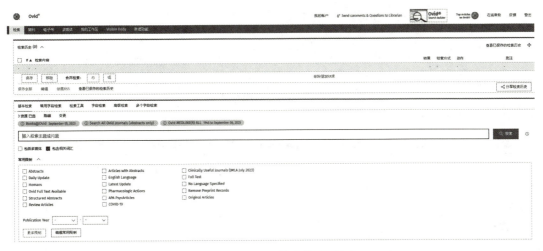

图 6-21　OVID 基本检索界面

检索工具区:主要的功能按钮有检索、期刊、电子书、多媒体、我的工具区、Visible Body 和新增功能。

检索历史区:用表格的形式详细列出了每次检索提问的检索词、检索策略和检索结果。检索历史区下方的功能按钮用于 OVID 检索历史的管理,分别为 save search history(保存检索历史)及remove searched(删除检索历史)和 combine selections with:and/or(中文翻译)。检索历史区默认显示的是最后四次的检索策略,点击"view saved"可以查看以往保存的所有检索史,需要注册个人账号,在 OVID 平台上,利用 personal account 建立个人账号后,可有效地管理检索史,随时对已保存的检索式进行编辑、修改和检索,并通过电子邮件的方式实现定题服务(alert)。

检索提问输入区:系统默认为 keyword(关键词)检索。在检索提问框中输入检索词、词组或检索式,点击"search"按钮,即可完成检索。还可通过 title(篇名)、abstract(文摘)、full-text(全文)和caption text(图片说明的文字)等字段进行限定检索。OVID 可以实现检索词的相关词的自动匹配。

检索结果限制区(limit to):常用限制功能可对检索结果进行限制,限制选项包括 daily update(最新文献)、original articles(原始文献,一般经专家评审)、review articles(综述文献)、articles with abstracts(有摘要的文献)、PsycARTICLES(心理学文献)以及 publication year(出版年)等。

(2)OVID 高级检索:OVID 高级检索提供关键词、作者、标题、期刊和书名五个检索字段,检索框必须输入英文检索词,支持主题词的自动匹配检索(图 6-22)。对检出的结果按出版时间由近到远进行排序。在关键词检索时可以使用 $、#、? 等截词符进行截词检索。

对于某些支持主题词检索的数据库可以勾选"主题词自动匹配"实现主题词的检索,可以选择单个或者多个相关主题词进行检索,也可以选择单个主题词实现主题词及其副主题词的组配检索。

(3)OVID 多个字段检索:OVID 多个字段检索提供多行、多字段检索,字段之间可以用布尔逻辑与、或、非连接,用于满足比较复杂的检索需求(图 6-23)。可对检索结果进行文献类型、种族、语言、出版时间等限定。

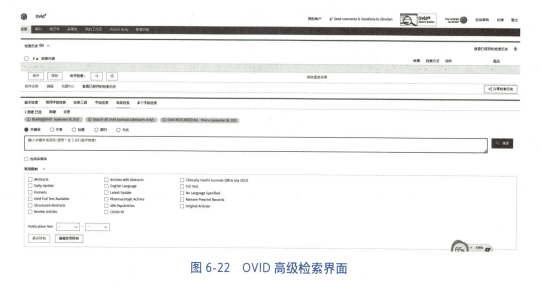

图 6-22　OVID 高级检索界面

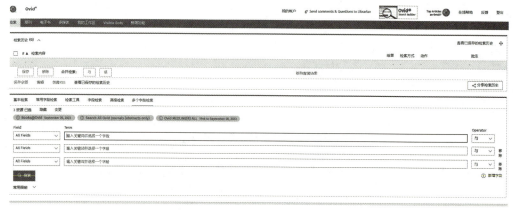

图 6-23　OVID 多个字段检索界面

（4）OVID 的检索规则

1）布尔逻辑算符（AND，OR，NOT）和词组检索运算符：默认空格为词组检索，例如：liver cancer。词组检索可提高检索的查准率。使用检索历史列表中的检索式序号不需要输入"#"，如 3 AND 4 表示能检出同时满足检索式 3 和检索式 4 条件的记录。注意布尔逻辑算符在基本检索中无效。

2）截词符：截词符包括"$、$n、#、?"。截词符 $ 代表 0~N 个字符。例如：pain$，可查到以 pain 开头的单词：pain、painful、painless、painkiller 等；截词符 $n 表示最多 n 个字符；截词符 # 代表 1 个英文字母，前面至少要有 2 个字符。例如 Wom#n 可以查询出 women、woman；drug# 则将查出 drugs，但是不会查到 drug；截词符 ? 用在词汇的中间或后面，替换 1 或 0 个英文字母，如 colo?r 表示 color 和 colour。使用"?"时，前面不能少于 2 个字符。注意截词符在基本检索中无效。

3）字段限定检索：限定检索格式为"检索词.字段名"，字段名包括 ti（题名）、ab（摘要）、so（出处）、au（著者）等，如在检索式中用"penicillin.ti.ab"可检出在篇名、摘要中含有 penicillin 的记录。

4）邻接符（adjacency）：邻接符格式为"ADJ n"，可插在两个检索词之间使用，表示检索结果中含有的两个检索词必须相邻，且两个词之间最多允许插入 0~n 个单词。例如：cancer adj 3 case 可检出 cancer case，case of cancer，case of the cancer。

5）频率符（freq）：频率符格式为"检索词.fd（字段名）/freq = n"，频率符一般用于全文检索，可限制检索词在文中出现的次数。例如检索肝炎的文献，要求检出文献中 hepatitis 这个单词至少出现 5 次，可用检索式"hepatitis.tx/freq = 5"，tx 是 full text（全文）的标识符。

3. OVID 的检索实例　利用 OVID 检索 2021—2023 年心力衰竭诊断方面的综述性文章。

（1）**题意分析**：本题有"心力衰竭""诊断""综述""2021—2023"四个检索词。

（2）**检索步骤**：

1）利用百度翻译把"心力衰竭""诊断"翻译为"heart failure""diagnosis"。

2）进入 OVID 检索页面，在检索提问输入框内输入："heart failure diagnosis"。

3）点击常用限制功能按钮，页面弹出多选框，选择综述文章；出版时间选 2021 年至 2023 年。

4）点击"Search"，系统返回检索结果。

二、ScienceDirect

1. ScienceDirect 概况　ScienceDirect 数据库（SD）是由 Elsevier 公司出版的全球最著名的医学全文数据库之一，包括期刊全文、单行本电子书、参考工具书、手册以及图书系列等。用户可以在线访问 24 个学科超过 2 650 种期刊其中约 600 种完全开放获取期刊，43 000 种图书，1 900 多万篇文献。该数据库其中收录生物医学相关期刊，涉及四大学科领域：物理学与工程（Physical Sciences and Engineering）、生命科学（Life Sciences）、健康科学（Health Sciences）、社会科学与人文科学（Social Sciences and Humanities）。SD 具有收录期刊种类多、质量高、学科覆盖范围广、期刊质量高、更新速度快、回溯时间长等优点。

2. ScienceDirect 的检索方式　点击"Find articles"，分为基本检索、高级检索两种检索方式。

（1）**基本检索**　基本检索界面可以 Find articles with these terms［ScienceDirect 将搜索文档的所有字段以查找检索词出现的位置（不包括参考文献）］、In this journal or book title（ScienceDirect 将在期刊或图书名称字段中查找检索词）、Author(s)（ScienceDirect 将仅在文献中作者姓名字段搜索作者名）。用户可以根据检索需求输入一个或多个检索词（图 6-24）。

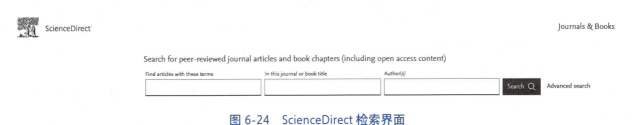

图 6-24　ScienceDirect 检索界面

"作者"的输入采用名前姓后的格式。中国人的姓名用拼音表示，名用首字母，姓氏用全拼，如检索张运要输入：y zhang。英文作者直接输入姓名即可，如 john smith。

用户可以对检索结果进行时间、文献类型、刊名、获取方式的进一步过滤。还可以按出版时间或者相关度排序。

（2）**高级检索**　高级检索可以同时对多个字段执行联合检索，可以完成复杂检索要求。除了基本检索包含的检索字段外还有：

Author affiliation（著者地址）、Year(s)（年）、volume（卷）、issue（期数）、pages（页数）、Title, abstract or author-specified keywords（题名、摘要、作者关键词）、title（题名）、References（参考文献）、ISSN OR ISBN（国际标准连续出版物号/国际标准书号）等。字段之间默认的逻辑关系是逻辑与（图 6-25）。

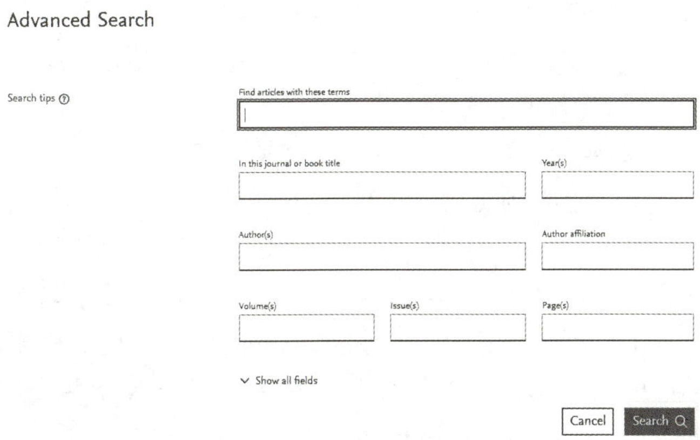

图 6-25　ScienceDirect 数据库高级检索界面

3. 检索规则

（1）年份输入：所有年份必须为四位数，如 2022 或 2021—2023。

（2）在 Volume 和 Issue 字段中，仅输入数值，如 5 或 7-11。

（3）使用页码时，仅使用第一个或最后一个页码，或定义整个范围，如 23 或 1-5 等。

（4）支持的布尔运算符包括 AND、OR、NOT 和连接符（或减号）。ScienceDirect 识别连接符为 NOT 运算符。其优先级为 NOT>AND>OR。

（5）布尔运算符必须全部大写。

（6）复杂检索式可以使用括号，以便清晰明确。例如：(a OR b) AND (c OR d)。

（7）精确检索的符号为""。精确检索会忽略检索式包含的标点符号，例如 "heart-attack" 和 "heart attack" 检索结果相同。精确检索可以检索出检索词的复数和拼写变形：例如 "heart attack" 会检索出 "heart attacks"；"color code" 会检索出 "colour code"。

（8）上标字符和下标字符不需要以上下标的形式出现。例如搜索分子式 "H2O"，要输入 H2O。

4. 检索结果的处理
检索结果的左侧过滤器，可精炼检索结果：Years（年）、Article type（文献类型）、Publication title（出版物名称）、Subject areas（学科领域）、Languages（语言）、Access type（获取方式）等进行限定，方便用户进一步精炼检索结果。检索结果默认按相关度排序，可改为按出版日期排序。

5. 检索实例
利用 ScienceDirect 数据库检索 2015 年以来，发表在 *Diabetes Research and Clinical Practice* 杂志上糖尿病诊断方面的综述性论文。

（1）**题意分析**：本题的检索词为"糖尿病""诊断""综述""发表时间"和 "Diabetes Research and Clinical Practice"。

（2）**检索步骤**

1）利用百度翻译将"糖尿病""诊断"翻译为 "Diabetes" "diagnosis"。

2）进入 ScienceDirect 数据库高级检索页面。在检索字段选择 "Title, abstract or author-specified keywords"，输入框内输入 "Diabetes AND diagnosis"。

3）在检索字段 "In this journal or book title" 内，输入 "Diabetes Research and Clinical Practice"。

4）在检索结果左侧过滤器 Article type 栏目中，选择 "Review article"（综述文章），出版时间选 "2015 to 2023"。

5）点击 "Search"，系统返回检索结果。

三、Wiley Online Library

1. Wiley Online Library 概况
Wiley Online Library（WOL）是 John Wiley 旗下的一个综合性的网络出版及服务平台，提供两个世纪以来研究成果的无缝集成访问。在该平台上提供全文电子期刊、在线图书和在线参考工具书的服务。用户可以通过 WOL 平台浏览、检索、下载、打印上述资源范围内的电子期刊和在线图书。WOL 收录超过 600 万条文献，1 600 多种期刊，22 000 多种在线图书，以及 250 多种参考工具书和实验室指南。

2. Wiley Online Library 的检索方式

（1）**分类浏览**：在 WOL 主页的 Browse 栏目下方有学科名称，把鼠标放到学科名称上会展开该学科的二级学科名称。点击二级学科名称，则打开该学科的相关资源，既有图书，也有期刊。如果点击 View all products in "学科名称"，则显示该学科的所有资源。还可以按出版社浏览其出版内容。

（2）**基本检索**：WOL 主页 search 区提供基本检索。用户在基本检索界面输入任意的词或者词组，可以使用截词符 * 和？，其中 * 代表 0-N 个字符；？代表一个字符。用户输入检索词，点击检索框右方 "search" 按钮，即可完成检索（图 6-26）。

（3）**高级检索**：点击基本检索输入框下方的 "Advanced Search" 进入到高级检索界面。高级检索提供了多字段的联合检索功能,用户选择的字段有:Anywhere(全部字段)、Title(题名)、Author(作者)、Keywords(关键词)、Abstract(摘要)、Author Affiliation(作者单位)、Funding Agency(基金)和 Published in(出版物名称)。时间范围有三种:All Dates(全部时间)、Last(最近时间)、Custom Range(特定时间)。选项不足可点击最后一行后的"+"号增加检索项。选择合适的字段并输入检索词后,点击"search"按钮,即可获得检索结果(图 6-27)。

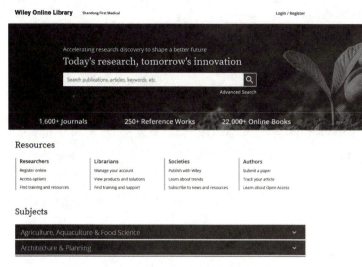

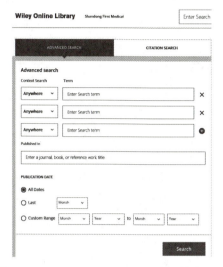

图 6-26　Wiley Online Library 基本检索界面　　　图 6-27　Wiley Online Library 高级检索界面

作者的输入格式为:名前姓后,用全拼,如胡大一拼写为:dayi hu。国外英文人名用自然语序即可。

3. Wiley Online Library 检索实例　利用 Wiley Online Library,检索 2020 年至 2023 年山东大学张运教授发表在 *Journal of Cellular and Molecular Medicine* 杂志上的论文。

（1）**题意分析**:本题的检索词为"山东大学""张运""*journal of cellular and molecular medicine*",时间为 2020 年至 2023 年。

（2）**检索步骤**:

1）利用百度翻译,将山东大学翻译为"shandong university"。

2）进入高级检索页面。在第一个输入框内输入:shandong university,检索字段选择"author affiliation"。

3）在第二个输入框内输入:yun zhang,检索字段选择"author"。

4）在第三个输入框内输入:journal of cellular and molecular medicine,检索字段选择"publication titles"。

5）在 specify date range 选项内,选择"between",出版时间选"2020　2023",点击"search",得到检索结果。

（楚存坤）

思考题

1. 简述 PubMed 主题词检索的优缺点。
2. 简述 OVID 的检索规则。
3. 简述 Springer Link 的检索规则。
4. 简述 EBSCO Host 两个图像数据库的检索差异。
5. 简述 Science Direct 的检索规则。

第七章 │ 循证医学信息检索

ER 7-1 教学课件　　ER 7-2 思维导图

学习目标

1. 掌握：循证医学的概念、循证医学的四要素；循证医学检索的步骤；循证医学的检索方法；循证医学证据分级的内容。

2. 熟悉：Bandolier、The BMJ 等循证医学期刊；UpToDate、NCCN 等临床实践标准和指南；EMBASE、EBMR、科克伦图书馆（Cochrane Library）等循证医学研究证据专用数据库；SUMSearch、TRIP 等循证医学搜索引擎。

3. 了解：循证医学与传统医学的区别、循证医学证据的检索特点；循证医学证据的分类；循证医学证据分级的基本思想；循证医学证据的评价。

4. 能够熟练利用各种循证医学信息资源，获取最佳的、科学的证据，辅助临床决策。

5. 通过循证医学信息检索能力的培养，提升医学生勇于探索、敢于创新的科学精神。

　　循证医学是基于证据的医学，高质量的临床研究证据是应用循证医学进行临床决策的前提，如何快速、有效、准确地获取最佳的循证医学证据是循证医学信息检索的重要学习内容。本章主要介绍循证医学的概念、循证医学检索的特点和方法、常用的循证医学信息资源以及循证医学证据的级别和评价等内容。

案例导入

　　胃癌是临床常见的恶性肿瘤之一。据不完全统计，每年约有 17 万人死于胃癌，几乎接近全部恶性肿瘤死亡人数的 1/4。探索最佳的胃癌诊疗方案，对于提升胃癌的医疗救治水平，提高患者的生存和健康质量具有重要意义。

　　请思考：

　　1. 如何利用循证医学研究证据专用数据库，探索最佳的胃癌诊疗方案？

　　2. 如何利用临床实践标准和指南，为胃癌诊疗方案的制订提供参考？

第一节　循证医学概述

　　循证医学的概念自 1992 年首次被正式提出至今也不过三十几年，已越来越多地应用于临床实践，并逐步向医疗卫生决策领域渗透。

一、循证医学的定义

　　循证医学（evidence-based medicine，EBM），又称"实证医学"，是指遵循科学依据的医学。循证医学创始人之一，著名的临床流行病学家大卫·萨基特（David L.Sackett）教授在 1996 年《英国医学杂志》上撰文"*Evidence based medicine：what it is and what it isn't*"，将循证医学定义为"明确、明智、审慎地应用最佳证据作出临床决策的方法"。大卫·萨基特教授在2000年撰文《怎样实践和讲授循证医学》(*Evidence-Based Medicine：How to Practice and Teach EBM*)中,再次定义循证医学为"慎重、准确和明智地应用当前所能获得的最好的研究依据,同时结合医生的个人专业技能和多年临床经验,考虑患者的价值和愿望,将三者完美地结合制订出患者的治疗措施"。

二、循证医学与传统医学的区别

传统医学是以经验医学为主,即根据非实验性的临床经验、临床资料和对疾病基础知识的理解来诊治患者,其存在的弊端是一些真正有效的疗法因不为公众所了解而长期未被临床采用而一些实践无效甚至有害的疗法因从理论上推断可能有效而长期广泛使用。不同于传统医学,循证医学强调系统分析已出版的研究文献,并把分析结果作为临床决策的依据。但是,循证医学并非要取代临床技能、临床经验、临床资料和医学专业知识,它只是更强调医疗决策应建立在最佳科学研究证据基础上。总之,与更为重视临床经验的传统医学相比较,循证医学实践既重视个人临床经验又强调采用现有的、最好的研究证据,两者缺一不可。

知识拓展

循证医学的由来及发展

1972年英国著名的流行病学家、内科医生阿奇·科克伦(Archie Cochrane)指出:"由于资源终将有限,因此应该使用已被证明的、有明显效果的医疗保健措施"。1976年,荟萃分析(meta-analysis)与系统评价(systematic review,SR)概念的依次被提出,对循证医学的发展起到了举足轻重的作用。

1992年加拿大McMaster大学的大卫·萨基特教授首次提出循证医学的基本概念,并在JAMA等杂志上发表一系列循证医学文献。为使系统评价在数量、质量上满足临床实践和医疗决策者的需要,同年在英国建立了科克伦中心(Cochrane Center),并于次年成立国际科克伦协作网(Cochrane Collaboration),正式开始了为循证医学实践提供可靠证据-系统评价的全球协作工作。目前世界上与循证医学有关的组织包括临床流行病学网、循证医学中心、科克伦协作网、临床试验中心、卫生技术评估机构等。1997年大卫·萨基特教授明确指出循证医学是最佳证据、临床经验和患者价值观三者的最佳结合,为实践循证医学建立了重要的理论体系和方法学。

我国于1996年开始筹建中国循证医学中心,1997年卫生部批准成立了中国循证医学中心并申请注册中国科克伦中心。1999年经国际科克伦协作网批准注册为中国科克伦中心,成为亚洲及中国目前唯一的循证医学和科克伦中心。

第二节 循证医学信息资源

一、循证医学期刊

1. Bandolier Bandolier是英国牛津大学于1994年创办的月刊。其网络版于1995年上线运行,可免费获取全文(图7-1)。Bandolier使用循证医学技术,收集了包括以临床研究为基础的系统评价以及从二级研究杂志中选择的信息等,通过对原始研究试验论文的综述进行系统评价,为医学专

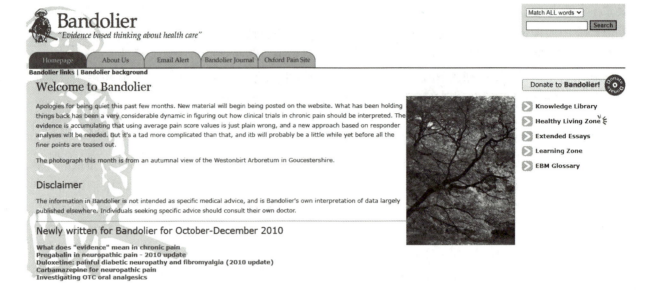

图 7-1　Bandolier 主界面

业人员或患者提供有关疾病,特别是治疗方面的科学依据。其资料主要来源于York疗效分析公报,以及近年来 PubMed 或科克伦图书馆(Cochrane Library)的系统评价、Meta-分析、RCT(Randomized controlled trial,随机对照试验)、高质量的病例对照研究、队列研究等。

2. ACP　ACP(American College of Physicians)由美国内科医师协会于1991年创办,ACP 是从100 余种生物医学期刊中,按照循证医学文献要求来筛选论著,对选中的论著撰写摘要,并对该文献临床应用价值进行评论(图 7-2)。ACP 目前主要以纸质版和网络版两种形式出版,网上可免费获取全文,为医疗卫生工作者了解和掌握有关疾病的病因、预防、诊断、治疗、预后等方面的重要进展提供了文献依据。

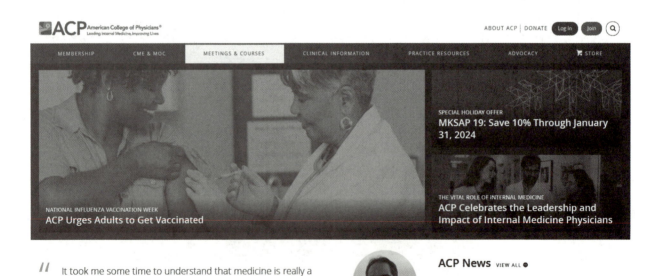

图 7-2　ACP 主界面

3. The BMJ The BMJ（The British Medical Journal，英国医学杂志）是 BMJ 出版集团旗下享誉世界的顶级综合医学期刊（图 7-3），于 1995 年率先进入网络出版。The BMJ 相关出版的刊物还包括神经学期刊、神经外科学与精神病医学期刊、心脏医学期刊，胸腔医学期刊，以及主要为全球医学生发行的学生版 BMJ 期刊（Student BMJ）。

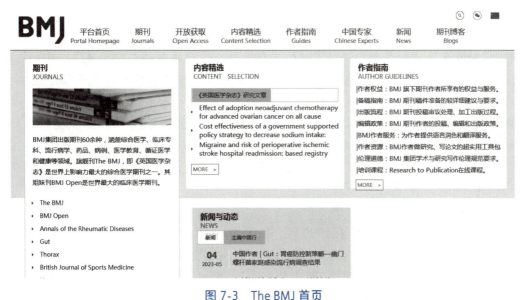

图 7-3　The BMJ 首页

4. 中国循证医学杂志 2001 年 6 月，中国循证医学中心（科克伦中心）在纽约中华医学基金会的资助下创办了世界上第一份中文循证医学期刊—《中国循证医学杂志》（图 7-4）。《中国循证医学杂志》是由中华人民共和国教育部主管，四川大学主办，中国循证医学中心（The Chinese Cochrane Center）和四川大学华西医院承办的医学类专业性学术期刊。该杂志主要报道循证医学的最新研究成果，反映循证医学的学科发展趋势，引领循证医学发展前沿，促进循证决策、循证实践和循证教育。

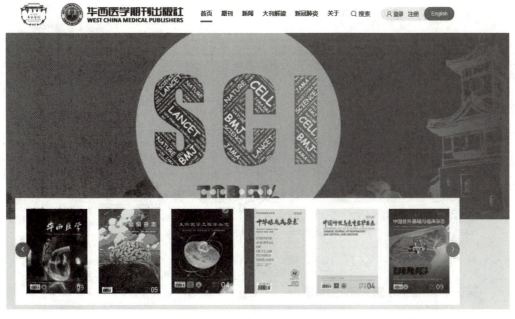

图 7-4　中国循证医学杂志首页

二、临床实践标准和指南

临床实践指南

临床实践指南通常简称临床指南,1990年发布的定义中提出"临床实践指南是系统地制定出的、帮助临床医生和患者根据特定的临床情况作出恰当决策的指导意见"。2011年发布的新定义中提出"临床实践指南是通过系统综述生成的证据以及对各种备选干预方式的利弊评价之后提出的最优指导意见"。

临床实践指南一般是由临床流行病专家、各专业的临床专家、临床和卫生统计学家、社会医学家、医学科学信息工作者等共同协作,从大量的文献中收集、分析、评价最佳的研究成果所形成。临床实践指南基本体现了相关领域的最佳研究现状,可以帮助临床医生更好地了解各种疾病和病症的诊断和治疗方法。

1. UpToDate UpToDate创建于1992年,由美国伯顿·罗斯(Burton Rose)和约瑟夫·拉什(Joseph Rush)开发,是以循证医学为基础的优质临床决策支持工具(图7-5)。UpToDate是全球领先的基于循证医学原则的诊疗知识库,其主要为医师、药师提供即时、实证的临床医药信息,快速解答临床专业人员提出的临床相关问题,辅助临床诊疗时作出正确的决策,权威、准确、实用、最新是UpToDate能够受到众多医生青睐的重要原因。UpToDate的主要优势在于基于循证医学原则的分级推荐意见,其整合了研究证据并给出分级的推荐意见,这些意见都能够运用于临床实践。而且UpToDate的专题一般是由临床医生撰写和编辑,他们恪守严谨的编辑流程并利用先进的专题发布平台,并根据研究进展随时对专题内容进行更新,帮助UpToDate的用户及时掌握最新的循证临床信息。同时UpToDate提供即时循证医学及临床医疗资讯,协助医师们进行诊疗上的判断和决定。UpToDate公司与四川美康医药软件研究开发有限公司合作开发了UpToDate的中文产品——

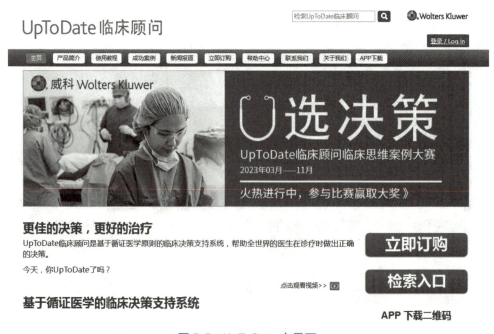

图 7-5 UpToDate 主界面

UpToDate 临床顾问。UpToDate 临床顾问不仅在内容上与 UpToDate 保持一致,还将美康公司开发的 MCDEX 药物专论数据库整合至专题中,帮助中国医生了解最权威、最实用的临床用药信息,有助于国内临床医生合理用药与合理医疗。同时,UpToDate 临床顾问覆盖了常见的 25 个临床医学学科,囊括了诊疗全流程和生命全周期的绝大多数疾病及其相关问题,全部由 UpToDate 的主编和 6 500 多位医师执笔撰写。有关学者研究表明,使用 UpToDate 能改变临床决策、提高医疗质量,缩短住院时间、降低不良并发症的发生率和死亡率。目前遍布全球 174 个国家的 100 万名医务人员和 3 万家医疗机构使用 UpToDate 来提高医疗质量。

2. GIN GIN(Guideline International Network,国际指南协作网)成立于 2002 年,是一个全球性的协作网络,其优势是拥有全球最大的指南数据库,目前该指南库共包含 6 400 个指南、证据报告和相关文件,在 GIN 网站上可以公开检索指南数据库(图 7-6)。

3. NCCN NCCN 临床实践指南是由美国国家综合癌症网络组织(NCCN)出版,以最佳临床研究证据为依据,按照严格的程序,在权威专家共同评议下形成,为临床诊疗提供了循证依据充足的推荐意见(图 7-7)。其中,美国国家综合癌症网络组织是由美国 21 家顶尖的肿瘤中心组成的非营利性学术组织,宗旨是在全球范围内造福肿瘤患者,由其制定的《NCCN 肿瘤学临床实践指南》不仅是美国肿瘤领域临床

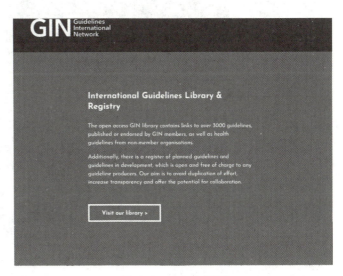

图 7-6 GIN 主界面

决策的标准,也已成为全球肿瘤临床实践中应用最为广泛的指南。NCCN 肿瘤临床实践指南包括 3 种不同针对面的指南:第一种是依据不同肿瘤部位建立的指南;第二种是关于癌症检查、预防和降低患癌风险的指南;第三种是癌症患者的支持治疗指南。NCCN 指南不仅仅关注癌症治疗方法,还关注癌症的预防和治疗相关的各种并发症处理,几乎囊括了有关恶性肿瘤从预防、筛查、早期诊断、癌症治疗、术后处理、支持疗法、心理治疗等各个方面,而且对于某些特殊人群和特殊类型的癌症单独描述,对于临床医生、普通大众及癌症患者都是非常具有指导意义的。

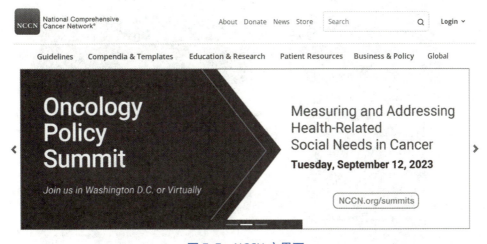

图 7-7 NCCN 主界面

4. SIGN SIGN(Scottish Intercollegiate Guidelines Network,苏格兰校际指南网站)始建于1993年,旨在通过制定、传播有效实践建议的国家临床指南,以提高患者的医疗质量。其资源网站按照主题对指南进行分类,指南涉及的领域甚广,包含癌症、冠心病、脑卒中、儿童健康、糖尿病、精神健康、呼吸内科疾病等各领域(图7-8)。该网站提供指南的全文下载,栏目有指南(按主题和索取号排列的指南)、指南选题提示或范围、当前指南项目组正在进行的工作、指南开发的方法学等。此外,该网站还链接指南制作的支持材料、简介及版权细节等内容。

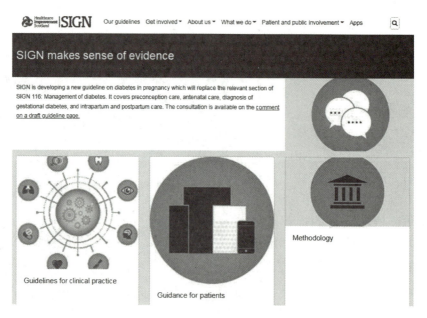

图 7-8　SIGN 首页

5. NICE NICE(National Institute for Health and Care Excellence,英国国家卫生与临床优化研究所)是英国国家临床示范研究所于1999年创建的,属于英国国家卫生保健服务(系统)的一部分(图7-9)。该指南涵盖的范围有卫生技术(药物、医疗仪器、诊断技术和程序)和临床情况的处理。用户利用该指南可获得1999年至今的相关医学信息。同时,该指南还对卫生技术评估的方法和程序进行了较为详细的介绍。

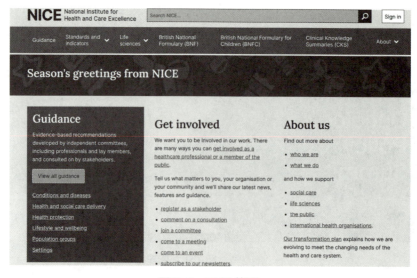

图 7-9　NICE 首页

6. NZGG NZGG(New Zealand Guidelines Group,新西兰临床实践指南)是新西兰卫生委员会于1999年建立的新西兰临床实践指南研究组,旨在制定和实施临床实践指南(图7-10)。该网站设有以下栏目:出版物、特别人群指南、证据源、用于实践的证据、消费者资源、新西兰循证健康公告等。该指南分为四种类型:基层医疗服务管理指南、病人转诊和管理指南、评估准入标准指南和临床优先评估标准指南。另外,该网站还链接一系列与临床指南的开发和评价有关的网站,如证据源、科克伦(Cochrane)合作组织、严格评价依据、循证的方法和证据、临床指南等网站。

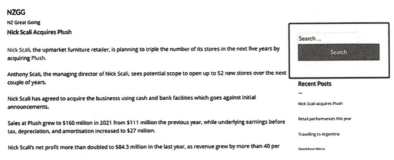

图7-10 NZGG 检索入口

7. 中国临床指南文库 中国临床指南文库(China Guideline Clearinghouse,CGC)由中国医师协会循证医学专业委员会和中华医学杂志社共同发起建设,旨在收录中国医学期刊近5年内发表的临床实践指南,为临床工作者、管理机构和社会大众提供查询临床指南的平台。中国临床指南文库可以直接输入检索词进行检索,也可使用中国医师协会网站的高级检索、指南浏览、指南索引等功能进行检索。该文库具体的技术工作由北京大学循证医学中心承担,同时,该文库引用的指南文献均来自中国知网的中国期刊全文专题数据库、维普的中文科技期刊数据库或万方的中国学术期刊数据库,并提供 PDF 版本文件的免费下载。

三、循证医学研究证据常用数据库

1. PubMed PubMed 是由美国国立医学图书馆(NLM)附属美国生物技术信息中心(NCBI)研制的,它是一个免费的搜寻引擎,主要提供生物医学方面的论文搜寻以及摘要(图7-11)。PubMed

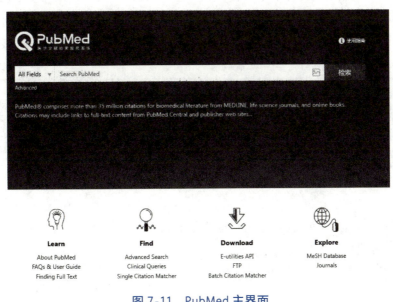

图7-11 PubMed 主界面

是目前互联网上使用最广泛的免费数据库,它具有收录范围广、内容全、检索途径多、检索体系完备等特点,部分文献还可在网上直接免费获取全文。

2. EMBASE　EMBASE 是将荷兰医学文摘(1974 年推出)中生物医学记录与 MDELINE 记录(1966 年推出)相结合,经过去重,形成的全球最大最具权威性的生物医学与药理学文献数据库(图 7-12)。EMBASE 完全涵盖同行评议的生物医学期刊和会议,涉及的领域包含了药理学和毒理学、临床医学、遗传学,生化和分子生物学、神经学和行为医学、微生物和传染病学、心脏病学和血液学、精神病和精神卫生、肿瘤学、公共卫生等相关学科,基本覆盖各种疾病、药物和医疗器械信息,尤其是它所涵盖的大量北美洲以外的(欧洲和亚洲)医学刊物,特别是药学的收录是其他同类型数据库无法匹敌的,是医学研究和科技查新不可或缺的工具。

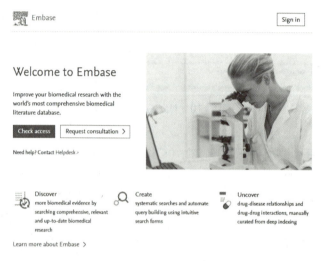

图 7-12　Embase 首页

3. EBMR　EBMR(Evidence Based Medicine Reviews)数据库具有文献检索、评估与评论、整合信息功能,收录了 1991 年以来共 36 万条数据(图 7-13),是临床医生、研究者做临床决策和研究的依据。EBMR 数据库由四个权威的 EBM 资源组合而成:除总库 All EBM Reviews 外,可分别检索七个子数据库和一个全文库:①EBM Reviews-ACP Journal Club,该库由 American College of Physicians 精选医药卫生领域富有创见的研究文章和系统评论,以便随时掌握医学领域重大进展,及时了解业界动态。②EBM Reviews-Cochrane Central Register of Controlled Trials(CCTR,临床对照试验中心

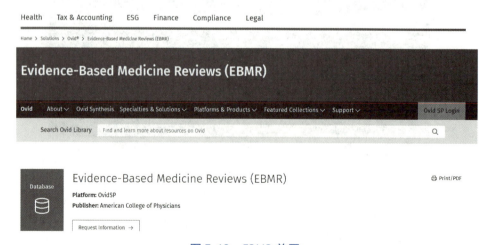

图 7-13　EBMR 首页

注册数据库），该库在科克伦（Cochrane）等国际组织的协调下，主要收录医疗卫生领域干预效果研究的随机对照试验（RCT）和对照临床试验（Controlled Clinical Trial，CCT）的书目数据库。③EBM Reviews——Cochrane Database of Systematic Reviews（CDSR 或 Cochrane DSR，科克伦协作网系统评价数据库），该库收录由科克伦协作网系统综述专业组在统一工作手册指导下完成的系统评价，包括系统评价全文和研究方案。④EBM Reviews——Cochrane Methodology Register（CMR，科克伦方法学注册资料数据库）。⑤EBM Reviews——Database of Abstracts of Reviews of Effects（DARE，疗效评价文摘库），该库由英国约克（York）大学国家卫生服务系统评价与传播中心建立的疗效综述文摘数据库。DARE 提供结构式摘要，即对以往发表的高质量系统综述做概要性摘要，并提供系统综述参考文献的索引。⑥EBM Reviews - Health Technology Assessment（HTA，卫生技术评估数据库），科克伦图书馆卫生技术评估数据库收录国际卫生技术评估网络成员单位和其他卫生技术评价机构提供的结构式摘要，其中一些记录是正在进行研究的项目。收录的卫生技术评估多为有关卫生保健干预的医学、社会学、伦理学和经济学意义的研究，包括如疾病的预防、筛查、诊断、治疗和康复的药物、疫苗、器械设备、医疗方案、手术程序、后勤支持系统和行政管理组织等具体内容。⑦EBM Reviews——NHS Economic Evaluation Database（NHS EED，英国国家卫生服务部卫生经济评价数据库），该库是按一定规范，系统收录各种相关数据库和杂志中卫生保健干预措施的经济学评价记录，记录有详有略，摘要为结构式摘要。⑧EBM Reviews Full Text-CDSR，ACP Journal Club，and DARE（EBM 全文数据库）。

4. Cochrane Library（科克伦图书馆） Cochrane Library 是科克伦协作网的主要产品，旨在为临床实践和医疗决策提供可靠的科学依据和最新信息，汇集了全球最佳医学研究的综合性成果，被公认为循证医疗健康领域的"金标准"，是从事医学教学、临床研究、临床诊断决策不可或缺的循证医学数据库。Cochrane Library 主要包含三个高质量数据库：①科克伦系统评价数据库（Cochrane Database of Systematic Review，CDSR），该库几乎涵盖临床医学各专业，主要提供科克伦系统评价全文（包括方法、结果和结论）以及研究方案。它们旨在帮助面临医疗保健问题的医生、患者、决策者和其他人士作出最佳决策。②科克伦临床对照试验中心注册数据库（Cochrane Central Register of Controlled Trials，CENTRAL），该库主要提供引文信息，包括会议论文和目前其他文献数据库中为列出的其他来源的论文，是国际公认系统评价撰写不可或缺的内容。③科克伦（Cochrane）临床解答（Cochrane Clinical Answers，CCA），该库为读者提供了一个易查询的、可读性强的、以临床为中心的严谨可靠的数据库，有利于为即时诊断的决策提供信息。共含有 3 200 多条临床解答，每条 CCA 都包含一个临床问题，一个精简的回答，以及来自科克伦评论的结果，这些结果被认为与我们的目标受众和医疗保健专业人员最为相关。Cochrane Library 主界面提供了数据库各个模块的入口，如基本检索、高级检索、三个子库入口、资源主题分类等（图 7-14），同时从主页点击 "Advanced Search"，

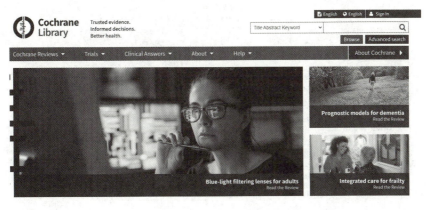

图 7-14　Cochrane Library 主界面

进入高级检索页面。Cochrane Library 还提供多字段检索、MeSH 词检索、PICO 检索。用户使用 Cochrane Library 检索后,可以利用文献类型、日期、来源、主题等各种筛选条件,对检索结果进行二次精炼。

5. 中国生物医学文献服务系统　中国生物医学文献服务系统——SinoMed,由中国医学科学院医学信息研究所/图书馆研制,2008 年首次上线服务,整合了中国生物医学文献数据库(CBM)、中国生物医学引文数据库(CBMCI)、西文生物医学文献数据库(WBM)、北京协和医学院博硕学位论文库(PUMCD)等多种资源,是集文献检索、引文检索、开放获取、原文传递及个性化服务于一体的生物医学中外文整合文献服务系统(图 7-15)。

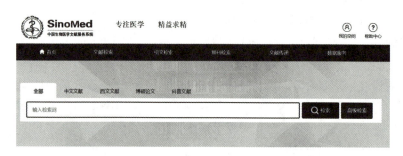

图 7-15　中国生物医学文献服务系统主界面

四、循证医学搜索引擎

1. SUMSearch　此搜索引擎最大的优点是能够快速获取临床实践所需要的证据,可以同时检索科克伦系统评价(CDSR)、PubMed 和 AHRQ(美国卫生研究质量管理机构的资料库)等,而且每个数据库及其检索结果用不同颜色加以区别。SUMSearch 可针对相关疾病的病因、诊断、治疗、预后等方面进行特性检索(图 7-16)。

2. TRIP　此搜索引擎收录了 70 多个高质量的医学信息资源,并提供相关杂志和电子教科书的链接(图 7-17)。其中既有科克伦系统评价摘要,也有循证医学期刊和网站上的系统评价、在线高质量医学专业期刊上的原始研究和评价性文章等。用户利用 TRIP 可直接检索二次研究证据类期刊

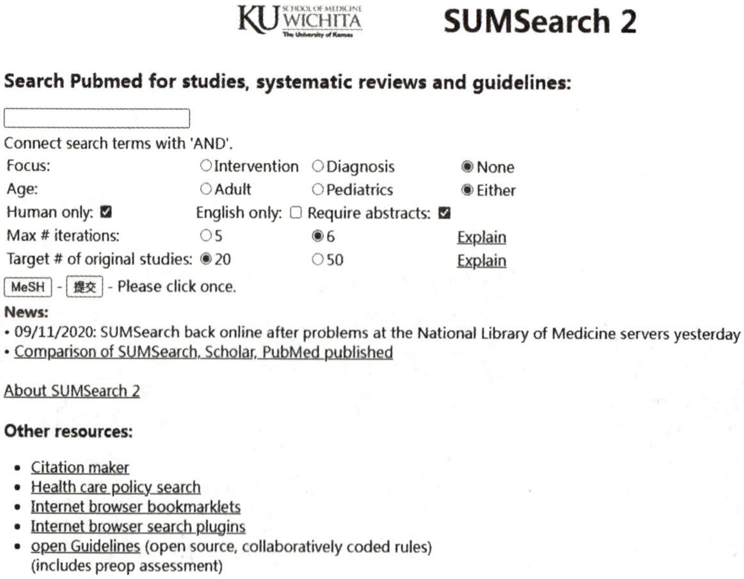

图 7-16　SUMSearch 主界面

上的系统评价,也可对部分在线的高质量原始研究证据类期刊进行检索,同时在检索时可一次打开多个数据库,每个数据库及其检索结果用不同颜色加以区别,可选择性浏览相关内容。

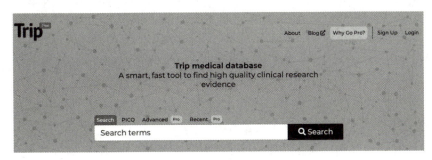

图 7-17　TRIP 主界面

第三节　循证医学证据检索的特点和方法

一、检索特点

与传统文献检索相比,循证医学检索的特点主要表现在以证据为核心,遵循四要素(证据、医生、患者、医疗环境);遵循五步骤(提出问题—检索证据—评价证据—临床应用—后效评价);发挥多学科交叉优势;基于问题,立足证据,以人为本。其中以人为本,即以患者的满意度为本(有效、安全、实用、价有所值),需要通过提高医护人员的素质、技能、服务意识去实现。

二、循证医学的四要素

1. **证据**　高质量的临床研究证据是循证医学的核心。任何医疗卫生方案、决策的确定,都要遵循客观的科学的证据。最佳证据是循证医学实践的关键,是有效的、与临床相关的研究证据。随着计算机技术、信息技术和因特网技术突飞猛进的发展,知识“爆炸”时时刻刻在发生,要从海量的信息中查找出自己想要的证据,就需要根据证据的来源、出版年代、研究方法、控制偏倚的措施、数据的统计学分析方法等方面来筛选出最佳的证据。

2. **医生**　临床医生的专业技能与经验是循证医学的必备条件。循证医学实践的主体主要指的是各级各类医疗卫生机构中的医生、护士、预防医学等临床实践的一线工作人员。作为专业技术人员,他们在提供医疗服务过程中具有强大的知识优势的同时,循证医学信息检索的需求也越来越多。

3. **患者**　尊重患者的期望或选择是实践循证医学的关键因素。随着社会、经济、文化、医疗等事业的发展,以人为本的理念不断深入,作为医疗卫生服务中的重要当事人,患者正在由被动转换为主动,这就要求医务工作者在工作中既要结合证据和自身的专业知识、经验和技能,又要注重与服务对象进行沟通,了解他们的价值观和偏好,争取让患者积极配合,才能最终完成循证医学的实践。

4. **医疗环境**　良好的医疗环境是循证医学实践的社会基础。在循证医学实践中,即使找到了最佳证据,医务工作者的知识、经验和技能都具备,患者及其家属也支持,如果医疗卫生服务的条件不具备,在最佳证据指导下制订的诊疗方案也有可能不能有效实施。

三、循证医学证据检索的五个步骤

1. **提出问题**　包括如何提出有关疾病的预防、诊断、病因、治疗及预后等方面的问题。应善于在临床实践中认真观察、发现和提出问题。

2. 检索证据　证据是循证医学的基石,遵循证据是循证医学的本质所在。证据提供者和应用者应尽可能提供和应用当前最科学可靠的临床研究证据。根据提出的临床问题,确定关键词或主题词,选择合适的循证医学数据库,制订合理完善的检索策略,通过计算机检索、手工检索、网络信息检索等多渠道系统检索相关文献。

3. 评价证据　从证据的真实性、可靠性、临床价值及适用性严格评价收集到的证据。经严格评价证明质量不高的研究证据则弃之不用;尚难定论,有争议的研究证据,可作为参考或进一步研究和探讨;对真实性好、有重要意义且适用性强的最佳证据,可根据临床具体情况,用以指导临床决策,解决患者的问题。

4. 临床应用　将经过严格评价的文献中获得的真实、可靠并有临床应用价值的最佳证据用于指导临床决策,服务于临床。当利用最佳证据进行临床决策时,必须根据具体情况,结合医生的专业知识、临床经验和技能,尊重患者的意愿、需求和价值取向,只有三者的统一才能使最佳决策得以实施。

5. 后效评价　最佳证据经过临床实践应用后,如果疗效显著,应该认真总结经验,进一步推广应用,促进学术水平的提升和医疗质量的提高;如果疗效不佳,则应对证据的应用进行具体的分析和评价,分析问题,查找原因,总结教训,为进一步的探讨提供方向,重新查找证据、评价证据、临床决策应用,直到取得理想的治疗效果为止。

四、循证检索策略

1. 分析整理信息需求　临床医师在医疗实践中提出具有临床意义的问题,针对该临床问题的信息需求进行分析和整理,通过检索循证医学资源库获取最佳证据帮助临床决策,通常这类临床问题可以分解为 PICO 四个要素:

P:patient or population(患者/人群):年龄、性别、种族、所患疾病种类。

I:intervention(干预措施):治疗手段或暴露因素。

C:comparison(比较因素):比较对照措施。

O:outcome(结果,即干预措施的影响):希望实现的治疗目的或达到的治疗效果等。

例如:男性患者,63 岁,工人,发热、咳嗽 5 天。现病史:患者 5 天前洗澡受凉后,出现寒战,体温高达 40℃,伴咳嗽、咳痰,痰量不多,为白色黏痰。无胸痛,无痰中带血,无咽痛及关节痛。门诊给予双黄连及退热止咳药后,体温仍高,在 38℃到 40℃之间波动。病后食欲缺乏,睡眠差,大小便正常,体重无变化。既往体健,无特殊个人史、家族史。体检:T 38.5℃,P 100 次/min,R 20 次/min,BP 120/80mmHg。发育正常,营养中等,神志清楚,无皮疹,浅表淋巴结不大,头部器官大致正常,咽无充血,扁桃体不大,颈静脉无怒张,气管居中,胸廓无畸形,呼吸平稳,左上肺叩浊,语颤增强,可闻湿啰音,心界不大,心律、律齐,无杂音,腹软,肝脾未及。实验室检查:血红蛋白(Hb)130g/L,白细胞(WBC)11.7×10^9/L,中性粒细胞 79%,嗜酸性粒细胞比率 1%,淋巴细胞比率 20%,血小板(PLT)210×10^9/L,尿常规(-),便常规(-)。入院诊断:左侧肺炎(肺炎球菌性肺炎可能性大)。治疗原则:①抗感染:抗生素治疗;②对症治疗。

当临床医师需要"肺炎病人应使用何种抗生素治疗效果好而且成本低"这方面信息时,可将此问题初步分解如下,P:老年肺炎患者;I:使用抗生素(多种)治疗肺炎;C:包括抗生素的种类、给药途径及给药方法、就医情况(住院或门诊)的比较等;O:包括成本效果比、每例病人的平均费用(住院总费用、抗生素费用)等。

2. 确定检索的数据库　根据所提临床问题的类型和现有的条件,先检索最相关的数据库,如果检索的结果不能满足需要,再检索其他基本相关的数据库,当检索出的结果依然不理想时,再检索第二个或多个数据库。

例如，针对临床问题选择数据库进行检索时，应首先选择 Cochrane Library 进行检索。Cochrane Library 中有多个回答临床问题的数据库，尤其是其中的科克伦系统评价数据库（The Cochrane Database of Systematic Reviews，DARE），最为引人关注可从科克伦协作网的网站，以及 PubMed 中免费检索到摘要部分；还有科克伦协作网对照试验中心注册数据库（The Cochrane Central Register of Controlled Trials，CENTRAL）可供利用。如检索结果不能满足需要，再检索其他的二次研究证据类资源，如 ACP Journal Club，Evidence-based Medicine，Bandolier 等。如检索结果仍难以回答所提出的临床问题，常需检索收录记录多、更新快或专业更密切的其他数据库，如 MEDLINE、EMBASE、中国生物医学文献服务系统，以及临床实践指南、相关专业杂志和会议录、循证医学多元搜索引擎和经评价的医学主题目录网站等。

3. 选择恰当的检索词 选择了数据库后，还应针对按照 PICO 四个要素已分解的临床问题，思考和选择恰当的检索词。最好能列出一组与临床问题有关的词，这些词应包括自由词和主题词。在对检索词进行选择时，既要重视对主题词的选择，充分利用主题词检索系统的优点（如主题词的树状结构，主题词和副主题词的组配，对检索词扩充或不扩充检索等），但也不能忽视对自由词的检索。

4. 制订检索策略式 针对所选数据库的特点，制订出适用于该数据库的检索策略。检索策略是指在分析检索信息需求的基础上，选择适当的数据库并确定检索途径和检索词，确定各词之间的逻辑关系，以制订出检索表达式并在检索过程中修改和完善检索表达式。

5. 判断或评估检索结果能否回答临床问题 从证据检索的步骤来讲，对检索结果进行评价主要是看检索的结果是否是在预期的范围之内。如果是为使用证据而进行检索，主要是从证据的级别和临床适用性来判断检索结果的质量。如果是为制作证据（如撰写系统评价）而进行检索，对检索结果的评价步骤有：浏览记录的标题和摘要，评估该记录是否符合事先制订好的纳入和排除标准，排除不符合要求的文献，纳入符合要求的文献。对潜在的有可能符合纳入标准的记录以及不能确定是否需要纳入和排除的记录，应检索和阅读文献全文，以进行进一步的判断或评估。

6. 再次检索 如发现检索结果尚不能满足用户需求的话，有必要对已检索过的数据库进行再次检索或再选择检索新的数据库。如果是为了临床实践提供证据，应更多地检索一些二次研究证据类的数据库；如果是为了对临床研究证据进行系统评价，除了检索收录已发表文献的数据库之外，还应检索专门收录临床研究证据的数据库，以及检索不同语种的数据库。由于不同的数据库具有检索术语、检索词表及检索功能的差异，因此需在检索过程中选择合适的检索词，并且不断修改和完善检索策略，调整好检索表达式的敏感性或特异性，以便制订出能满足检索需求的更高质量的检索策略。

第四节　循证医学证据的级别和评价

一、循证医学证据的分类

循证医学证据是指有效的、与临床相关的研究证据。这些证据可以是基础方面的研究，但更主要的是来自临床研究。关于循证医学证据的分类，国内外学者有不同的看法，我们这里主要介绍以下几种类型：

1. 按照研究方法分类 分为原始研究证据和二次研究证据。原始研究证据是对直接进行的临床研究的第一手数据进行统计处理、分析讨论后所得出的结论。它们可来自不同类型的临床研究设计，如随机对照试验、队列研究、病例对照研究、横断面调查设计等。二次研究证据是尽可能全面地收集某一问题的全部原始研究证据,进行严格评价、整合处理、分析总结后所得出的综合结论,是对多个原始研究证据再加工后得到的更高层次的证据,主要包括系统评价、临床实践指南、临床决策分析、最佳证据信息册、卫生技术评估报告等。

2. 按照研究问题分类 分为病因临床研究证据、诊断临床研究证据、预防临床研究证据、治疗临床研究证据、预后临床研究证据。

3. 按照获得渠道分类 分为已公开发表的临床研究证据、灰色文献和网络信息资源。

4. 按照使用对象分类 分为政策制定者、研究者、卫生保健人员、患者和公众。

二、循证医学证据的分级

(一)循证医学证据分级的基本思想

1. 指导医学实践的证据是以人为基本研究对象,是关于疾病和健康一般规律的医学观察和干预研究。

2. 系统性的人群研究证据的可靠性,一般优于非系统性的病例观察和个人经验。

3. 不同种类的研究设计适用于不同的临床问题,提供的证据质量也各不相同。例如,评价干预措施效果和常见不良反应的最佳证据,来自随机对照试验;研究常见病因和疾病预后,最好采用前瞻性研究;研究罕见疾病的病因,最切实可行的是病例对照研究;评价诊断方法的准确性,只需横断面研究;罕见的毒副反应,则常常来自个案报道而无法进行大样本的研究。

4. 多数学者认为,对于同种设计类型的原始证据,综合多个高质量原始研究结果的系统评价的证据质量应高于单个小样本的原始研究,所以系统评价适于总结各类问题的原始研究。

5. 即使研究设计类型相同,证据的质量也会有差别,主要在于该研究的设计和实施的质量。

(二)证据分级的内容

1. 美国预防医学工作组(U.S. Preventive Services Task Force)的分级方法 可以用于评价治疗或筛查的证据质量。

(1)Ⅰ级证据:至少一个设计良好的随机对照临床试验中获得的证据。

(2)Ⅱ-1级证据:设计良好的非随机对照试验中获得的证据。

(3)Ⅱ-2级证据:设计良好的队列研究或病例对照研究(最好是多中心研究)的证据。

(4)Ⅱ-3级证据:多个带有或不带有干预的时间序列研究得出的证据。非对照试验中得出的差异极为明显的结果有时也可作为这一等级的证据。

(5)Ⅲ级证据:来自临床经验、描述性研究或专家委员会报告的权威意见。

2. 英国的国家医疗保健服务部(National Health Service)证据分级体系 使用一套以字母标识的分级。

(1)A级证据:具有一致性的、在不同群体中得到验证的随机对照临床研究、队列研究、全或无结论式研究、临床决策规则。

(2)B级证据:具有一致性的回顾性队列研究、前瞻性队列研究、生态性研究、结果研究、病例对照研究,或是A级证据的外推得出的结论。

(3)C级证据:病例序列研究或B级证据外推得出的结论。

(4)D级证据:没有关键性评价的专家意见,或是基于基础医学研究得出的证据。

3. 英国牛津大学循证医学中心证据分级 1998年由临床流行病学和循证医学专家鲍勃·菲利普(Bob Philips),克里斯·鲍尔(Chris Ball),大卫·萨基特等人共同制定了新的分级标准。该标准首次在证据分级的基础上整合了分类概念,涉及治疗、预防、病因、危害、预后、诊断、经济学分析7个方面,更具有针对性和适用性,已成为循证医学教学和循证临床实践的公认经典标准。但由于其过于复杂和烦琐,初次接触的学生和医生难以理解和掌握,如表7-1所示。

表 7-1 英国牛津大学循证医学中心证据分级

证据级别	推荐强度	具体描述
1a	A	同质 RCT 的系统评价
1b		单个 RCT(可信区间窄)
1c		全或无病案系列
2a	B	同质队列研究的系统评价
2b		单个队列研究(包括低质量 RCT,如随访率 <80%)
2c		结果研究,生态学研究
3a		同质病例对照研究的系统评价
3b		单个病例对照
4	C	病例系列研究(包括低质量队列和病例对照研究)
5	D	基于经验未经严格论证的专家意见

4. GRADE 标准 2004 年针对当时证据分级与推荐意见存在的缺陷,WHO 及其 19 个成员国共同创建了 GRADE 标准。由于其更加科学合理,过程透明、适用性强,目前已成为 WHO、科克伦(Cochrane)协作网,以及其他 74 个国际组织、协会共同采纳的标准,可以称为发展史上的里程碑。GRADE 系统的优势在于:①与其他众多标准相比,GRADE 是由具有广泛代表性的国际指南制定小组制定;②明确界定了证据质量和推荐强度;③清晰地评价了不同质量方案的中药结局;④对不同级别的证据的升降级有明确、综合的标准;⑤从证据评级到推荐意见强度全过程透明;⑥明确承认患者价值观和意愿;⑦就推荐意见的强弱,分别从临床医生、患者、政策制定者角度做了明确使用的阐释;⑧适用于制作系统评价、卫生技术评估及指南,如表 7-2 所示。

表 7-2 GRADE 证据质量分级

证据级别	内容	研究类型
高级证据	进一步研究也不可能改变该疗效评估结果的可信度	随机对照试验;质量升高二级的观察性研究
中级证据	进一步研究很可能影响该疗效评估结果的可信度,且可能改变该评估结果	质量降低一级的随机对照试验;质量升高一级的观察性研究
低级证据	进一步研究极有可能影响该疗效评估结果的可信度,且该评估结果很可能改变	质量降低二级的随机对照试验;观察性研究
极低级证据	对效应估计值几乎没有信息;真实值很可能与估计值大不相同	质量降低三级的随机对照试验;质量降低一级的观察性研究;系列病例观察;个案报道

5. 证据金字塔 2001 年由美国纽约州立大学下属医学中心推出证据金字塔,将证据分为 9 个级别(图 7-18)。越在上面的证据,质量越高。证据金字塔首次将动物研究和体外研究纳入证据分级系统,拓展了证据的范畴,并且证据金字塔简明形象,直观生动,流传非常广泛。

三、证据的评价

证据评价的依据,可以看文献类型,如"系统评价""Meta 分析"之类的文献类型,其潜在的价值比其他类型的文献要高一些,还可以看不同的研究设计的具体要求,是否按照相应的设计要求来计划和实施,指标的选择是否合

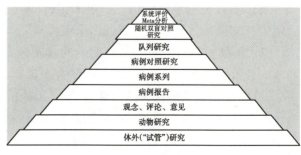

图 7-18 证据金字塔

理,结果是否有意义等。

1. 病因和危险因素的证据及其评价　一般来说,病因和危险因素的证据来自队列研究、病例对照研究、横断面调查等,甚至有的证据来自随机对照试验。此外,针对队列研究、病例对照研究、随机对照试验而作的系统评价和 Meta 分析,其结果通常比对应的单个文献的结果可靠。

(1)**队列研究**:根据队列研究的特点,评价要点如下:①失访的控制及失访率的报告。这是队列研究中不可避免的偏倚,因为在一个较长的追踪观察期内,总会有对象迁移、外出、死于非重点疾病或拒绝继续参加观察而退出队列。一项研究如果失访率小于 5%,说明失访控制得非常好;如果失访率大于 20%,说明失访控制非常差。一般情况下的失访率最好不超过 10%。②选择偏倚的控制。③数据分析的方法要恰当、合理。

(2)**病例对照研究**:根据病例对照研究的特点,评价要点如下:①偏倚的控制:尤其是选择性偏倚、信息偏倚的控制措施是否提及并实施。②数据分析方法:包括研究资料的一般性描述、比值比及可信区间、显著性检验、归因危险度估计、分层分析、趋势检验等。

(3)**横断面调查**:根据横断面调查,评价要点如下:①偏倚的控制:测量偏倚是重点考虑的方面之一,减少缺失值也是值得考虑的问题。②数据分析方法:包括研究资料的一般性描述、比值比及可信区间、显著性检验、归因危险度估计、分层分析、趋势检验等。

(4)**随机对照试验**:根据随机对照试验,评价要点如下:①偏倚的控制:测量性偏倚、选择性偏倚是影响研究结果的主要偏倚之一。②数据分析方法:包括有效率、治愈率、病死率、相对危险降低率、绝对危险降低率、相对危险增加率和绝对危险增加率等。

(5)**系统评价和 Meta 分析**:根据系统评价和 Meta 分析,评价要点如下:①原始文献检索策略及方法。是否检索所有可能的文献来源? 检索词的确定是否合理、检索方式和检索策略是否最佳化? ②对原始文献的评价。③数据分析方法,包括异质性检验、效应模型的选择、效应值的选择、敏感性分析、亚组分析等。

知识拓展

Meta 分析

Meta 分析(Meta analysis)是循证医学中必不可少的定量综合分析方法,成为循证医学科学获取、评价和应用最佳证据的重要手段。

Meta 分析又称荟萃分析、整合分析、综合分析、二次分析等,是指汇集同类研究的多个相互独立的研究结果进行定量分析,以期获得一个综合性结论的统计方法。

Meta 分析的基本步骤为提出需要并可能解决的问题,拟定研究计划、确定检索策略,检索相关文献、确定纳入标准,评价文献质量并筛选合适的研究、提取纳入文献的数据信息、统计分析、报告和解释结果。

---

2. 诊断性证据及其评价　一般来说,诊断性证据来自诊断性试验及其系统评价和 Meta 分析,后两者其结果通常比单个文献的结果更可靠。

(1)**诊断性试验的特点**:①有明确的诊断标准和新的诊断性试验方法。②研究对象中患目标疾病的人和没有患目标疾病的人,每个研究对象都经过两种诊断测试。③盲法对照试验结果。

(2)**诊断性试验的评价主要要点有**:①偏倚的控制,特别要控制测量性偏倚和选择性偏倚。②数据分析方法,包括敏感度、特异度、阳性预测值、诊断比值比、阳性似然比、ROC 曲线分析、难后概率、分层似然比等。

3. 干预性证据及其评价　一般来说,干预性证据来自随机对照试验、队列研究,以及针对队列研究、随机对照试验而做的系统评价和 Meta-分析,其结果通常比对应的单个文献的结果更可靠。

4. 药物不良反应性证据及其评价　按照 WHO 国际药物监测合作中心的规定,药物不良反应(adverse drug reactions)是指正常剂量的药物用于预防、诊断、治疗疾病或调节生理功能时出现有害并和用药目的无关的反应。该定义排除有意地或意外地过量用药及用药不当引起的反应。

药物不良反应性证据来源于药物说明书、专著、期刊和数据库等,其中国际数据库包括:①WHO Adverse Reaction Database;②FDA Drug Approval and Databases;③EMEA Pharmacovigilance Guidelines and Documents;④Safety Information:MHPA;⑤Canadian Adverse Reaction Newsletter。

从研究方案的不同来看,药物不良反应性证据可来自随机对照试验、队列研究、病例对照研究等。

我国药物不良反应监测评价中心应用的评价标准如下:①用药与反应出现的时间顺序是否合理;②以往是否有该药反应的报道;③发生反应后撤药的结果;④反应症状清除后再次用药出现的情况;⑤有否其他原因或混杂因素。依据符合以上 5 项的多少,判断为"肯定""很可能""可疑"和"否定"。

药物不良反应性证据的真实性评价可以从 4 个方面来看:①除了治疗措施或其他相关因素之外,资料中所涉及的各组病人,其主要临床特点基线状况是否清晰界定,其组间是否相似或一致。②药物不良反应性证据是否为盲法观测的结果。③对于药物不良反应的观测追踪期是否足够长,资料是否完整。④药物不良反应性证据是否满足诊断标准。

药物不良反应性证据的重要性评价主要是从因果效应强度和精确度来看,一般情况下,前者看点估计,后者看区间估计。证据的适用性评价则从以下 3 个维度来考察,①药物不良反应证据是否与病人临床表现一致。②权衡治疗的利弊比。③与病人交流,尊重他们的期望、优选和要求。

四、检索实例

以胃癌(gastric carcinoma)的治疗为例,分别在 Cochrane Library、PubMed 数据库、美国国立综合癌症网络(National Comprehensive Cancer Network,NCCN)检索循证医学研究证据。

1. 利用 Cochrane Library 进行检索　在 Cochrane Library 主界面,单击 Advanced Search,进入高级检索界面(图 7-19),选择 Title Abstract Keyword 字段,检索框中输入 gastric carcinoma 及其同义词 gastric cancer,gastric tumor,gastric neoplasm,并设置布尔逻辑运算符 OR,得到检索结果(图 7-20)。

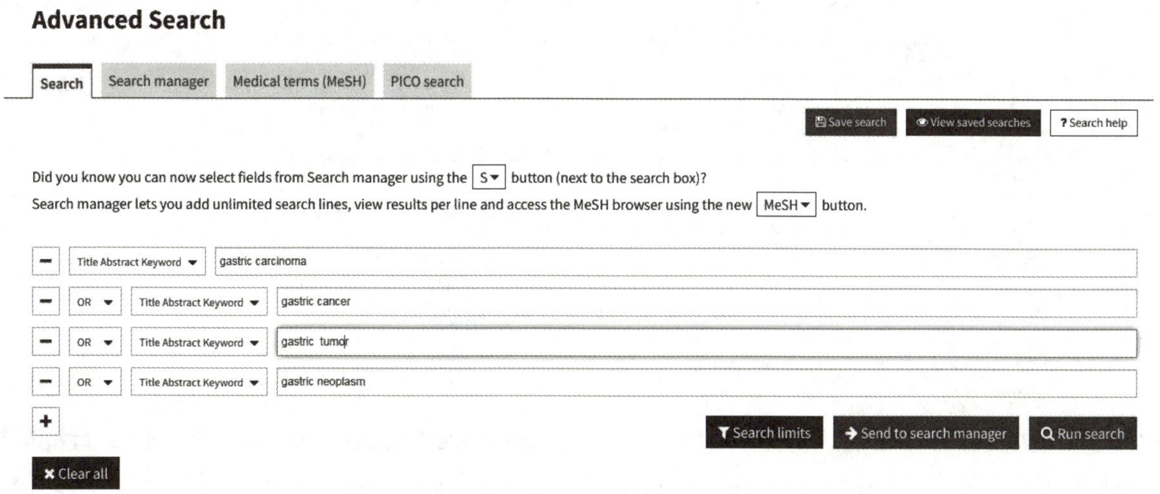

图 7-19　Cochrane Library 高级检索

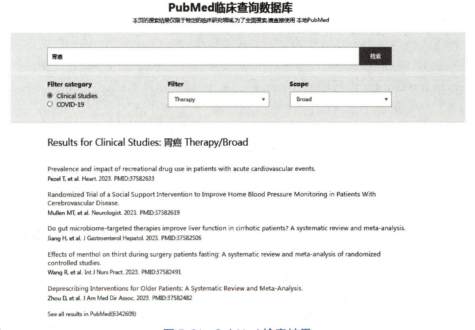

Cochrane Reviews	Cochrane Protocols	Trials	Editorials	Special Collections	Clinical Answers	More
41	7	10013	0	0	5	

Filter your results

Date ℹ

Publication date

The last 3 months 0

The last 6 months 0

The last 9 months 0

The last year 0

The last 2 years 1

Custom Range:

📅 dd/mm/yyyy to 📅 dd/mm/yyyy

Apply Clear

Topics ℹ

＋ Cancer 5

＋ Gastroenterology & hepatology 5

＋ Insurance medicine 1

5 Clinical Answers matching **gastric carcinoma** in Title Abstract Keyword OR **gastric cancer** in Title Abstract Keyword OR **gastric tumor** in Title Abstract Keyword OR **gastric neoplasm** in Title Abstract Keyword - (Word variations have been searched)

Cochrane Clinical Answers

☐ Select all (5)   Export selected citation(s)

Order by Relevancy ▼   Results per page 25 ▼

1 ☐ How does laparoscopic compare with open gastrectomy at improving outcomes in people with gastric cancer?
Ulrich Ronellenfitsch
25 January 2017

2 ☐ In people with resectable gastric cancer, what are the benefits and harms of post-surgical chemotherapy?
Ulrich Ronellenfitsch, Sera Tort
22 March 2017

3 ☐ What are the effects of abdominal drainage versus no drainage post gastrectomy in people with gastric cancer?
Bobby V. M. Dasari
25 July 2016

图 7-20　Cochrane Library 检索结果

2. 利用 PubMed 数据库进行检索　在 PubMed 主界面，单击 Clinical Queries，进入 PubMed 临床查询数据库，在 PubMed 临床查询数据库，对胃癌的治疗进行检索，得到检索结果（图 7-21）。

PubMed临床查询数据库

本页的搜索结果仅限于特定的临床研究领域为了为全面搜索,请直接使用 本地PubMed

胃癌	检索

Filter category
◉ Clinical Studies
○ COVID-19

Filter
Therapy ▼

Scope
Broad ▼

Results for Clinical Studies: 胃癌 Therapy/Broad

Prevalence and impact of recreational drug use in patients with acute cardiovascular events.
Pezel T, et al. Heart. 2023. PMID:37582633

Randomized Trial of a Social Support Intervention to Improve Home Blood Pressure Monitoring in Patients With Cerebrovascular Disease.
Mullen MT, et al. Neurologist. 2023. PMID:37582619

Do gut microbiome-targeted therapies improve liver function in cirrhotic patients? A systematic review and meta-analysis.
Jiang H, et al. J Gastroenterol Hepatol. 2023. PMID:37582506

Effects of menthol on thirst during surgery patients fasting: A systematic review and meta-analysis of randomized controlled studies.
Wang R, et al. Int J Nurs Pract. 2023. PMID:37582491

Deprescribing Interventions for Older Patients: A Systematic Review and Meta-Analysis.
Zhou D, et al. J Am Med Dir Assoc. 2023. PMID:37582482

See all results in PubMed(6342609)

图 7-21　PubMed 检索结果

3. 利用美国国立综合癌症网络（National Comprehensive Cancer Network，NCCN）进行证据检索　在 NCCN 主界面，单击 Guidelines-Treatment by Cancer type - Gastric Cancer（图 7-22），得到检索结果（图 7-23）。

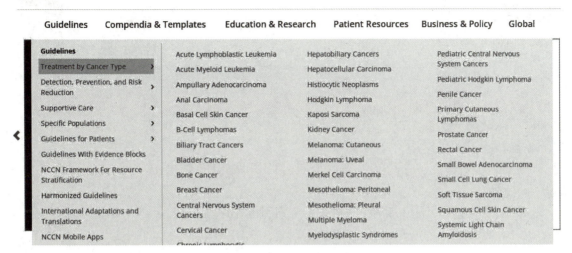

图 7-22　NCCN 指南检索

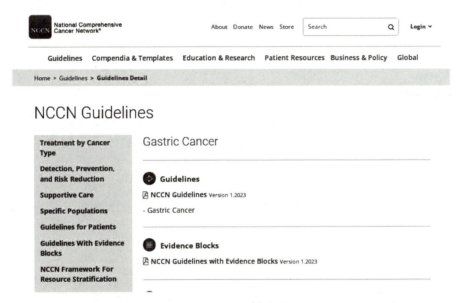

图 7-23　NCCN 检索结果

（蔡金伟）

思考题

1. 简述循证医学和传统医学二者的关系。

2. 使用 Cochrane Library 检索幽门螺杆菌的治疗（The treatment of helicobacter pylori）相关文献。

3. 试举例说明 PICO 四个要素。

4. 简述 GRADE 标准的优点和缺点。

5. 试比较队列研究和病例对照研究评价的要点。

ER 7-3

练习题

第八章 ｜ 引文检索

教学课件

思维导图

学习目标

1. 掌握：引文著者、来源文献、来源著者、自引和他引的概念；常用引文数据库的检索方法。
2. 熟悉：引文索引及引文文献的概念；引文索引的作用。
3. 了解：常用引文数据库的名称、收录范围。
4. 学会检索常用引文数据库，能熟练利用引文数据库获取自己所需要的知识。
5. 具备利用所学知识进行引文文献查询，实现利用参考文献查文献，追踪其历史发展；利用引证文献查文献，追踪其最新进展。

案例导入

某地区某一教学单位欲升格为更高等级的教学院校，需要评估该单位硬件条件，并考察该单位教学人员的学术水平，其中包括该单位在 2014—2024 年教学人员发表论文及论文被引情况。

请思考：

可以通过哪些引文数据库，利用哪些检索方法，统计出该单位教学人员发表论文的被引状态？

第一节 引文检索基础知识

一、引文索引及相关概念

20 世纪 60 年代，美国情报学家尤金·加菲尔德（Eugene Garfield）提出编制科学引文索引的设想。其主办的科学情报研究所（Institute for Scientific Information，ISI）先后创办了科学引文索引（Science Citation Index，SCI，1963 年创刊）、社会科学引文索引（Social Sciences Citation Index，SSCI，1963 年创刊）、艺术与人文科学引文索引（Arts & Humanities Citation Index，A&HCI，1978 年创刊）三种引文索引刊物。我国也建立了一些有自己特色的引文索引数据库，包括中国科学引文索引（Chinese Science Citation Database，CSCD）、中国科技论文与引文数据库（Chinese Scientific and Technical Papers and Citation Database，CSTPCD）、中国生物医学文献数据库（Chinese Biomedical Literature，CBM）的引文检索功能、中国引文数据库（Chinese Citation Database，CCD）。

引文索引是指利用文献引证关系检索相关文献的索引。引文索引可以通过被引用文献检索到引用文献。

比较完整的引文数据库应当包含引文索引的中间步骤，即被引文献索引。Web of Science 核心合集、中国引文数据库、中国科学引文数据库、EBSCOhost 引文检索、中国知网引文库、中文科技期刊数据库(引文版)有被引文献索引。其中中国科学引文数据库是我国第一个自行开发的引文数据库。

(一) 引文文献、引文著者

1. 引文文献 引文文献即一篇论文后所附的参考文献。通过对引文文献检索，可追溯论文研究工作的背景和依据。在实际使用中，引文文献也称被引用文献或被引文献。

2. 引文著者 引文著者即参考文献的作者。在实际使用中，也称被引作者。因此，引文作者等于被引作者(cited author)。

(二) 来源文献、来源作者

1. 来源文献 来源出版物上刊载的论文称为来源文献(source document)。即现期期刊上发表的论文，只有在来源出版物上发表的论文才能在来源文献中查到，而被引文献则不受此限制。

2. 来源作者 来源作者是指来源文献的作者，即现期期刊上的作者。在实际使用中，来源作者也有引用作者(citing author)、引证作者或施引作者之称。

(三) 自引和他引

1. 自引 自引分作者自引和期刊自引。作者自引指作者引用自己发表的文献，期刊自引指同一期刊上文献的相互引用。

2. 他引 他引指非同一作者和非同一期刊之间的引用。

(四) 参考文献和引证文献

1. 参考文献 参考文献是反映原始论文研究工作的背景和依据。"二级参考文献"是指参考文献的参考文献，进一步反映原始论文研究工作的背景和依据。沿着参考文献查文献，则越查越旧，可以追踪其历史发展。

2. 引证文献 引证文献是引用原始文献的文献，反映原文研究工作的继续、应用、发展或评价。"二级引证文献"是指引证文献的引证文献，更进一步反映了原文研究工作的继续、发展或评价。沿着引证文献查文献，则越查越新，可以追踪其最新的进展。

(五) 同被引文献和共引文献

1. 同被引文献 同被引文献是与本文同时被作为参考文献引用的文献，与本文共同作为进一步研究的基础。

2. 共引文献 共引文献也称"同引文献"，是与本文有相同参考文献的文献，与本文有共同研究背景或依据。"同被引文献"和"共引文献"在引文数据库作为"相关文献"链接。沿着共引文献查文献，则越查越深入。

> **知识拓展**
>
> ### 引文索引基础知识
>
> 引文索引(Citation Index)是一种以科技期刊、专利、专题丛书、技术报告等文献资料所发表的论文后所附的参考文献(即引文)的作者、题目、出处等项目，按照引证与被引证的关系进行排列而编制的索引。1958 年美国科学信息研究所的创始人尤金·加菲尔德创造性地发展文献间引证关系的思想，构造了独具特色的引文检索法，并创建了《美国科学引文索引》的前身。

二、引文索引的作用

就具体某篇论文来说,随着时间的推移,一般被引频次会变大。

1. 引文索引是一种以文献之间的引证与被引证关系为基础的索引,提供所引用文献的检索。由于被引用文献与引用文献在内容上总是存在一定的联系,所以通过一篇或几篇已知的、较有质量的早期文献来查引文索引,常常可以得到一些主题相关、在内容上有所继承发展的文献。

2. 引文索引精选各学科最重要、最有影响力的学术期刊作为来源期刊,将来源期刊的论文及其参考文献分别有序地组织起来,建立来源文献索引和引文索引。利用文献之间的相互引证关系来构造索引系统,从引文索引中查出一批所需的文献后,再利用这些文献的引文查找一批新文献,这样不仅能获得一定数量的相关文献,还能揭示旧文献对新文献的影响(越查越旧)、新文献对旧文献的评价(越查越新),展现新旧文献在学术研究中的关系,同时引文索引又打破了传统的学科分类界限,既能揭示某一学科的继承与发展关系,又能反映学科之间的交叉渗透关系(越查越深入)。

3. 引文索引是为科研人员提供的一条实用的检索途径,同时为文献学、科学学、文献计量学等的分析研究提供有用的参考数据。例如选择核心期刊、确定经典论文、测定文献老化、评价科学家学术水平、反映学科之间交叉渗透关系等,引文索引是必不可少的工具。

第二节　中文引文数据库

一、中国科学引文数据库

(一) 概况

中国科学引文数据库(Chinese Science Citation Database,CSCD)的来源期刊包括核心库和扩展库(图 8-1),核心库的来源期刊经过严格的评选,选择各学科具有权威性和代表性的核心期刊;扩展库的来源期刊是经过大范围遴选的各学科优秀期刊。学科范围包括数学、物理学、力学、化学、天文、地球科学、生物学、农林科学、医药卫生、工程技术、环境、管理科学等。来源期刊:核心库 995 种期刊,扩展库 378 种期刊。已积累从 1989 年到现在的论文记录近 627 万条,引文记录 1 亿余条。

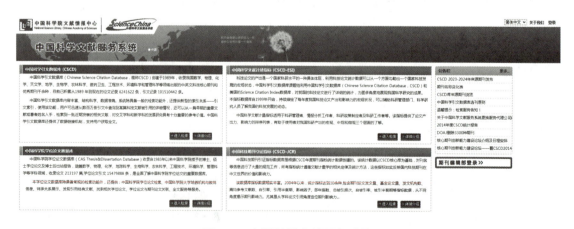

图 8-1　中国科学文献服务系统

(二) 检索方法

CSCD 提供简单检索、高级检索和来源期刊浏览三个部分,同时也具备检索结果的分析功能以及精炼检索结果。

1. 简单检索 在简单检索界面的检索框输入检索词,下拉菜单选择合适的字段,点击"检索"按钮,显示检索结果。

简单检索提供"提供来源文献检索"和"引文检索"两种检索方式(图 8-2)。

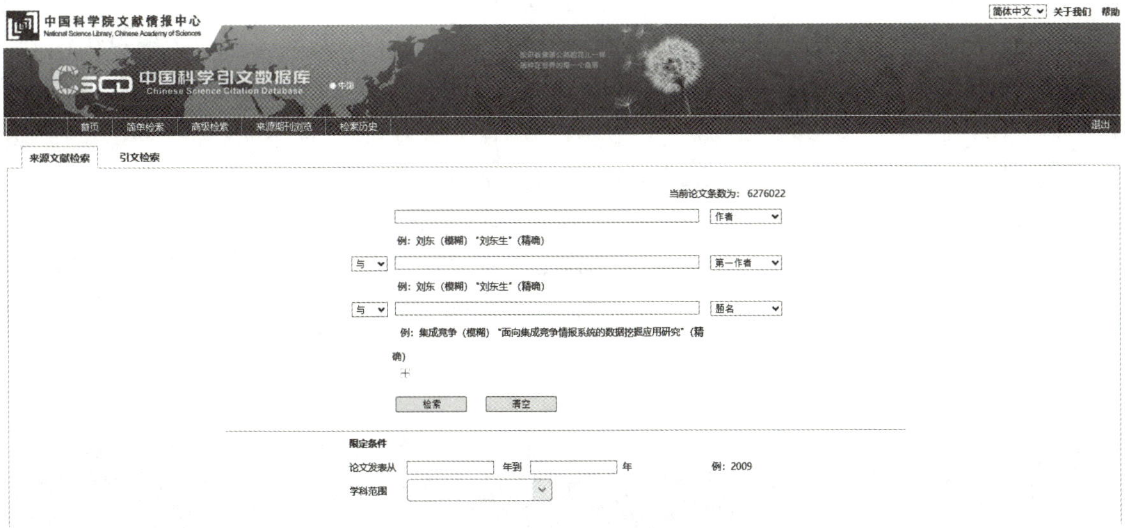

图 8-2　CSCD 简单检索界面

(1)"**来源文献检索**":"来源文献检索"常用检索字段包括作者、第一作者、题名、刊名、ISSN、文摘、机构、第一机构、关键词、基金名称、实验室、ORCID(开放研究者与贡献者身份)、DOI(数字对象标识符)等。如果选择多个检索字段,可输入与字段对应的检索词,选择合适的布尔逻辑运算关系"与""或"来进行多个检索词之间的组配检索。同时检索界面下方还可以对论文发表年代及学科范围进行限定。如检索"北京医院王新德",检索字段选择"作者",检索提问输入框中输入检索词"王新德";检索字段选择"机构",检索提问输入框中输入检索词"北京医院",两个检索词之间选择"与"逻辑运算,点击"检索",显示检索结果。检索结果界面每条记录下方一般都提供"详细信息""CSCD-LINK""全文"3 个链接;检索结果界面还提供"检索结果分布""检索结果分析""引文检索报告"等功能(图 8-3)。点击"详细信息"链接可以获取本条文献的文摘、来源、参考文献等更多

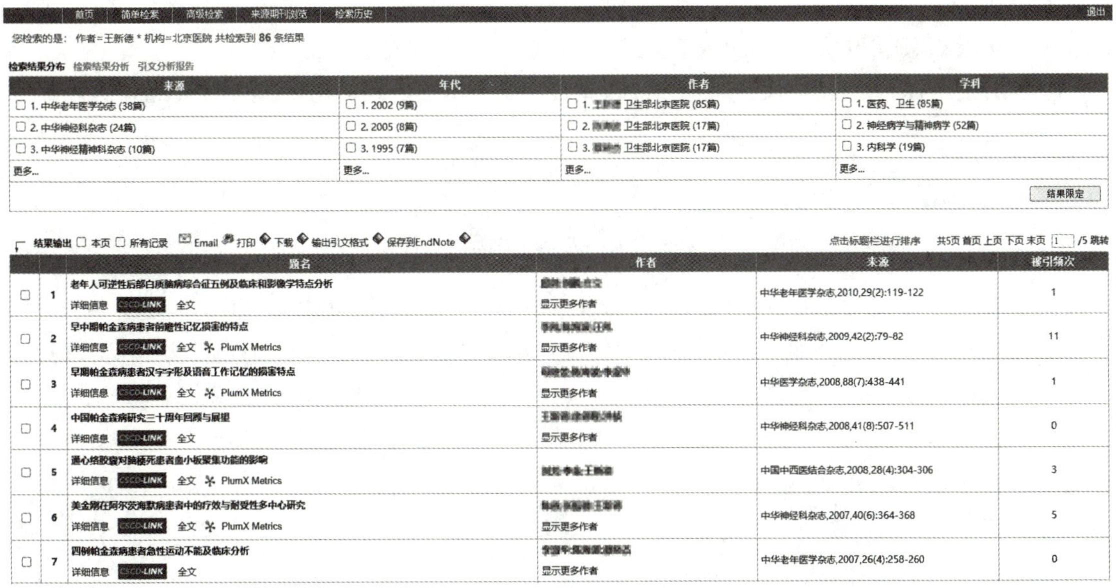

图 8-3　CSCD 简单检索结果

的相关信息;点击"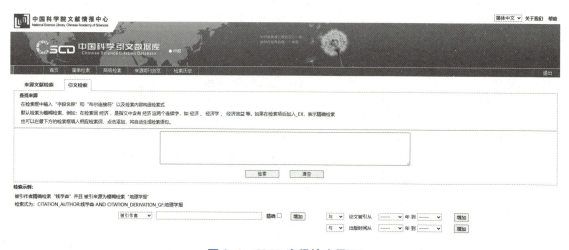",可以查看本条文献的来源期刊的详细信息;点击"全文"可以获取本条文献的全文。

（2）"**引文检索**"："引文检索"常用的检索字段包括被引作者、被引第一作者、被引来源、被引机构、被引实验室、被引文献主编等。如果选择多个检索字段,可使用逻辑运算关系"与""或"来进行多个字段之间的组合检索。同时检索界面下方还可以对论文发表年代及论文被引年代进行限定。检索结果界面上栏提供"检索结果分析"链接和"检索结果分布"（显示被引文献的出处、年代和作者统计等）。检索结果界面下栏提供"作者""被引文献出处""被引频次"。"被引文献出处"也可以通过点击"被引文献出处"的"CSCD-LINK",进一步了解引文的相关信息。

2.**高级检索**   在 CSCD 高级检索界面,用户也可以选择多个检索字段,输入与字段对应的检索词,选择合适的布尔逻辑运算关系"与""或"来进行多个检索词之间的组配检索;还可以构建检索式进行组合检索,以获取更加精确的检索结果。高级检索同样也提供来源文献检索和引文检索（图 8-4）。

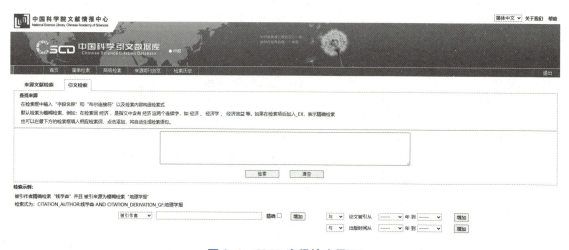

图 8-4   CSCD 高级检索界面

3.**来源期刊浏览**   按照中英文期刊进行分类,中文期刊按照拼音首字母排序,英文期刊按刊名英文首字母排序。点击字母即可浏览相应刊物,显示刊名、ISSN、收录年代。点击刊名可以浏览该刊物每一期发表的文献摘要。

4.**检索历史**   保存已经使用过的检索式,用户可以随时进行检索式之间的组配并重新检索。

知识拓展

中国科学引文数据库（CSCD）

中国科学引文数据库（Chinese Science Citation Database,CSCD）创建于 1989 年,由中国科学院文献情报中心与中国学术期刊（光盘版）电子杂志社联合主办,并由清华同方电子出版社出版,是我国第一个引文数据库。中国科学引文数据库收录了我国数学、物理、化学、天文学、地学、生物学、农林科学、医药卫生、工程技术、环境科学和管理科学等领域出版的中英文科技核心期刊和优秀期刊。

借助 CSCD,用户能够跟踪中国科研的发展趋势,了解国内某学科领域的核心作者、核心研究机构和核心期刊等信息。

二、中国引文数据库

（一）概述

中国引文数据库（Chinese Citation Database，CCD）是中国知网（CNKI）研发的子数据库。它是基于CNKI源数据库文献的文后参考文献和文献注释为信息对象建立的一个规范的引文数据库。引文数据库涵盖期刊(中外文)、博硕士学位论文、国内/国际会议论文、图书、中国专利、中国标准、年鉴、报纸等文献类型引文。通过揭示各种类型文献之间的相互引证关系，不仅可以为科学研究提供新的交流模式，而且也可以作为一种有效的科研管理及统计分析工具。

（二）检索方法

中国引文数据库主要包含快速检索、高级检索、专业检索三种检索方式。

1. 快速检索　用户登录中国引文数据库的首页，默认为快速检索页面(图8-5)。快速检索提供被引文献、被引作者、被引刊名、被引机构、被引期刊、被引基金、被引学科、被引地域、被引出版社等检索字段，用户根据需要选择合适的字段，并在检索框中输入检索词，点击"检索"按钮进行快速检索。

例如，在中国引文数据库快速检索页面(图8-5)输入框上方选择"被引期刊"字段，在检索框输入"中华医学杂志"，点击左侧"检索"按钮，显示搜索结果(图8-6)。在"排序"下拉列表中，可根据出版年的时间，被引、他引以及下载的次数进行排序。

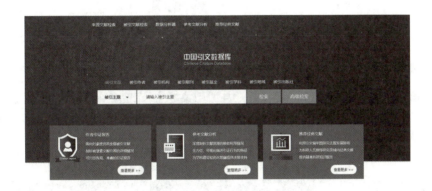

图8-5　中国引文数据库快速检索页面

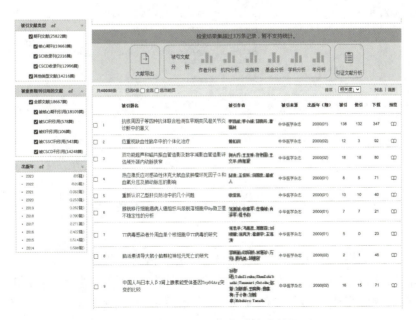

图8-6　中国引文数据库快速检索结果页面

2. 高级检索 高级检索页面提供复选框,可以在"来源文献检索范围"和"被引文献类型"中选择范围和类型。

中国引文数据库的主页面点击输入框右侧的"高级检索",切换至中国引文数据库的高级检索页面(图 8-7)。根据需要对学科类别、来源文献范围以及被引文献的类型勾选。同时根据需要从被引主题、被引作者、被引单位、出版年和被引年以及被引来源、被引基金等检索字段的下拉菜单中,选择合适的字段,输入检索词,选择"模糊"或者"精确",点击"检索"按钮,进行高级检索。

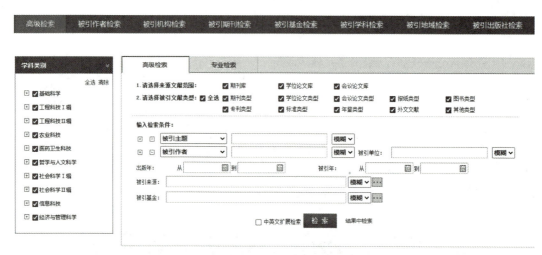

图 8-7 中国引文数据库高级检索页面

例如,想要检索"北京医院王新德",进入中国引文数据库高级检索页面(图 8-7),选择"被引作者"字段,输入被引作者:王新德,选择"精确"匹配;选择"被引单位"字段,输入:北京医院,选择"模糊"匹配。(图 8-8)。

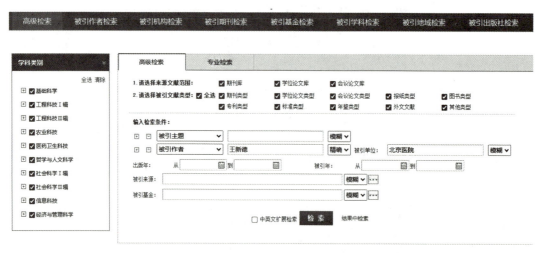

图 8-8 中国引文数据库被引文献检索页面

数据库共收录王新德发表的论文 171 篇(图 8-9),点击各篇检索文献后面的"被引频次"可查阅引证文献。此外,该数据库还分别对被引文献作者、机构、出版物、基金、学科和年度分析的统计。以作者统计为例,数据库提供被检作者的发文量、逐年被引量、发表文献下载量、H 指数、期刊分布、作者被引排名、作者关键词排名等统计数据。

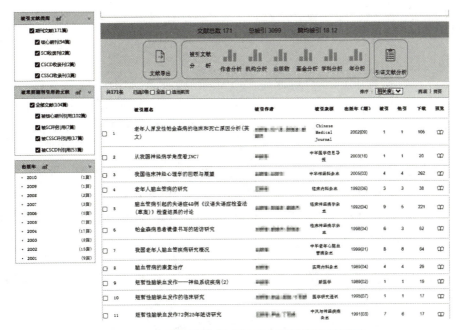

图 8-9　中国引文数据库被引文献检索结果页面

3. 专业检索　登录中国引文数据库的首页,点击检索框右侧的"高级检索",显示中国引文数据库高级检索页面,在该页面有两个选项按钮,点击"专业检索"切换到专业检索页面(图 8-10)。在该页面的检索框中输入检索式后,点击"检索"按钮,即可完成专业检索。检索式语法可以参看检索框下面的说明。

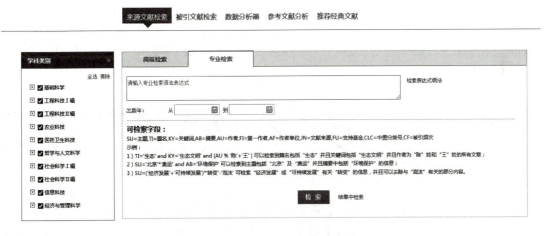

图 8-10　中国引文数据库来源文献专业检索结果页面

检索实例

　　在中国引文数据库(中国知网)中查找尚永丰关于"基因转录"相关论文的被引用情况。

　　选择"被引文献检索"中的"高级检索"功能,选择"被引主题"字段,输入检索词"基因转录";同时选择"被引作者"字段,输入检索词"尚永丰",点击"检索"按钮,显示检索结果。

三、中文科技期刊数据库(引文版)

(一) 概述

中文科技期刊数据库(引文版)(Chinese Citation Database,CCD),是维普在2010年全新推出的期刊资源整合服务平台的重要组成部分,是目前国内规模最大的文摘和引文索引型数据库。其收录文摘涵盖8 000多种中文科技期刊,引文数据追溯至2000年,学科覆盖自然科学、工程技术、农业、医药卫生、经济、教育和图书情报等学科。该数据库采用科学计量学中的引文分析方法,挖掘文献间的引证关系,提供基于作者、机构、期刊的引用统计分析功能,可用于课题调研、科技查新、项目评估、成果申报、人才选拔、科研管理、期刊投稿等。利用中文科技期刊数据库(引文版)可全面追踪和揭示中文期刊文献引证关系脉络。

ER 8-3
中国引文数据库(中国知网)检索举例

(二) 引证功能介绍

1. 参考文献检索 检索一篇相关论文,论文的文末附有参考文献,获取参考文献的全文,文后又附参考文献,通过继续检索"参考文献"的参考文献,经过层层抽丝剥茧,对文献进行回溯追踪,获得越来越多相关文献,但是文献的发表时间随着检索的深入越来越旧。

2. 引证文献检索 先查看一篇(组)文献的引证文献,即引用该篇(组)文献的文献,通过继续检索引证文献的引证文献,可以获得更多的、发表时间更晚的相关文献,检索到的文献会越来越新。

3. 耦合文献检索 如果两篇文献共同引用了同一篇(或多篇)参考文献时,这两篇文献成为耦合文献。由于有共同的参考文献,一般认为耦合文献在内容上具有相关性。在引文数据库系统中,相关文献多指耦合文献,共同参考文献的篇数越多,其相关强度越强。通过查看一篇(组)文献的耦合文献,能得到一组相关论文,继续检索耦合文献的耦合文献,可使相关文献的数量越来越多,涉及的研究内容会更深广。

(三) 检索方法

在维普期刊资源整合平台(图8-11),进入"文献引证追踪"图标(图8-12),即可对中文科技期刊数据库(引文版)的数据库进行检索。此处检索的方式包含以下四种:基本检索、作者索引、机构索引和期刊索引。

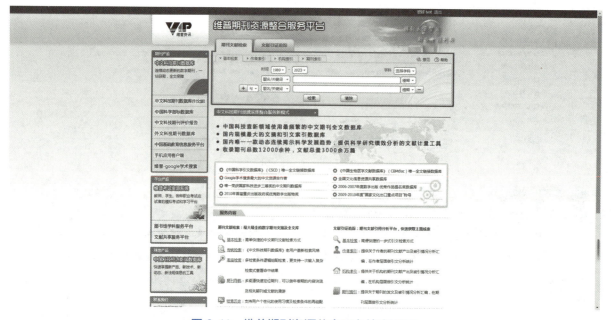

图 8-11 维普期刊资源整合平台检索页面

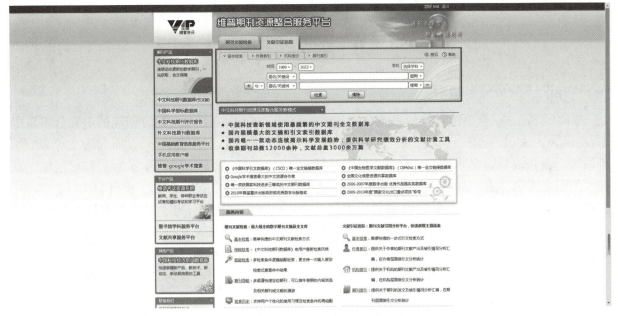

图 8-12 维普期刊资源文献引证追踪图标页面

基本检索按照期刊检索文献的被引用情况,可以从被引文献的题名、关键词、文摘、作者、机构、刊名、参考文献等八个途径进行检索,检索结果按被引量降序排列,点击被引量链接可以查看有哪些后来发表的文献引用了该文献。查询结果除能显示被引期刊论文的引用信息外,还分别对被引图书专著、被引学位论文、被引专利、被引会议论文等不同类型的信息得以显示。作者索引、机构索引以及期刊索引分别对作者、机构以及期刊进行检索,也可以按拼音浏览。

(四) 具体引文表现形式

维普中文科技期刊数据库(引文版)可获取全文链接、揭示高影响力元素并设有知识节点链接。

1. 全文链接 维普中文科技期刊数据库(引文版)支持与中文科技期刊数据库的权限传递和全文对接,用户可以直接从检索结果页、文摘页获取全文。

2. 高影响力元素揭示 检索到相关论文,可以查看该篇论文所在学科最近 10 年的高影响力学者、高影响力机构、高影响力期刊、高被引论文有哪些。获取最有价值的信息,提高科研与工作效率。

3. 知识节点链接 查询到的细览页在揭示文摘信息的同时,对相关信息、单篇文献引证关系作知识节点链接,从一篇论文出发,探寻科学研究的来龙去脉。

例如:可以通过中国科技期刊数据库(引文版),检索"我国显微神经的现状与发展"。查找到"我国显微神经的现状与发展"的具体引文为:

(1) **全文链接**:支持与中国科技期刊数据库(引文版)的权限传递和全文对接,用户可以直接从检索结果显示页面和文摘页面获取全文。

(2) **高影响力元素揭示**:查看该篇论文所在的学科最近 10 年的高影响力学者、高影响力机构、高影响力期刊、高被引论文有哪些,获取最有价值的信息。

(3) **知识节点链接**:检索结果细览页显示检索结果的文摘信息,也对相关信息、单篇文献引证关系做知识节点链接,以一篇论文为节点探寻引证文献的来龙去脉。"我国显微神经外科的现状与进展"的高影响力作者是赵继宗、高影响力机构为首都医科大学附属北京天坛医院神经外科、高影响力期刊为《中华显微外科杂志》。其中,"作者索引"提供关于作者的科研产出与引用分析统计,可以检查并查看作者的学术研究情况。

第三节　Web of Science

一、Web of Science 概况

Web of Science 是美国科技信息所（Institute for Scientific Information，ISI）创建的引文分析数据库，提供 SCI、SSCI、A&HCI 等三大引文数据库的 Web 版，涵盖科学、社会科学、艺术与人文等多个学科领域。覆盖高质量学术期刊、会议论文、专利等出版物，确保检索结果的学术水平和可信度。其强大的引文索引功能允许用户追踪文献的引用次数，深入了解学科的影响力。此外，Web of Science 还提供了分析工具，如期刊影响因子和作者影响力，帮助用户更全面地了解文献和研究领域的动态。作为全球学术界广泛应用的重要工具，Web of Science 为研究人员提供了可靠的学术信息，助力科研工作。其综合性、跨学科和高质量的特点使其成为学术研究的不可或缺的资源。

订购了科学引文索引数据库（Web of Science，WOS）的单位用户，可在单位局域网范围内进行检索，在 WOS 界面右上方随意切换中文、英文、日文、韩文等不同语言界面。

（一）Web of Science 核心合集简介

Web of Science 核心合集是世界上较有影响的多学科索引数据库，数据库每日更新，下述八个数据库可以单独检索，也可以合并检索。数据库 SCIE、SSCI、A&HCI 使用最为广泛。

1. Science Citation Index Expanded（**科学引文索引**，简称 SCIE）　SCIE 历来被全球学术界公认为最权威的科技文献检索工具，提供科学技术领域最重要的研究信息。共收录了 9 600 多种自然科学领域的世界权威期刊，覆盖了 178 个学科领域。

2. Social Sciences Citation Index（**社会科学引文索引**，简称 SSCI）　SSCI 涵盖了社会科学领域的多学科综合数据库，共收录 3 500 多种社会科学领域的世界权威期刊，覆盖了 58 个学科领域。

3. Arts & Humanities Citation Index（**艺术与人文引文索引**，简称 A&HCI）　A&HCI 共收录 1 800 多种艺术与人文领域的世界权威期刊，覆盖了音乐艺术、哲学、历史、戏剧、文学与文学评论、语言和语言学、舞蹈、民俗、中世纪和文艺复兴研究、亚洲研究等 25 个学科领域。

4. Emerging Sources Citation Index（**新兴资源引文索引**，简称 ESCI）　ESCI 收录自 2005 年 11 月至今，254 个学科的 7 900 多种期刊，包含以上三大引文索引尚未覆盖的期刊中的文献，主要展示的是最新或新兴研究领域中的学术成果。

5. Book Citation Index（**图书引文索引**，简称 BKCI）　BKCI 收录了超过 8 万种编辑精选的图书，且每年增加 1 万种新书。BKCI 收录包含完整参考文献的原创学术或文献综述著作。BKCI-S 自然科学子集涵盖 3 万余种图书，2 600 余种丛书，约占 35%。BKCI-SSH 社会人文子集涵盖 5.4 万余种图书，4 800 余种丛书，约占 65%。目前收录共计超过 100 万个图书章节。

6. Conference Proceedings Citation Index（**科学会议录引文索引**，简称 CPCI-S）　CPCI-S 收录自 1990 年至今有关自然科学领域的 20 余万种会议文献，该多学科索引能让人们以最快的方式从 18 余万种会议论文集中获得最前沿、有影响力的研究。

7. Current Chemical Reactions（**化学索引**，简称 CCR）　CCR 包含摘自知名期刊和 36 家专利授予机构的单步骤或多步骤新合成方法。所有方法均带有总体反应流程，且每个反应步骤都配有详细和准确的图形表示。包含来自著名的 L'Institut National de la Propriété Industrielle（INPI，法国国家知识产权局，负责专利、商标和工业设计权）的结构化数据记录，最早可追溯到 1840 年以来的化学反应，其数量目前超过 130 万种化学反应。

8. Index Chemicus（**化合物索引**，简称 IC）　IC 收录期刊文献中报道的 725 万多个新化合物的化学结构的相关性质，包括制备与合成方法；提供完整的化学结构图示、生物活性。数据可回溯至 1993 年。

（二）Web of Science 的特点

1. 遵循情报学中的布氏-加菲尔德法则,布拉德福定律的文字表述结论是建立在将等级排列的期刊进行区域分析的方法之上的,将科技期刊按刊载某学科专业论文的数量多少,以递减顺序排列,可以把期刊分为专门面对这个学科的核心区、相关区和非相关区。其期刊数量成:$1:n:n^2$……的关系。Web of Science 汇集了各个学科领域中最重要、最具影响力的学术刊物,为科研人员提供可信赖、高质量的专业信息。

2. Web of Science 基于 Internet,数据每周更新,并且在 Internet 传递信息,全世界的科研人员可以在第一时间获取最新的科研信息。利用引文,揭示过去、现在、将来的科学研究之间的内在联系,掌握课题的历史、发展和动态。

3. 提供完整的索引、完善的书目记录、详细的作者地址等,增强了一次文献的可利用性。

4. 独一无二的参考文献记录(Cited Reference)、被引次数及施引文献(Times Cited)和被引文献检索(Cited Reference Search),汇集自 1945 年以来所有文献的参考文献的记录并建立索引,方便科研人员迅速掌握相关研究课题的参考文献及其文献被引用的情况。可以看到论文引用参考文献的记录、论文被引用情况及相关文献记录。

5. Web of Science 建立了科学文献信息资源的平台,是一个强大的、以知识为基础的文献信息资源平台。它不仅提供 SCI 等多个引文索引数据库高质量、丰富的学术信息,而且还提供了许多其他信息资源的链接,从而构成了一个整合的学术信息资源平台。

6. 通过引文索引,能够查找研究课题不同时期的文献题录和摘要。

7. 检索结果可按照相关性、作者、日期、期刊名称等项目排列。

8. 检索结果可以保存、打印、E-mail 输出。

（三）Web of Science 的检索运算符

1. **布尔逻辑运算符**　布尔逻辑运算符按运算顺序,包括以下四种:SAME、NOT、AND、OR,可以用小括号()进行优先运算。

(1)SAME:表示它所连接的两个检索词要出现在一句话中或者一个关键词短语中。SAME 经常用在地址检索中。位置运算符 SAME 限定连接的两个检索词语必须在同一个句子中出现。SAME 的运算优先级高于其他布尔逻辑运算符。

(2)**逻辑与(AND)**:逻辑与表达连接的两个检索词语必须同时出现在结果中,即二者的交集部分,用"AND"或"*"表示。

(3)**逻辑或(OR)**:表达词语之间的并列关系,逻辑或连接的检索词有任意一个出现或同时包括检索词 A 和检索词 B 的信息,用"OR"或"+"表示。

(4)**逻辑非(NOT)**:表达词语检索内容的排除关系,逻辑非连接的第一个概念中排除第二个概念的检索结果范围。检索式为:A NOT B(或 A-B)。表示检索含有检索词 A 而不含检索词 B 的信息,即将包含检索词 B 的信息集合排除掉。

在一个检索式中最多可以同时使用 50 个逻辑运算符。SCIE 数据库的运算符不区分大小写。例如,"AND"和"and"、"OR"和"or"、"NOT"和"not"等都将被视为等效的运算符。

2. **通配符**

(1)**无限截词符(*)**:可以代表 0 到任意多个字符,通常用在词尾。如果输入"autocytoly*",可以检索包含 autocytolysin,autocytolysis,autocytolytic 及相关词的记录。

(2)**有限截词符(?或者$)**:?代表 1 个字符,$ 代表 0 或 1 个字符。如"hyperchromi？"可以检索包含 hyperchromia,hyperchromic 及相关词的记录。如果输入"$rthritis",可以检索包含 arthritis 等词的相关记录。

3. **短语检索**　使用半角状态下的双引号将短语括起来检索,检索到的结果为完全匹配的文献。

SCI 简史

    1955 年,美国宾州大学结构语言学博士尤金·加菲尔德(Eugene Garfield)第一次在《科学》杂志(*Science*)发表论文提出将引文索引(Citation Index)作为一种新的文献检索与分类工具。在进行了几次小规模实验性研究后,1964 年,尤金·加菲尔德博士和他的同事们正式推出了 SCI(科学引文索引)。SCI 的问世,突破了传统的基于关键词、主题词以及学科领域的界限,为广大的科研人员提供了一个涵盖科研作者、机构、文献、主题和国家信息在内的庞大学术网络;通过数十亿科研文献之间的关联,记录了过去一个世纪以来各科研领域的发展和演变过程,发展到现在已经成为研究人员获取科技文献信息的重要来源。

二、Web of Science 主要检索途径

    科学引文索引数据库(Web of Science,WOS)常用检索途径有 3 种:文献检索、被引参考文献检索、化学结构检索。

(一)文献检索(search)

    1. **文献检索**   文献检索用于检索特定的研究主题、某个作者发表的论文、某个机构发表的文献(图 8-13)。支持检索的字段有主题、标题、作者、出版物标题、出版年、所属机构、基金资助机构、出版商、出版日期、摘要、入藏号、地址、作者标识符、作者关键词、会议、文献类型、DOI、编者、授权号、团体作者、Keyword Plus、语种、PubMed ID、Web of Science 类别等。可以单个检索,也可以根据需要添加检索行,选择多个检索字段,输入检索内容,选择逻辑运算符,进行多个字段的组合检索。以下介绍几个常用字段:

    (1)**主题**(topic):主题包含文献篇名(title)、摘要(abstract)、关键词(keyword)字段以及 Keyword Plus(由汤森路透创建的索引词,由文献引用的参考文献标题中频繁出现的重要词组成)四个检索字段。支持逻辑算符 AND、OR、NOT、SAME 或 SENT,并支持截词运算符。输入单词或短语来检索题目、摘要和作者关键词。该主题检索与 PubMed 检索系统所提供的主题词检索不同,属于自由词

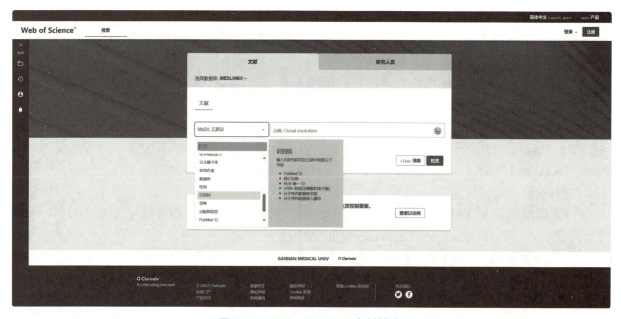

图 8-13　Web of Science 文献检索

检索,因此在检索时,应该用 OR 将同义词组配起来,必要时可以使用截词检索以保证查全率。例如输入"AIDS OR Acquired Immunodeficiency Syndrome",可以检索有关艾滋病方面的文献。如果检索出来的文献过多,可以选用标题词字段使检索范围缩小,提高准确度。例如:检索微扰理论基本张量公式(metric tensor formulation)的相关文献,确定主题词并设计检索式 perturbation theory AND metric tensor formulation(图 8-14)。

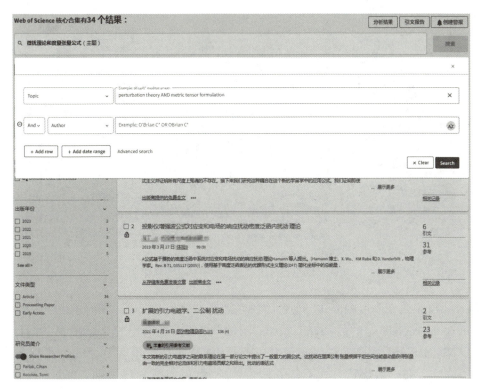

图 8-14　Web of Science 主题检索

（2）**作者**（author）：WOS 收录了期刊文献,会议文献,书籍中的全部著者和编者姓名。其中,论文著者及引文著者检索支持截词符号检索。著者输入规则为著者姓的全称、空格及名的首字母;也可以只输入姓,在姓后加截词符号检索。例如:检索作者 James M. Mayer 发表的文献,使用 Mayer JM 或者 Mayer* 设计检索式(图 8-15)。注意:著者的姓名中含有空格、连字符等特殊符号时,应同时检索带特殊符号形式和不带特殊符号形式的姓名。如检索作者 De Martino R,应检索输入 De Martino R OR De Martino R。检索匿名作者时输入 anon 检索。另外,还可以使用作者索引(Author Index)浏览检索作者。如果需要区分同一作者姓名的不同拼写形式,或者根据工作地址/研究领域来区分同名作者,可以点击作者字段下方的"作者甄别"链接。当检索来源文献的所有作者时,输入内容为作者的姓,空格,再输入名字的首字符。还可以使用 Author Index 浏览全部作者,或者利用"作者甄别"（Author Finder）检索,后凭借作者的单位和专业进行甄选。或者可以进行截词检索,比如输入 Vanderfl 来检索 Vanderfl;输入 Vanderfl* 来检索 Vanderfl、VanderflA、VanderflK 等。

（3）**地址**（address）：地址输入时可以包括院校、机构、国家、城市名称或者邮政编码等。检索著者所在机构地理信息时,可输入机构名称的单词或短语。检索机构名称时,可输入机构名称的全称。检索位于某区域机构时,可用"SAME"连接机构及区域名。若要检索机构中的任意一个系或部门,可用 SAME 连接机构、系或部门名称。检索某一机构中的某个系或部门时,可用 SAME 连接机构、系或部门名称,并且支持逻辑运算符如 AND 等。地址检索通常是选取机构名称和地名缩写等规范性的简称作为查找目标。这些简称可以从下列术语词表中查找到:系统提供的公司机构简

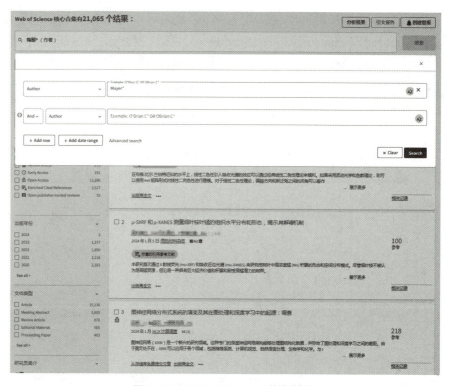

图 8-15 Web of Science 作者检索

称（corporate&institution abbreviations）、地名简称（address abbreviations）和国家与美国各州简称列表（state/country abbreviations）等。例如：检索"哈佛医学院"所有已发文献信息。设计检索式"Ma AND Boston AND Harvard"，其中，Boston 是 Harvard（机构）所在城市名称，Ma 为所在州州名。指定检索途径为"地址"，在一般检索方式下得到检索结果后，可以按学科类别、文献类型等进行二次检索（图 8-16）。

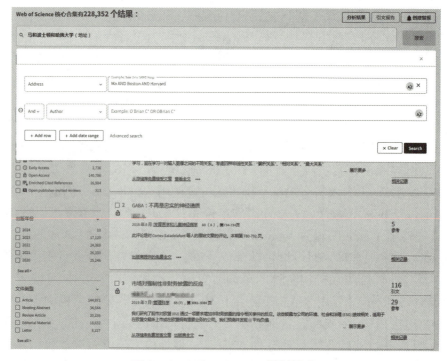

图 8-16 Web of Science 地址检索

2. Web of Science 高级检索 用户可以根据需要选择检索字段,输入检索词,选择逻辑运算符,进行多个字段的组合检索,这种检索方式称为高级检索(Advanced Search)(图 8-17)。

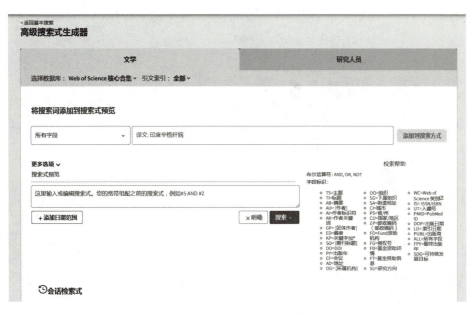

图 8-17 Web of Science 高级检索

高级检索需要在检索词前加字段标识符,同时要运用布尔运算符(AND,OR,NOT)来编辑检索式。

高级检索中能使用的检索字段包括 TS 主题、TI 文献题目、AU 著者、AI 作者识别号、GP 团体著者、ED 编者、AB 摘要、AK 作者关键词、KP(Keyword Plus)、SO 出版物名称、DO DOI、DOP 出版日期、PY 出版年、AD 地址、SU 研究方向、IS ISSN/ISBN、PMID PubMed ID。高级检索的字段标识如表 8-1 所示。

表 8-1 字段标识

字段标识	说明	字段标识	说明
TS	主题	SA	街道地址
TI	文献题目	CI	城市
AU	著者	PS	省/州
AI	ResearchID	CU	国家
GP	团体著者	ZP	邮编
SO	来源(刊名)	ED	编者
PY	出版年	OG	组织
AD	著者地址	FO	基金资助机构
OO	机构	FG	授权号
SG	下属机构	FT	基金资助信息

检索式中的每个检索词必须对应合适的字段标识符,不同字段之间用逻辑运算符连接。WOS 中的检索会忽略无关的空格。当组配检索式时,需在每一个检索编号前输入一个数字(#)符号。SAME 只能在"地址"检索中使用。在其他检索(如"主题")中使用时,SAME 与 AND 的作用完全相

同)一个会话框内最多可以创建 200 个检索式。如果要将 AND、OR、NOT、NEAR 和 SAME 作为普通词进行检索,用引号将它们括起来,如 "OR"。

例如:查找作者是 Chen J(包括 Chen,Jiaji、Chen,Jun-Yuan、Chen,Jian、Chen,Jian-Xiu 等)的记录,但排除"地址"字段中出现 China 的记录。此时,检索的关键字段是:AU=Chen J* NOT AD=China(图 8-18)。

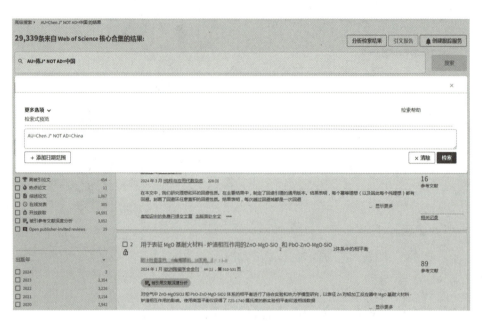

图 8-18　Web of Science 高级检索结果

检索实例

检索 2022 年发表在《生物化学杂志》上的论文被引用的情况。

可利用 Web of Science 高级检索,在检索词前加字段符号,并利用布尔逻辑运算符来编辑检索式:SO=journal of biological chemistry AND PY=2022。

(二) 被引参考文献检索(cited reference search)

被引参考文献检索的可检索字段包括被引作者、被引著作和被引年份等。还可检索被引文献的标题、年、卷、期、起始页等信息(图 8-19)。

Web of Science 高级检索举例

1. 被引作者(cited author) 按被引作者检索可了解某一作者的文献被其他文献引用的次数。收录在 WOS 中的论文可以用被引文献的所有作者进行检索。

2. 被引著作(cited work) 被引著作是指被其他文献引用的著作,这些被引著作通常是在某一学科领域内有重要影响和价值的学术著作。检索词为所刊登刊物名称,包含期刊名称缩写形式、书名或专利号。所要检索的标题缩写不超过 20 个字符。

3. 被引年份(cited year) 被引年份是指某一文献在发表之后,被其他文献引用的时间。检索年代用四位数字表示,包括论文发表的年限、不超过四位字符的卷号、论文起始页码。如检索 2016 年或者 2017 年发表的引文,应该输入:2016 OR 2017。

(三) 化学结构检索(chemical structure search)

Web of Science 为研究者提供了化学结构检索的便捷工具。此过程包括两个主要步骤:化学结构绘图检索和化合物数据检索(图 8-20)。

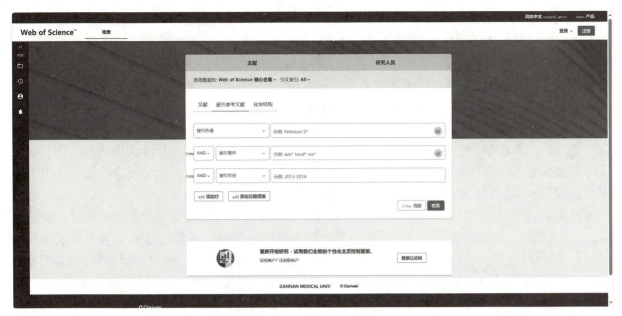

图 8-19　Web of Science 被引参考文献检索

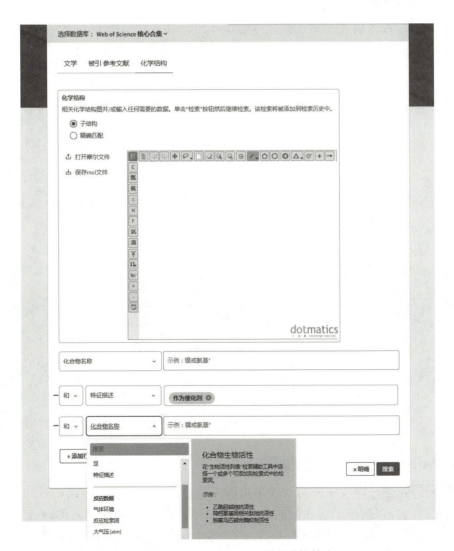

图 8-20　Web of Science 化学结构检索

1. **化学结构绘图检索（structure drawing）** 在化学结构绘图框内点击绘图工具，绘制目标化学结构。可以使用内置元素绘图工具通过选择工具栏中的相关选项在 Web of Science 中绘制分子结构，或使用"打开 mol 文件"按钮从计算机上传 mol 文件以此检索化学结构。在创建过程中，右键单击化学结构显示"原子/键"上下文菜单，可以修改"原子和键"的属性，并选择检索模式，包括 Substructure（子结构）和 Exact Match（精确匹配），进行化学结构检索。

2. **化合物数据检索（compound data）** 输入化合物数据，包括化合物名称、化合物生物活性和分子量。可以通过在"化合物数据"和"化学反应数据"文本字段中输入检索词来搜索与化合物和反应相关的数据，也可以在不进行化学结构检索的情况下检索化合物和化学反应数据。在检索过程中，系统使用隐含的 AND 连接多个相邻的化学检索词，添加化学反应数据（reaction data），包括气体环境、压力、时间、温度、产率、反应关键词、化学反应备注。完成化学结构和化合物数据的输入后，系统生成相应的检索结果。点击检索结果中的化学反应详细信息或全记录，查看与绘制的化学结构相关的详细信息，包括实验条件、反应过程和产物信息。Web of Science 的化学结构检索工具直观而高效，通过结合化学结构绘图和输入化合物数据，研究者可以在一个平台上完成全面的检索，能够方便地获取与其研究领域相关的化合物和反应信息，为科学研究提供了强大的支持。

三、Web of Science 检索历史

所有检索式都保存在检索历史（search history）列表里。打开检索历史，对检索结果进行组配或者删除检索式等操作；也可以选择检索历史记录利用更直接的方式展开二次检索，如 #3 AND #4（图 8-21）。

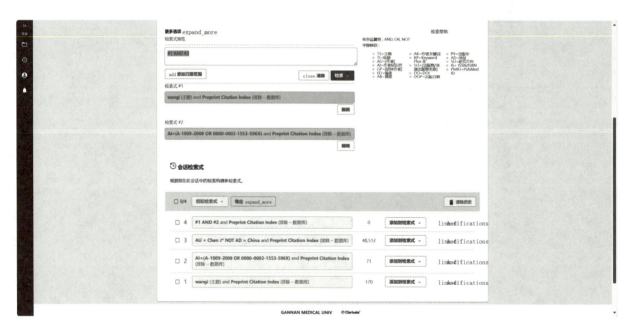

图 8-21　Web of Science 检索历史

四、Web of Science 检索结果的处理

1. **检索结果的处理** 检索结果的处理是指输入检索式后呈现的检索结果题录页面（图 8-22）。其中，每条记录的内容包括排名前 3 位的论文著者、文献篇名、来源期刊名称、卷数、页码以及被引次数等信息。网页下方显示命中结果的排序方式、检索结果的标记、网页右侧显示检索结果分析等内容。屏幕最下方显示检索结果命中的记录数。在 Web of Science 核心合集中，精炼检索结果相当于"二次检索"的功能。

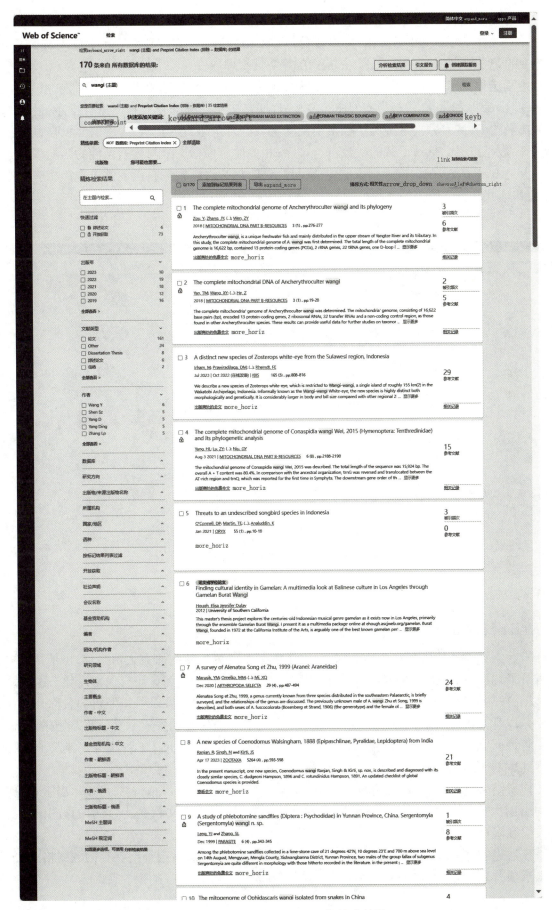

图 8-22　Web of Science 一般检索结果

2. 点击文献篇名 进入记录浏览页面。点击页面右侧的"引文网络、引用的参考文献以及在 Web of Science 中使用次数"等按钮，可以查看各文献相关信息。点击"保存至 endnote online"按钮，将已选中的记录导出到 EndNote，researcher ID 等文献管理软件。

3. 检索结果排序 Web of Science 提供排序的方式有日期、被引频次、使用次数、相关性、第一作者、来源出版物名称、会议标题等（图 8-23）。日期是按照文献的发表日期进行排序，最新的文献会显示在最前面；被引频次是按照文献被引用的次数进行排序，被引次数越多的文献会显示在越前面；使用次数是按照文献被下载的次数进行排序；相关性是根据文献与检索条件的匹配程度进行排序。以上是 Web of Science 检索结果的主要排序方式，用户可以根据自己的需求选择相应的排序方式，以便快速找到自己所需的文献。

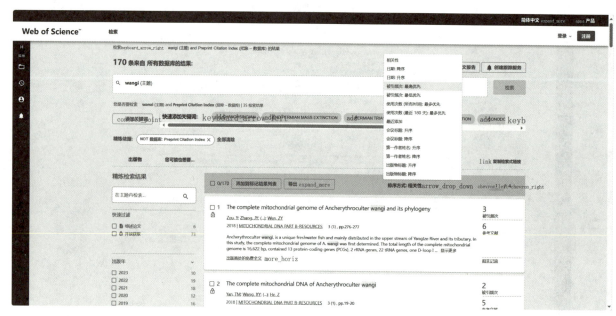

图 8-23　Web of Science 检索结果排序

五、Web of Science 检索结果统计分析

分析检索结果是从以下八个角度来进行：了解某个研究的核心研究人员是谁，可使用"按照作者分析"；了解核心研究国是哪里，可以"按照国家和地区分析"；了解该研究通常以什么途径发表论文，可以"按照文献类型分析"；了解有哪些机构在从事这项研究，可以"按照机构名称分析"；了解该研究是以什么语种发表的，可以"按照语种分析"；了解该研究的发展趋势，可以"按照出版年分析"；了解该研究通常发表在哪些期刊上，可以"按照期刊标题分析"；了解该研究涉及了哪些研究领域，可以"按照学科分类分析"（图 8-24）。

在检索结果页面，点击其右侧的"创建引文报告（create citation report）"，可显示出版物总数、每项平均引用次数、被引频次总计、去除自引的被引频次总计、施引文献、去除自引的被引频次、按年份的被引频次（图 8-25）。

首先通过勾选记录序号前的复选框来选中要保存的记录，然后选择要保存的数据格式，最后选择输出选项，打印、电子邮件或保存到文件（图 8-26）。

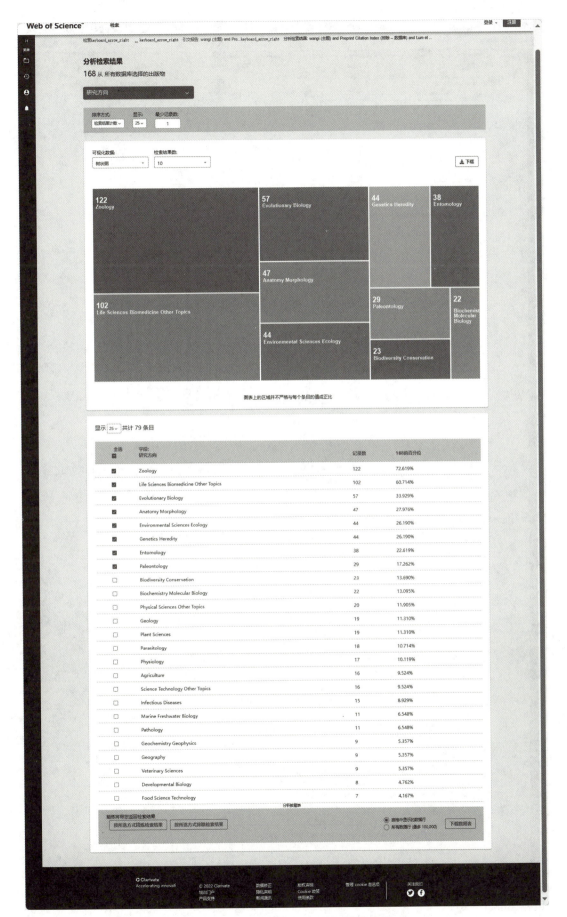

图 8-24　Web of Science 分析检索结果

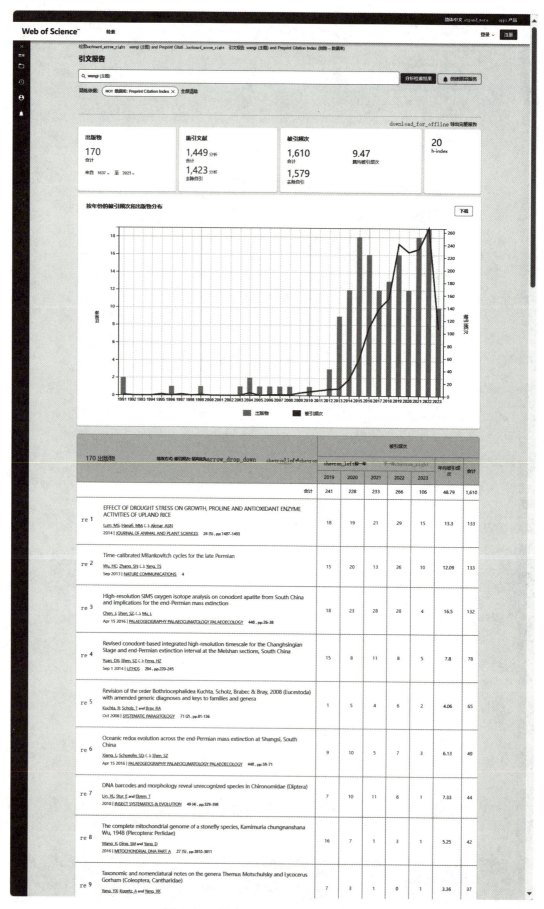

图 8-25　创建 Web of Science 引文报告

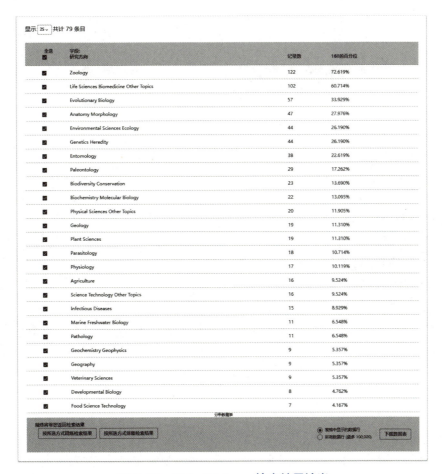

图 8-26　Web of Science 检索结果输出

（刘　伟）

思考题

1. 在使用引文检索工具时，如何利用引文分析来确定哪些医学文献被广泛引用，以及哪些研究方向在医学特定领域中受到关注？

2. 利用 Web of Science 检索 2022 年皮肤病学（dermatology）领域影响因子最高的期刊。

3. 利用 Web of Science 检索 Smith J 于 2003 年发表在 *American Heart Journal* 上的文献，该文献引用了何人的文献？该文献至今被引多少次？

4. 利用中国引文数据库检索吉训明在《中国脑血管病杂志》上的论文《颅内静脉窦血栓形成诊治需要明确的问题》被引、他引和下载的相关情况。

5. 利用维普资讯的中文科技期刊数据库（引文版），检索杨春喜 2010 年发表在《中华医学杂志》上的文献被引情况。

练习题

第九章 | 特种文献检索

学习目标

1. 掌握:专利的概念、特点和类型;专利文献的概念;常用的专利文献、标准文献的检索方法。

2. 熟悉:专利的申请;专利文献的特点和分类;标准的分类及标准文献的特点;常用学位论文及会议文献数据库的检索方法。

3. 了解:标准文献的分类;会议文献分类。

4. 具备运用各种检索工具检索特种文献的能力,能熟练利用常用的特种文献数据库获取所需的知识。

5. 能将信息整合并融入自身的知识体系,为自主学习和终身学习奠定坚实的基础。

特种文献是指出版发行和获取途径都比较特殊的科技文献,主要包括专利文献、标准文献、学位论文、会议文献等。特种文献具有特色鲜明、专业性强、学术价值高等特点,是非常重要的医学文献信息资源。

第一节　专利文献检索

案例导入

新生儿科护士小李和小王结合工作实际,充分利用所学的专业知识,在经过不断的尝试、调整之后开发出了一款综合新生儿护理车,既提高了对新生儿的保护力度,还方便医护人员操作。同事建议她们可以将这一发明创新申请专利。在了解了专利的基础知识和申请审批流程后,小李和小王决定先查一查有没有类似的专利。

请思考:

她们应该在哪些数据库中查找相关的专利文献?

一、专利基础知识

知识产权(intellectual property),也称"智力成果权",是指科学、技术、文化艺术等领域从事智力活动而创造的精神财富所享有的占用、使用、处分和收益的权利。知识产权是一种无形财产,受到国家法律的保护,具有价值和使用价值。知识产权包括专利权、著作权、商标权等智力成果权,其中专利权是知识产权的重要组成部分。

(一)专利的概念

专利(patent)是专利权的简称,它是指一项发明创造由申请人按照法律程序向国家有关主管部门提出专利申请,经依法审查合格后向专利申请人授予的在规定的时间内对该项发明创造享有的独占、使用和处分的权利。专利包含三个方面的内容:一是专利权,即国家依法在一定时期内授予发明创造者或者其权利继受者独占使用其发明创造的权利;二是专利技术,即受专利法保护的发明创造,是受国家认可并在公开的基础上进行法律保护的专有技术;三是专利文献,即记载发明创造内容的专利说明书。

(二)专利的特点

1. 独占性 在一定时间内,专利权人对其发明创造享有占有、使用、收益和处分的权利。未经专利权人同意或者法律的特别规定,任何人都不得制造、使用和销售已获得专利权的发明创造。

2. 地域性 一个国家或一个地区所授予和保护的专利权仅在该国或地区的范围内有效,对其他国家和地区不发生法律效力。要得到多个国家和地区的专利保护,就必须向有关国家和地区的专利部门提出申请,经审查批准授予专利权后,可获得相应国家和地区的专利保护。

3. 时间性 专利权受法律保护是有期限的,只有在法律规定的期限内才有效。专利权的有效保护期限结束以后,专利权人所享有的专利权便自动终止。各国的专利法对于专利权的有效保护期限均有各自的规定,而且计算保护期限的起始时间也各不相同。我国专利法规定,自申请日起计算,发明专利权的保护期限为 20 年,实用新型专利权的保护期限为 10 年,外观设计专利权的保护期限为 15 年。

(三)专利的类型

各国对专利的分类有不同的规定。我国专利法规定,专利分为发明专利、实用新型专利和外观设计专利。

1. 发明专利 (invention patent) 发明专利是指对产品、方法或者其改进所提出的新的技术方案。

2. 实用新型专利 (utility model patent) 实用新型专利是指对产品的形状、构造或其结合所提出的适于实用的新的技术方案。

3. 外观设计专利 (design patent) 外观设计专利指对产品的整体或者局部的形状、图案或者其结合以及色彩与形状、图案的结合所作出的富于美感并适于工业应用的新设计。

(四)专利的申请

《中华人民共和国专利法》规定,任何单位或者个人将在中国完成的发明或者实用新型向外国申请专利的,应当事先报经国务院专利行政部门进行保密审查。我国单位或者个人可以根据我国参加的有关国际条约提出专利国际申请。值得注意的是,专利的申请是一项十分严肃的工作,申请专利前一定要了解申请条件、申报费用和申请程序等,做到心中有数。个人和单位都可以自己办理专利申请,但如果经济条件允许,可以委托依法设立的专利代理机构办理。

1. 授予专利的条件 根据《中华人民共和国专利法》(2020 年第四次修正)第二十二条规定,授予专利权的发明和实用新型,应当具备新颖性、创造性和实用性。

(1)**新颖性**:新颖性是指申请专利的发明或实用新型在申请日以前并不是国内外为公众所知的技术,没有任何单位或者个人就同样的发明或者实用新型在申请日以前向国务院专利行政部门提出过申请,并记载在申请日以后公布的专利申请文件或者公告的专利文件中。

(2)**创造性**:创造性是指与申请日以前已在国内外为公众所知的技术相比,该发明具有突出的实质性特点和显著的进步,该实用新型具有实质性特点和进步。

(3)**实用性**:实用性是指该发明或者实用新型能够制造或者使用,并且能够产生积极的效果。

2. 专利的审批制度 就一项发明创造要求获得专利权的单位或个人,必须根据专利法及其实施细则的规定向专利局提出专利申请,提交申请文件,缴纳申请费用。依据专利法,发明专利申请的审批程序包括受理、初步审查、公布、实质审查以及授权五个阶段。实用新型或者外观设计专利申请在审批中不进行早期公布和实质审查,只有受理、初步审查和授权三个阶段。

实用新型和外观设计专利申请经初步审查,发明专利申请经实质审查,未发现驳回理由的,专利局将会发出授权通知书和办理登记手续通知书。申请者接到授权通知书和办理登记手续通知书后,应按照通知的要求在 2 个月内办理登记手续并缴纳规定的费用。在期限内办理登记手续并缴纳了规定费用的,专利局将授予专利权,颁发专利证书,在专利登记簿上记录,并在专利公报上公告,该项专利权自公告之日起生效。未在规定的期限内按规定办理登记手续的,视为放弃取得专利权的权利。

> **知识拓展**
>
> ### 职务发明专利
>
> 《中华人民共和国专利法》第一章第六条规定,执行本单位的任务或者主要是利用本单位的物质技术条件所完成的发明创造为职务发明创造。依据这条规定,认定职务发明创造与非职务发明创造的法定界限主要有两个方面:①完成发明创造是否是为了执行本单位的任务;②完成发明创造是否主要利用了本单位的物质技术条件。职务发明创造申请专利的权利属于该单位,申请被批准后,该单位为专利权人。

(五)专利文献的概念

专利文献(patent document)主要是指实行专利制度的国家及国际专利组织在受理、审批、注册专利过程中产生的官方文件及其出版物的总称,包括专利申请书、专利说明书、专利公报、专利索引、专利文摘、专利分类表、专利数据库等。狭义的专利文献仅指各国专利局出版的专利说明书或发明说明书。专利说明书是专利文献的核心内容,是个人或单位为了获得某项发明的专利权,在申请专利时必须向专利局呈交的有关该发明的详细技术说明,上面记载着发明的实质性内容、实施的具体方案和专利权范围。

专利族(patent family)是具有共同优先权的、在不同国家或国际专利组织多次申请、多次公布或批准的内容相同或基本相同的一组专利文献。在同一专利族中每件专利文献被称作专利族成员(patent family members),同一专利族中每件专利互为同族专利。在同一专利族中最早优先权的专利文献称基本专利。

(六)专利文献的特点

1. 集技术、法律和经济信息于一体　专利文献记录的技术是某个领域中的最新技术(发明创造);法律信息表明该项目是否取得了专利权以及专利保护的国家、地区等;经济信息则是该专利的未来技术市场、销售规模和经济预测等。

2. 内容新颖,报道迅速　据世界知识产权组织统计,全世界每年发明创造成果的 90%~95% 体现在专利技术中,其中约 70% 最早体现在专利申请中。由于发明人都尽量抢先申请专利,垄断某项技术,加上专利管理部门实行先申请、早期公开的制度,使专利文献公布的新技术、新成果比其他文献早。

3. 内容详尽,实用性强　专利法要求专利申请人在专利说明书中清楚而完整揭示发明创造内容,以所属技术领域的技术人员能据此实施专利为准,有很强的实用性。

4. 格式统一,编排规范　各国的专利说明书都按国际统一的格式制作,一般包括扉页、权利要求书、说明书、附图等内容。专利文献均标注统一的国际专利分类号,为检索带来了便利。

5. 数量大,范围广　据世界知识产权组织报告,2022 年全球范围内受理的专利申请已超过 340 万件;全球专利文献数量超过 1.5 亿件。专利文献收录范围广博,几乎囊括人类生产活动的全部技术领域。

（七）专利文献的分类

专利文献分类是管理和利用专利文献的基础。国际专利分类法（International Patent Classification，IPC）是使各国专利文献获得统一分类的检索工具，为标引与检索同一主题在世界范围内的专利文献提供统一的标准。1968年，第1版分类表出版，之后分类表定期修订，以便体系改进并兼顾技术进步。IPC按照发明的技术领域和技术主题设立类目表，采用等级分类体系，将技术内容按部（section）、大类（class）、小类（subclass）、大组（main group）、小组（subgroup）逐级分类，形成完整的分类体系。IPC将与发明专利有关的全部科学技术领域划分为8个部，并分别用大写英文字母A、B、C、D、E、F、G、H予以标记。部是分类体系的一级类目，部下面还有分部，分部只有类目，不设类号，是"部"下的一个简单标题划分（表9-1）。

表9-1 IPC的部与分部

部号	部的类名（Section）	分部（Subsection）
A	人类生活必需 Human Necessities	农业；食品、烟草；个人或家用物品；健康、救生、娱乐
B	作业；运输 Performing Operations；Transporting	分离、混合；成型；印刷；交通运输；微观结构技术、超微技术
C	化学；冶金 Chemistry；Metallurgy	化学；冶金；组合技术
D	纺织；造纸 Textiles；Paper	纺织或未列入其他类的柔性材料；造纸
E	固定建筑物 Fixed constructions	建筑；钻井和采矿
F	机械工程；照明；加热；武器；爆破 Mechanical Engineering；Lighting；Heating；Weapons；Blasting	发动机或泵；一般工程；照明、加热；武器、爆破
G	物理 Physics	（无分部）
H	电学 Electricity	（无分部）

每一个部被细分成许多大类，大类是分类体系的二级类目。大类的类号由部的类号及其后的两位阿拉伯数字组成，如A61。大类的类名表明该大类包含的内容，如A61表示医学或兽医学及卫生学。

每一个大类包括一个或多个小类，小类是分类体系的三级类目。小类类号是由大类类号加上一个大写字母组成，如A61C。小类的类名尽可能确切地表明该小类的内容，如A61C牙科；口腔或牙齿卫生的装置或方法。

医药卫生专利主要在A61（医学或兽医学；卫生学）大类下，主要类目有：

A61B 诊断；外科；鉴定（分析生物材料入G01N，如G01N33/48）。

A61C 牙科；口腔或牙齿卫生的装置或方法（不带驱动的牙刷入A46B；牙科制品入A61K6/00清洁牙齿或口腔的配制品入A61K8/00，A61Q11/00）。

A61D 兽医用仪器、器械、工具或方法。

A61F 可植入血管内的滤器；假体；为人体管状结构提供开口或防止其塌陷的装置，例如支架；整形外科、护理或避孕装置；热敷；眼或耳的治疗或保护；绷带、敷料或吸收垫；急救箱（假牙入A61C）。

A61G 专门适用于病人或残疾人的运输工具、专用运输工具或起居设施（辅助病人或残疾人步行的器具入A61H3/00）；手术台或手术椅子；牙科椅子；丧葬用具（尸体防腐剂A01N1/00）。

A61H 理疗装置，例如用于寻找或刺激体内反射点的装置；人工呼吸；按摩；用于特殊治疗或保健目的或人体特殊部位的洗浴装置（电疗法、磁疗法、放射疗法、超声疗法入A61N）。

A61J 专用于医学或医药目的的容器；专用于把药品制成特殊的物理或服用形式的装置或方

法;喂饲食物或口服药物的器具;婴儿橡皮奶头;收集唾液的器具。

A61K 医用、牙科用或化妆用的配制品(专门适用于将药品制成特殊的物理或服用形式的装置或方法 A61J3/00;空气除臭,消毒或灭菌,或者绷带、敷料、吸收垫或外科用品的化学方面,或材料的使用入 A61L;肥皂组合物入 C11D)。

A61L 材料或消毒的一般方法或装置;空气的灭菌、消毒或除臭;绷带、敷料、吸收垫或外科用品的化学方面;绷带、敷料、吸收垫或外科用品的材料(以所用药剂为特征的机体保存与灭菌入 A01N;食物或食品的保存,如灭菌入 A23;医药、牙科或梳妆用配制品入 A61K)。

A61M 将介质输入人体内或输到人体上的器械(将介质输入动物体内或输入到动物体上的器械入 A61D7/00;用于插入棉塞的装置入 A61F13/26;喂饲食物或口服药物用的器具入 A61J;用于收集、贮存或输注血液或医用液体的容器入 A61J1/05);为转移人体介质或为从人体内取出介质的器械(外科用的入 A61B,外科用品的化学方面入 A61L;将磁性元件放入体内进行磁疗的入 A61N2/10);用于产生或结束睡眠或昏迷的器械。

A61N 电疗;磁疗;放射疗;超声波疗(生物电流的测定入 A61B;将非机械能转入或转出人体的外科器械、装置或方法入 A61B18/00;一般麻醉用器械入 A61M;白炽灯入 H01K;红外加热辐照器入 H05B)。

A61P 化合物或药物制剂的特定治疗活性。

A61Q 化妆品或类似梳妆用配制品的特定用途。

每一个小类被细分为"组",大组是分类体系的四级类目,类号由小类类号、1-3 位数字、斜线及 00 组成,如 A61G1/00。大组类名在其小类范围内确切限定了某一技术主题领域,如 A61G1/00担架。

小组是大组的细分类,类号是由其小类类号、大组类号的 1-3 位数字、斜线及除 00 以外的至少两位数字组成。小组类名在其大组范围内确切限定了某一被认为利于检索的技术主题领域,如 A61G1/003 带有托起病人或残疾人装置的,如可松开式或用环带的。

由此可见,一个完整的国际专利分类号由代表部、大类、小类、大组、小组的符号结合构成。例如,止血带的分类号是 A61B17/132,它在 IPC 的分类位置如下:A 部(人类生活需要)→ A61(大类)医学或兽医学;卫生学→ A61B(小类)诊断;外科;鉴定→ A61B17/00(大组)外科器械、装置或方法,例如止血带→ A61B17/132(小组):止血带。

(八)专利文献的作用

1. 传播发明创造,促进技术进步 专利制度规定专利申请人在申请专利时必须提交描述发明创造技术内容和限定专利保护范围的文件。专利机构将专利文件公布,以达到保护专利信息的目的,记载着发明创造的专利文献由此产生。与其他文献相比,专利文献在传播发明创造方面作用突出。人们可以从专利文献中获得科技发展的最新技术动态,提高利用新技术的概率,进而起到促进社会技术进步的作用。

2. 保护知识产权,防止侵权行为 专利制度承认人们的智力劳动成果,承诺保护专利权人的专利权,因此人们为寻求对其发明创造的保护而提出专利申请。专利权人在专利制度的保护下,通过实施其受专利保护的发明成果获得最大化商业利益。专利文献不仅向人们提供了发明创造的技术内容,同时也向竞争对手展示了专利保护的范围。许多专利产品上标注有专利标记,让使用该产品的人可以轻而易举地找到该专利的说明书,了解其专利保护的内容,从而达到保护知识产权的目的。

3. 作为专利侵权诉讼依据 任何竞争对手都要尊重他人的知识产权,杜绝恶意侵权行为,避免无意侵权过失,以形成良好的市场竞争氛围。在专利侵权诉讼中,专利文献可以起到诉讼依据的作用。专利文献中含有每一件专利的保护范围信息(权利要求书)、专利地域效力信息(申请的国家、地区）、专利时间效力信息（申请日期、公布日期）。无论是被告还是原告在侵权纠纷发生时，都应检索专利文献信息，查看相关的专利资料及背景技术。

4.提供技术参考，启迪创新思路 2022年我国全球创新指数排名上升至第11位，成功进入创新型国家行列，开启了实现高水平科技自立自强、建设科技强国的新阶段。在建设创新型强国的新征程中，要借鉴前人的智慧，站在巨人的肩膀上，进行再创造。专利文献中含有每一件申请专利的发明创造的具体技术解决方案，可以起到启发的作用。研究本领域专利文献中记载的发明创造，不仅可以避免重复研究，节约研究经费和时间，同时还可以启迪研究人员的发明创新思路，提高创新的起点，实现创新目标。

（九）专利文献说明书代码

在编写专利文献说明书时，为了便于人们识别和计算机处理，要求给专利说明书的每个著录项目使用国际通用的数字代码，现在使用的是国际承认的（著录项目）数据识别代码〔Internationally agreed Numbers for the Identification of（bibliographic）Data〕，即 INID 代码。中国国家知识产权局出版的专利说明书、专利公报等专利文献，其著录项目都采用了 INID 代码。常用代码的含义举例：（10）专利文献标识；（21）申请号；（22）申请日；（71）申请人姓名或名称及地址。

（十）传统的专利文献检索工具

传统的专利文献检索工具主要包括《中国专利公报》《中国专利索引》，以及一些专门报道专利信息的期刊，例如《中国发明与专利》。其中《中国专利公报》是检索近期中国专利最有效的工具，分为《发明专利公报》《实用新型专利公报》和《外观设计专利公报》三种，主要报道专利申请项目的内容摘要、发明人和申请号等著录项。用户可以从公报中查到发明专利申请的法律状况、发明或实用新型说明书摘要、外观设计的图片或照片及简要说明等。

二、国内专利文献检索

国内许多专利文献数据库已建成上网，其中一些网站提供专利数据库检索服务，为大众提供免费的专利题录信息，有的则提供专利全文免费检索服务。网上专利文献的内容及形式容易发生变化，检索时需注意这个特点。现将国内检索专利文献的主要网站介绍如下：

（一）中华人民共和国国家知识产权局专利检索及分析系统

1.概况 中华人民共和国国家知识产权局专利检索及分析系统是由国家知识产权局提供的网络免费专利检索与分析系统（图9-1）。该检索系统收录了105个国家、地区和组织的专利数据，以及引文、同族、法律状态等数据信息。该检索系统的中国专利数据每周二和周五更新，滞后公开日3天，国外专利数据每周三更新，引文数据每月更新，同族数据每周二更新，法律状态数据每周二更新。在系统中进行专利检索、分析或使用其他功能需要先进行用户注册和登录。中国专利信息收录了1985年9月10日以来公布的全部专利信息，包括发明、实用新型和外观设计三种专利的著录项目及摘要，可浏览和下载专利说明书全文及外观设计图。

2.检索途径 系统提供常规检索、高级检索、命令行检索、药物检索、导航检索等5种检索方式。

（1）**常规检索**：常规检索提供了7个可选择的检索字段，包括自动识别、检索要素、申请号、公开号、申请人、发明人以及发明名称。用户还可以选择数据范围。在"自动识别"中检索，如果多个关键词之间用空格分隔，系统按照多个关键词之间"AND"的关系进行检索。在"检索要素""申请号""公开号""申请人""发明人"或"发明名称"中检索，如果多个关键词之间用空格分隔，系统按照多个关键词之间"OR"的关系进行检索。选择相应的检索字段后，系统自动提示该字段的检索式输入规则信息。需要注意的是，系统支持最多输入20个检索词（包括日期、关键词、号码）。

（2）**高级检索**：在专利检索及分析系统的主页面中，在页面上方导航栏点击"检索"按钮，即可

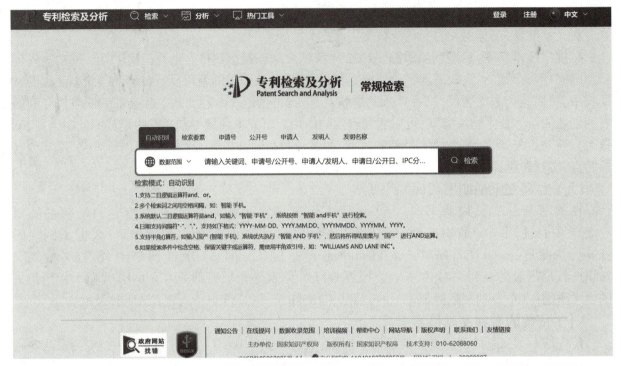

图 9-1　国家知识产权局专利检索及分析系统主页面

出现包含常规检索、高级检索、命令行检索、药物检索、导航检索和专题库检索的下拉菜单,选择"高级检索",进入高级检索页面(图9-2)。高级检索页面中主要包含检索范围、检索项和检索式编辑区三个区域。

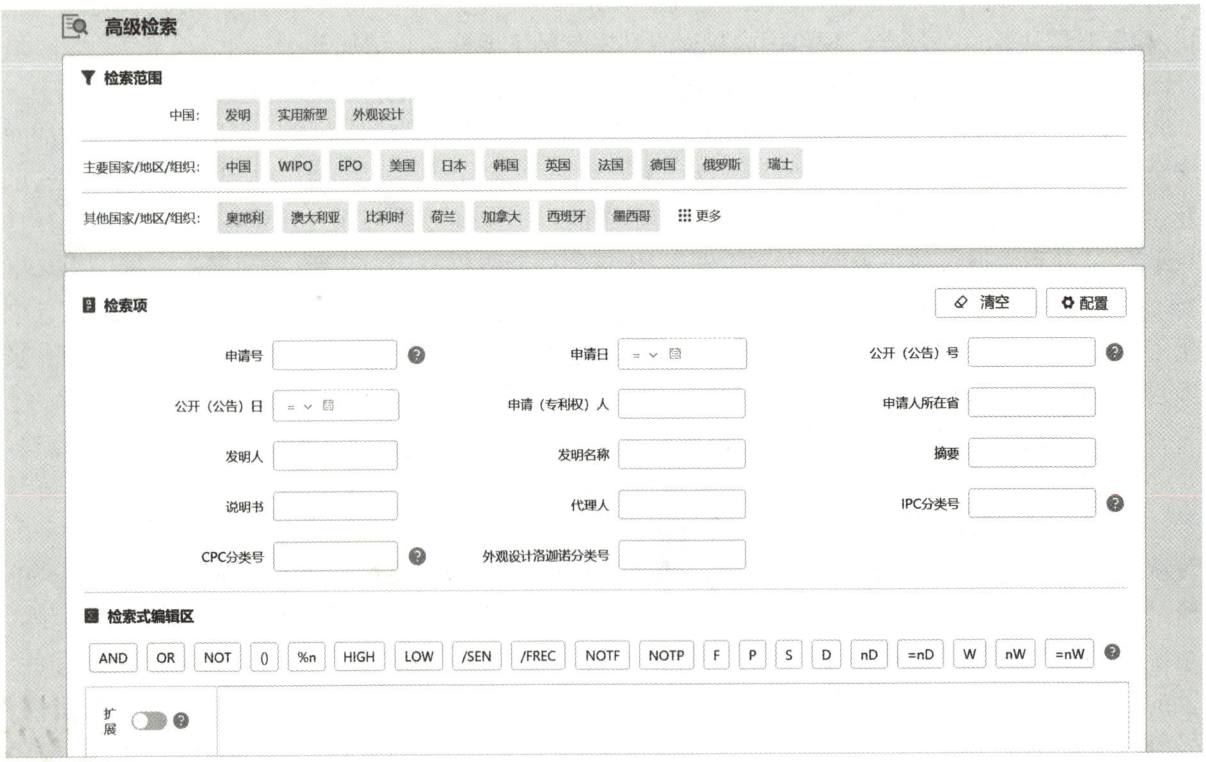

图 9-2　系统高级检索页面

用户可根据检索需求,在检索项区域相应的检索字段中输入有关信息,并确定这些检索项目之间的逻辑运算,进而生成检索式进行检索。用户可在检索式编辑区手动输入检索式或对生成的检索式进行编辑。用户可以利用系统提供的"扩展"功能辅助扩展检索要素信息,获取更加全面的专利信息。

系统根据专利数据范围的不同,提供了不同的检索字段,主要有申请号、申请日、公开(公告)号、公开(公告)日、发明名称、IPC分类号、申请(专利权)人、发明人、摘要、说明书、外观设计洛迦诺分类号等。用户可在检索项区域点击"配置"按钮,根据检索需求勾选检索字段,点击"保存"后,相应检索字段即出现在检索项区域供用户使用。

例如使用中华人民共和国国家知识产权局专利检索及分析系统,检索在中国申请的"洗鼻器"的专利文献,检索步骤如下:

1)输入网址,点击主页面上方导航栏"检索"按钮,在下拉菜单中点击"高级检索",进入高级检索的界面,在"发明名称"一栏中输入"洗鼻器"。

2)在"检索范围"区域内,点击选择中国发明、中国实用新型、中国外观设计。

3)点击"生成检索式"按钮,系统在检索式编辑区中自动生成检索式。

4)点击"检索"按钮,可检索出该检索范围内有关洗鼻器的专利文献(图9-3)。检索结果页面提供图文、列表和多图3种显示方式。

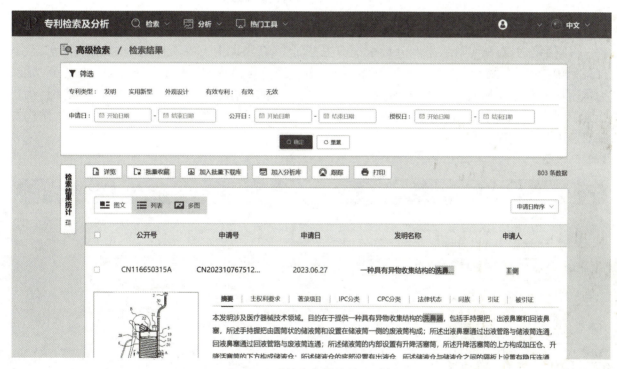

图9-3　系统高级检索结果页面

(3)命令行检索:在专利检索及分析系统的主页面中,在页面上方导航栏点击"检索"按钮,在下拉菜单中选择"命令行检索",进入命令行检索页面(图9-4)。命令行检索是面向行业用户提供的专业化检索模式,该检索模式支持以命令的方式进行检索、浏览等操作功能。命令行检索页面主要包含命令编辑区、批处理区。在命令编辑区,用户可选择检索字段、算符和操作命令。在检索条件较为复杂时,表格式检索不方便输入和显示多个并列的检索条件,命令行检索则更为清晰直观。

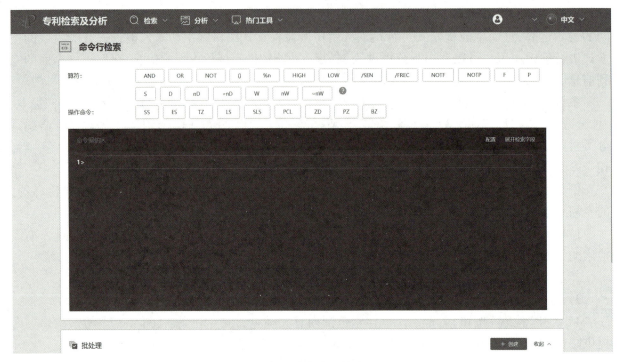

图 9-4　系统命令行检索页面

（4）**药物检索**：在专利检索及分析系统的主页面中，在页面上方导航栏点击"检索"按钮，在下拉菜单中选择"药物检索"，进入药物检索页面（图 9-5）。药物检索是基于药物专题库的检索功能，为从事医药化学领域研究的用户提供检索服务。药物检索功能提供高级检索、方剂检索和结构式检索三种模式。其中方剂检索主要针对中药领域专利的检索，结构式检索是借助化合物的结构式来对药物进行检索。

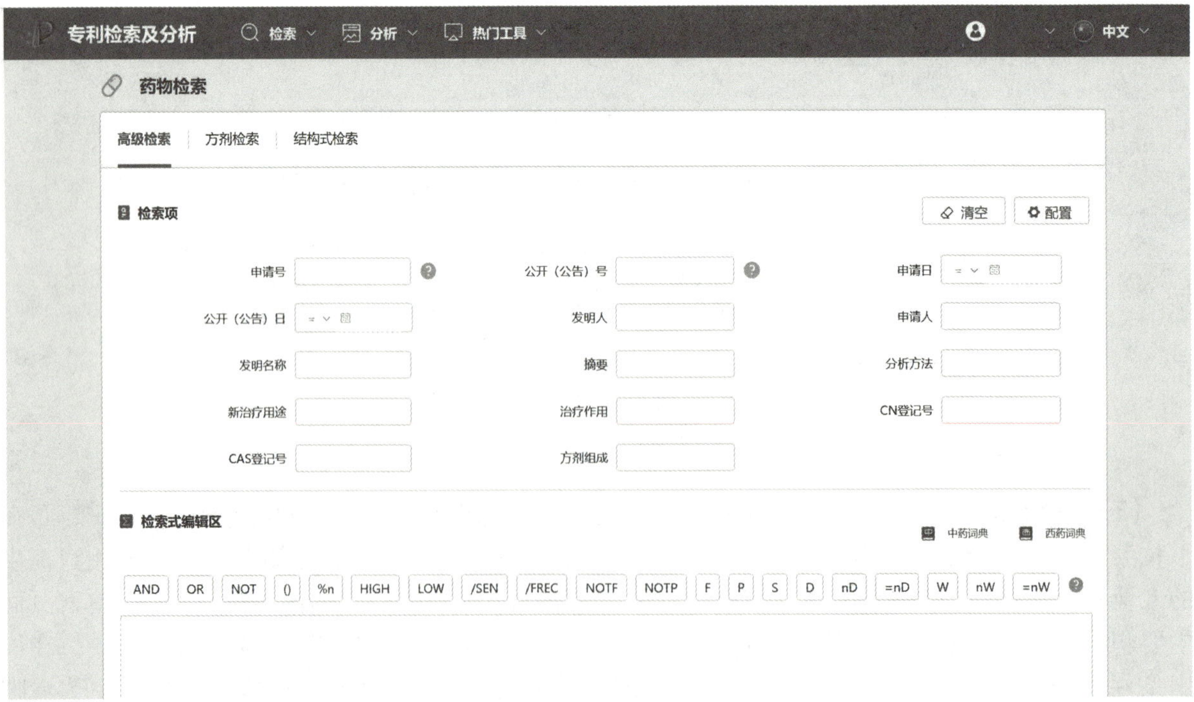

图 9-5　系统药物检索页面

(5) 导航检索：导航检索是根据一定的分类规则逐级细化目标来进行检索。系统提供国际专利分类（IPC）导航、联合专利分类（CPC）导航和国民经济分类导航三种检索入口，选择检索入口后，系统自动显示该分类导航下设的一级类目。点击类目名称，即可逐级查看其下属各级类目，方便用户快速确定并浏览目标领域专利文献。系统提供分类号及其含义的查询功能，方便用户查询指定技术所属分类位置或指定分类号的含义。

（二）中国知识产权网专利信息服务平台

1. 概况　中国知识产权网专利信息服务平台是由国家知识产权局知识产权出版社提供的专利检索网站，收录了1985年以来公开的包括中国发明、中国实用新型、中国外观设计、中国发明授权、中国失效专利和中国专利（包括中国香港、中国台湾专利），还收录了美国、日本、英国、德国、法国、加拿大、欧洲专利局、世界知识产权组织等国家和组织的专利数据库资源（图9-6）。

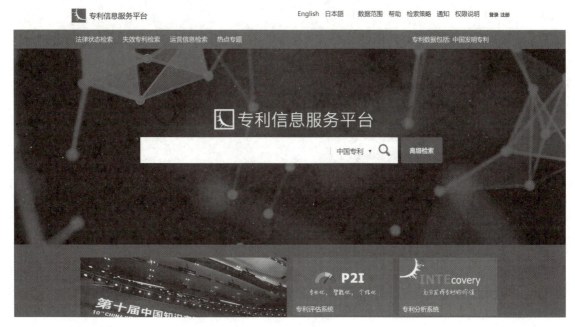

图9-6　中国知识产权网专利信息服务平台主页面

2. 检索途径　系统提供简单检索、高级检索、法律状态检索、失效专利检索、运营信息检索、热点专题等检索方式。免费注册用户可以使用除运营信息检索以外的其他检索功能。高级检索提供的检索字段包含发明名称、摘要、权利要求书、说明书、申请（专利）号、申请日、公开（公告）号、公开（公告）日、申请（专利权）人、发明（设计）人、国际专利主分类号、国际专利分类号、地址、法律状态、专利权状态等。

（三）中国专利信息网

中国专利信息网是国家知识产权局下属的专利检索咨询中心建立的网站，是国内在互联网上全面提供中国专利信息检索与专利产品信息服务的专业网站，收录了我国1985年以来的全部专利信息，可提供查新检索、专题检索、授权专利检索、香港短期专利检索、专利申请评估、对比文件分析咨询、专利稳定性分析、专利侵权咨询、专利侵权与抗辩分析、专利侵权风险调查等检索业务服务。

三、国外专利文献检索

（一）美国专利商标局专利检索系统

1. 概况　美国专利商标局专利检索系统是由美国专利商标局（United States Patent and Trademark

Office, USPTO) 在 2022 年全新推出的专利检索系统,供公众免费检索、查阅和下载美国专利申请公布文献和美国专利文献(图 9-7)。系统收录了美国授权专利数据(1976 年以来公布的所有文本数据,1790 年以来公布的所有图像数据),和美国专利申请数据(2001 年至今)。在专利检索系统推出以前,美国专利授权数据和美国专利申请数据分别收录在 PatFT 和 AppFT 两个数据库中。这两个数据库各自独立,无关联接口。想要获取完整的美国专利信息,需要分别在这两个数据库中进行检索。而专利检索系统实现了美国专利申请数据和授权数据的整合,为用户提供了一站式检索美国专利申请和授权专利的服务。

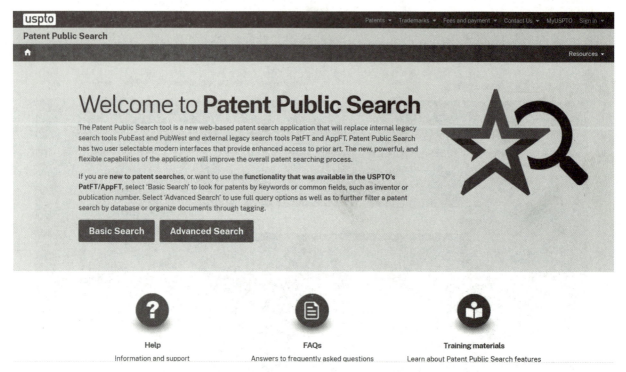

图 9-7　美国专利商标局专利检索系统主页面

2. 检索途径　系统提供基本检索、高级检索两种检索方式。

（1）**基本检索**：在专利检索系统主页面点击 Basic Search 即可进入基本检索页面(图 9-8)。基本检索页面包含 Quick lookup 和 Basic Search 两个检索区。用户可在 Quick lookup 检索区通过专利号或文献号来进行检索。用户也可在 Basic Search 检索区通过选择申请人、专利权人、代理所、代理人、专利号/文献号、发明人、公开日等字段进行检索。

（2）**高级检索**：用户可以根据检索逻辑关系在检索框中自行创建检索表达式(图 9-9)。在检索框中,用户可以使用布尔逻辑算符、位置算符和截词算符等扩大和缩小检索范围,从而满足多种检索需求。高级检索页面还提供帮助(Help)和检索历史(Search History)功能。

例如在美国专利商标局专利检索系统中检索专利名称中出现"奶粉"的相关专利文献,检索步骤如下。

1）登录美国专利商标局网站,在首页 Patents 栏目下,选择"Application process"类目下的"Search for patents",再选择"Patent Public Search",即可进入检索系统主页面。

2）点击检索系统主页面"Advanced Search"按钮,进入高级检索页面。在检索框中输入"（milk AND powder）.ti."。

3）点击"Search"按钮,可检索出该数据库中专利名称中含"奶粉"的专利文献。

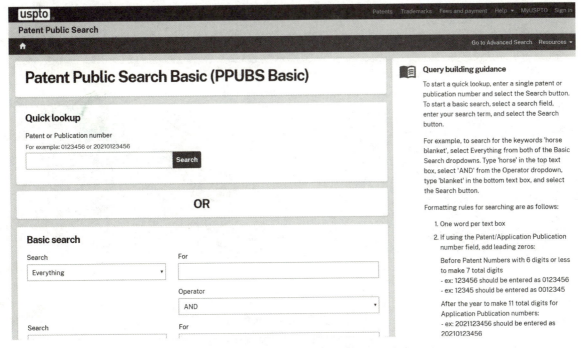

图 9-8 美国专利商标局专利检索系统基本检索页面

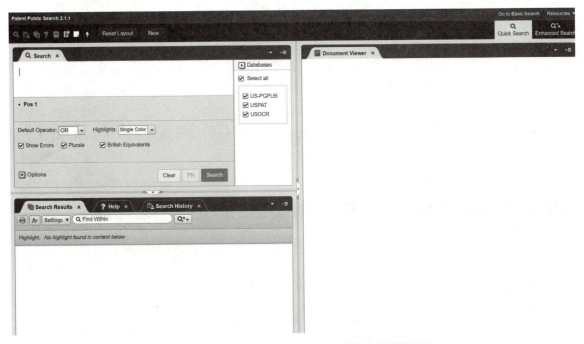

图 9-9 美国专利商标局专利检索系统高级检索页面

（二）欧洲专利局专利检索系统

1. 概况 欧洲专利局（European Patent Office, EPO）是根据《欧洲专利公约》成立的一个政府间组织，其主要职能是负责欧洲地区的专利申请的审查、批准及欧洲专利授权公告后异议的审理以及文献出版工作。欧洲专利局专利检索系统（Espacenet）是由欧洲专利局开发的免费专利信息检索数据库，收录了全球 100 多个国家的超 1.4 亿件专利文献，包含了 19 世纪至今的发明和技术发展信息（图 9-10）。

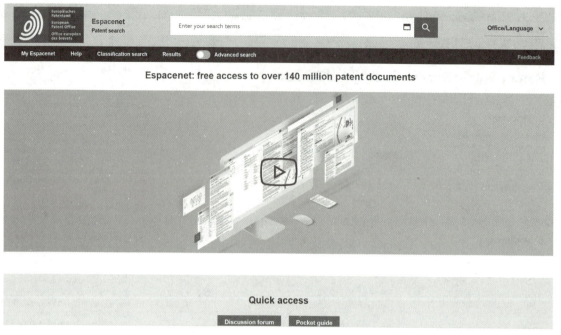

图 9-10　欧洲专利局专利检索系统主页面

2.检索途径　Espacenet 检索系统为用户提供了智能检索、高级检索、分类检索三种检索方式。

（1）**智能检索**：进入 Espacenet 检索系统，默认为智能检索模式。用户可在页面上方的检索框中直接输入检索词，如关键词、分类号、国别代码、专利文献号、发明人或公司的名称、专利申请的日期或年代等，点击右侧的放大镜图标即可进行检索，显示检索结果。Espacenet 检索系统将分析用户输入的检索词，自动为其匹配默认的检索字段。用户还可点击放大镜图标左侧的智能检索编辑器（Smart search editor）图标，使用编辑器进行编辑和检索。

（2）**高级检索**：在导航栏点击"Advanced search"左边的按钮即可进入高级检索模式（图 9-11）。

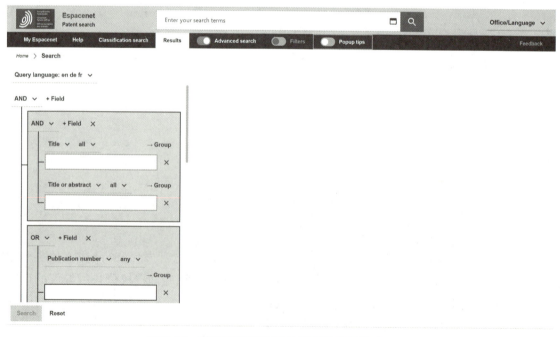

图 9-11　欧洲专利局专利检索系统高级检索页面

高级检索通过树状图的形式,支持不同字段和运算符之间的复杂组合,实现检索式的个性化构建。用户可以通过点击"+Field"添加预设字段,点击字段、布尔逻辑算符、比较算符右侧的下拉箭头选择相应字段和运算符。不同字段默认用布尔逻辑算符"AND"连接。

(3) **分类检索**:在导航栏点击"Classification search",即可进入分类检索模式(图9-12)。分类检索提供对CPC(联合专利分类)的浏览和检索。点击类名,系统会显示下一级类目。用户也可以在检索框中输入主题词或分类号,查找主题词和分类号之间的对照或分类号的详细类名。

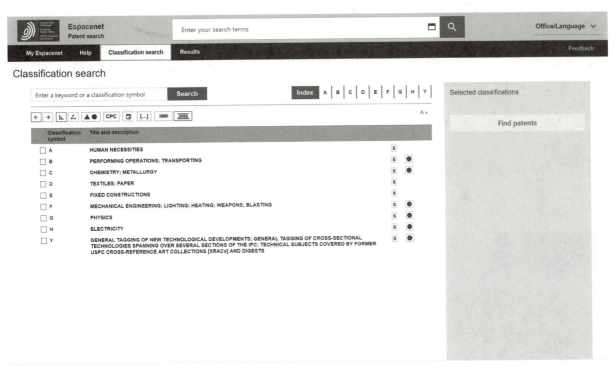

图9-12 欧洲专利局专利检索系统分类检索页面

(三) 世界知识产权组织专利检索数据库

世界知识产权组织(World Intellectual Property Organization,WIPO)是依据1967年7月在瑞典斯德哥尔摩签订的《建立世界知识产权组织公约》设立的联合国机构,目前共有193个成员国。世界知识产权组织官方网站向公众提供知识产权服务、知识产权政策、知识产权领域合作与知识产权信息。WIPO IP Portal是由WIPO提供的在线知识产权服务统一平台。平台提供了3个检索数据库的入口,其中PATENTSCOPE用于专利(发明和实用新型)检索。

截至2023年11月,PATENTSCOPE数据库收录1.14亿件专利文献,其中4 700万为国际专利合作条约(Patent Cooperation Treaty,PCT)专利申请数据。WIPO每周最新公布的国际PCT专利申请会被及时收录在PATENTSCOPE数据中。各个国家专利和地区专利的数据则由各国知识产权局和地区知识产权局提供。

PATENTSCOPE数据库支持多种检索方式,包括简单检索、高级检索、字段组合检索、跨语种扩展、化合物检索(图9-13)。其中,化合物检索需注册后才能使用。

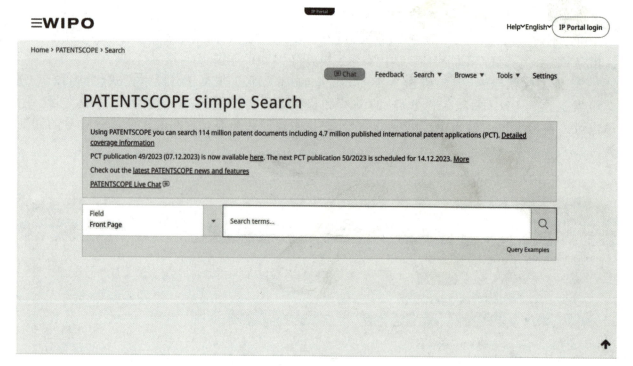

图 9-13　PATENTSCOPE 数据库检索页面

专利说明书

专利说明书是指含有扉页、权利要求书、说明书等组成部分的,用以描述发明创造内容和限定专利保护范围的一种官方文件或其出版物,属于一种专利文件。

扉页是专利说明书中揭示每件专利基本信息的部分,内容包括专利申请时间、申请号码、申请人或专利权人、发明人、发明创造名称、发明创造内容摘要及主图、分类号、公布或授权的时间、文献号、出版专利文件的国家机构等;权利要求书是专利说明书中限定专利保护范围的部分;说明书是专利说明书的技术内容部分,说明书部分一般包括技术领域、背景技术、发明内容、具体实施方式等。

四、信息资源共享与知识产权保护

（一）信息资源共享与知识产权保护的关系

信息资源共享与知识产权保护之间存在着既相互促进又相互约束的关系。一方面随着知识经济时代的来临,知识成为最重要的商品,它是知识创造者智慧和辛劳的结晶,知识创造者理应在知识产品的传播、交流与利用中得到相应的回报。然而,现代信息技术的广泛应用,使得对知识产权的侵犯行为在技术上很容易实现。因此,知识产权保护是不断创造新知识并将其转化为生产力的根本保证,也是实现信息资源共享的前提和基础。另一方面知识产权保护在一定程度上约束了信息资源的共享与利用。信息资源共享增加了知识产权保护的难度。基于 Internet 的信息资源共享,离不开数字化信息资源的网上传递和接收,而这些信息资源往往都涉及有关的知识产权问题。因此,我们应寻求有效途径,在保护产权所有人权益的前提下最大限度地实现信息资源共享。

（二）信息资源共享涉及的知识产权问题

1. 作品数字化涉及的知识产权问题　关于作品的数字化,目前根据国际上《保护文学和艺术作品伯尔尼公约》和《中华人民共和国著作权法》的有关规定,都普遍认同为复制行为,而复制权是著作权中最核心的权利。对已进入公有领域的作品,包括超过著作权保护期限的作品以及法律、法规、官方文件、时事新闻等,任何人都可以自由使用,对其进行数字化处理,无须考虑著作权问题,但应注意在进行数字化处理时,必须尊重作者的署名权、修改权和保护作品的完整权,因为这几项具有人身性质的权利是没有保护期限制的。对未进入公有领域的作品(即尚在著作权保护期内的作品)进行数字化处理,则应慎重对待。我国《著作权法》第24条列举了13种情形属于合理使用,在此范围内可以不经著作权人的许可,不向其支付报酬。但超出合理使用范围的数字化处理行为则必须经过著作权人的授权许可并向其支付报酬,否则就会侵犯著作权人的复制权。

2. 转载、摘编其他网站内容涉及的知识产权问题　一般来说,对于公有领域的作品,如时事新闻、官方信息或已超过保护期的作品等,用户可以自由转载与摘编,但转载与摘编过程中不能侵犯著作权人的人身权利,包括署名权、修改权和保护作品完整权。对于非公有领域的作品,根据《最高人民法院关于审理侵害信息网络传播权民事纠纷案件适用法律若干问题的规定》第三条规定,网络用户、网络服务提供者未经许可,通过信息网络提供权利人享有信息网络传播权的作品、表演、录音录像制品,除法律、行政法规另有规定外,人民法院应当认定其构成侵害信息网络传播权行为。

3. 超链接涉及的知识产权问题　按链接所涉及的范围,可将超链接分为两种类型:系统内链接(包括页内链接)和系统间链接。对于系统内链接,因设链者和被链者均为同一服务器(同一主体),因此不会产生法律纠纷。容易发生知识产权纠纷的主要是系统间的链接。系统间的链接包含普通链接、深度链接等方式。普通链接方式链接的对象是网站的首页,链接完成后,屏幕上显示的是被链接网站的全部内容,地址栏显示的是被链者的网址,用户一眼就能看出他已经从一个网站跳到另一个网站上。深度链接方式链接的对象不是该网站的首页,而是直接指向具体内容页。关于超链接中的著作权侵权认定,《中华人民共和国著作权法》没有明确的规定。目前,国内比较一致的认识是普通链接属于提供传输通道的技术服务,一般不会构成侵犯著作权罪,深度链接是否侵犯著作权问题则在实践中意见不一。

4. 数据库共享涉及的知识产权问题　数据库是指以系统或有序的方法编排的,并可通过电子或其他方式单独访问的独立作品、数据或其他材料的集合。数据库自出现以来,其知识产权问题就一直引起国际知识产权界的关注。《保护文学和艺术作品伯尔尼公约》《与贸易有关的知识产权协定》《世界知识产权组织版权条约》以及以美国、德国为代表的大多数国家都将数据库作为编辑作品纳入著作权法的保护范围。由于在网络环境下信息的传播、复制变得非常便利,从而使得数据库的著作权保护问题变得较为复杂。在数据库使用过程中最容易引起知识产权纠纷的是恶意下载。所谓恶意下载就是超越正常范围或是利用未经许可的方式进行的、会导致不良后果的、故意的数据下载行为。

第二节　标准文献检索

一、概述

（一）标准与标准文献的概念

我国2015年实施的国家标准GB/T 20000.1—2014《标准化工作指南第1部分:标准化和相关

活动的通用术语》中标准（standard）的定义是"标准是指通过标准化活动，按照规定的程序经协商一致制定，为各种活动或其结果提供规则、指南或特性，供共同使用和重复使用的文件。"

国际标准化组织将标准定义："标准是为了在一定的范围内获得最佳秩序，经协商一致制定并经公认机构批准，为活动或其结果规定共同和重复使用的规则、指南或特性的文件。"因此，标准是公认的权威机构批准的标准化成果，是科研、生产、交换和使用的技术规定。标准一般以科学、技术和经验的综合成果为基础，经有关方面协商，由主管机构批准，作为共同遵守的准则，它也是质量管理和质量保证的依据。

标准文献（standard document）一般是指对产品和工程质量、规格及检验方法等所做的技术规定，是由技术标准、管理标准及其他具有标准性质的类似文件组成的一种特定形式的科技文献体系，有一定的法律效力，是人们从事生产和建设的共同依据。标准文献包括标准、规范、规程、标准草案和技术要求。

（二）标准的分类

1. 按标准适用范围划分

（1）**国际标准**：国际标准是由国际标准化组织或国际标准组织通过并公开发布的标准，如国际标准化组织（International Organization for Standardization, ISO）、国际电工委员会（International Electrotechnical Commission, IEC）和国际电信联盟（International Telecommunication Union, ITU）制定的标准等。

（2）**区域标准**：区域标准是由区域标准化组织或区域标准组织通过并公开发布的标准，只适用于某一区域，如欧洲标准化委员会制定的标准。

（3）**国家标准**：国家标准是由国家标准化机构通过并公开发布的标准，在本国范围内适用。我国国家标准制定工作由国务院标准化行政主管部门统一管理。其他各级别标准不得与国家标准相抵触。我国颁布的强制性国家标准代码为"GB"，推荐性国家标准代码为"GB/T"。

（4）**行业标准**：行业标准是由行业标准化主管部门通过并公开发布的标准，在国家的某个行业范围内适用。我国行业标准由国务院有关行政主管部门制定，例如由国家卫生健康委员会制定的中国卫生行业标准代号为"WS"，以及由国家药品监督管理局制定的医药行业标准代号为"YY"。

（5）**地方标准**：地方标准是由某一国家的地方部门制定并公开发布的标准。我国地方标准的代号是"DB"。

（6）**团体标准**：团体标准是由某一国家的团体标准化组织通过并公开发布的标准。

（7）**企业标准**：企业标准是由某一企业或部门批准，适用于本企业或本部门的标准。我国企业标准的代号是"Q"。

2. 按标准化对象分类

（1）**技术标准**：技术标准是对标准化领域中需要协调统一的技术事项所制定的标准。技术标准一般包括基础标准、方法标准、产品标准、工艺标准、工艺设备标准以及安全、卫生、环保标准等。

（2）**管理标准**：管理标准是对标准化领域中需要协调统一的科学管理方法和管理技术所制定的标准。管理标准主要包括技术管理、生产安全管理、质量管理、设备能源管理和劳动组织管理标准等。

（3）**工作标准**：工作标准是按工作岗位制定的有关工作质量的标准，是对工作的范围、构成、程序、要求、效果、检查方法等所做的规定，是具体指导某项工作或某个加工工序的工作规范和操作规程。

（4）**服务标准**：服务标准是规定服务应满足的要求以确保其适用性的标准。

3. 按成熟程度划分
标准按成熟程度可划分为法定标准（具有法律效力）、推荐标准（建议执行)、试行标准(试用)和标准草案。例如《中华人民共和国药典》是药品研制、生产、经营、使用和监督管理等均应遵循的法定依据,属于法定标准。

4. 按约束力划分 根据《中华人民共和国标准化法》的规定,我国标准分为强制性标准和推荐性标准两类。强制性标准必须严格执行,做到全国统一;推荐性标准,国家鼓励采用,即企业自愿采用推荐性标准。但在有些情况下,推荐性标准的效力会发生转化,必须执行:①推荐性标准被相关法律、法规、规章引用;②推荐性标准被企业在产品包装、说明书或者标准信息公共服务平台上进行了自我声明公开的;③推荐性标准被合同双方作为产品或服务交付的质量依据的。

(三)标准文献的特点

标准文献除具有科技文献的特点外,还具有以下特点:

1. 权威性 标准是经公认权威机构(主管机关)批准的。

2. 规范性 每个国家对于标准的制定和审批程序都有专门的规定,并有固定的代号,标准格式整齐划一。各国标准化机构对其出版的标准文献都有一定的格式要求。

3. 法律性 标准文献是从事生产、设计、管理、产品检验、商品流通、科学研究的共同依据,在一定条件下具有相应的法律效力,有一定的约束力。

4. 协调性 标准的编制遵循协调性原则,即要求与该领域有关的现行标准和正在编制的标准相互配合,从而达到技术上的协调一致。因此标准文献就具有协调性。

5. 时效性 标准只以某时间阶段的科技发展水平为基础,具有一定的时效性。随着经济发展和科学技术水平的提高,标准不断地进行修订、补充、替代或废止。

6. 标准文献之间是相互引用或交叉重复的。

(四)标准文献的分类

1. 国际标准分类法 国际标准分类法(International Classification for Standards,ICS)是由国际标准化组织(ISO)编制的标准文献分类法,它主要用于国际标准、区域标准和国家标准以及相关标准化文献的分类、编目、订购与建库,从而促进国际标准、区域标准、国家标准以及其他标准化文献在世界范围的传播。我国从1997年1月1日起在国家标准、行业标准和地方标准上使用ICS分类号,并一直跟踪使用。

2. 中国标准文献分类法 中国标准文献分类法(Chinese Classification for Standards,CCS)是我国标准化管理部门根据我国标准化工作的实际需要,结合标准文献的特点编制颁布的。此分类法采用二级分类,数字与字母混合标注。CCS一级类目共24个大类,设置以专业划分为主;一级分类由单个拉丁字母组成,如C 医药、卫生、劳动保护。每个大类下设100个二级类目,二级类目设置采取非严格等级制的列类方法;二级分类由双数字组成,如A00 标准化、质量管理。

(五)标准文献的作用

1. 反映国家不同领域的水平 通过标准文献可了解各国经济政策、技术政策、生产水平、资源状况和标准水平。

2. 提高企业生产效率 标准是技术人员智慧和经验的结晶,它代表了最好、最容易和最安全的作业方式或方法。企业推广研究国内外先进的标准,可以改进新产品,提高新工艺和技术水平,必然能有效地提高生产效率。

3. 实现科学规范管理 标准文献是企业工程质量、校验产品、控制指标和统一试验方法的技术依据,有利于企业或生产机构经营管理活动的统一化、制度化、科学化和文明化。

4. 促进技术进步 标准文献中的技术标准是复杂的技术综合,国际标准和国外先进标准中包含着很多先进技术。企业要积极引进和推广国际先进标准,使得其以最小的投入,获得最大的经济效益。

国际标准分类法

国际标准分类法采用数字进行分类,共分 41 个大类(以奇数为编号顺序从 01-99),涵盖了 41 个标准化的活动领域,其中 11 代表医药卫生技术。各个大类又可细分为多个二级类目,二级类目又可被进一步细分为三级类目。一级类目和三级类目采用双位数,二级类目采用三位数表示,各级分类号之间以实圆点相隔。例如牙科设备国际标准分类号为 11.060.20,11 为医药卫生技术大类,060 为二级类目,代表牙科。

(六)传统的标准文献检索工具

传统的标准文献检索工具包括《中华人民共和国国家标准目录及信息总汇》《中国国家标准汇编》《中国标准化年鉴》《中华人民共和国国家标准目录》《中华人民共和国行业标准目录》,报道标准的期刊如《中国标准化》《标准科学》等,以及各专业部门编辑的部门标准检索工具。

二、国内标准文献检索

(一)中国标准服务网

1. 概况　中国标准服务网创建于 1998 年,是中国标准化研究院主办的国家级标准信息服务网站,由中国标准化研究院标准信息研究所负责维护(图 9-14)。网站收录了我国国家标准、行业标准、地方标准以及团体标准,还收录了 ISO、IEC 等国际标准以及美国、英国、德国等国外标准,内容丰富。中国标准服务网提供标准查询及委托查询服务、标准翻译服务、标准查新服务、标准大数据应用服务等多项标准服务,并收录了欧美日韩等 10 个国家(或组织)的技术法规数据供用户注册后免费下载。

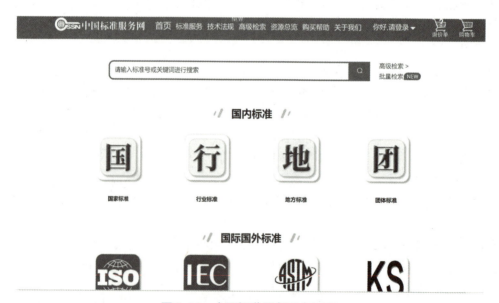

图 9-14　中国标准服务网主页面

2. 检索途径　中国标准服务网提供标准文献检索和技术法规检索。标准文献的检索方式主要有简单检索、高级检索、分类检索和批量检索。

(1)**简单检索**:用户在首页检索框中直接输入标准号或关键词,点击右侧放大镜图标即可进行检索。

（2）**高级检索**：高级检索提供标准状态、关键词、国家/发布机构、国际标准分类（ICS）、中国标准分类（CCS）、起草单位、起草人、发布年等检索字段（图9-15）。

如在中国标准服务网中检索"医药卫生领域中轮椅"的标准文献，检索步骤如下：

1）输入网址，进入中国标准服务网主页，点击"高级搜索"，进入高级检索页面。

2）在"关键词"对应的检索框中输入"轮椅"，选择国际标准分类中的"11 医药卫生技术"和中国标准分类中的"C 医药、卫生、劳动保护"。

3）点击"检索"按钮，检出41条医药卫生领域中有关轮椅的标准文献题录。点击某条标准的题录，可得到该标准的详细信息。

（3）**分类检索**：用户可在首页"最新标准"区域下方点击"更多"按钮，进入分类检索页面。用户可在此页面勾选标准品种中某一个标准或多个标准检索，也可以选择中国标准分类（CCS）和国际标准分类（ICS）中的某一个类目或多个类目检索。

（4）**批量检索**：用户在检索框中输入标准号或者关键词，每行一个，每次限制100个，创建批量检索任务。

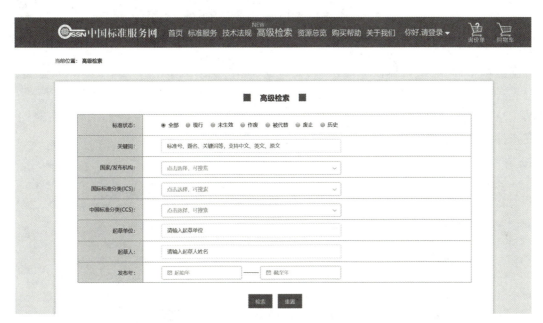

图9-15　中国标准服务网高级检索页面

（二）中国标准化研究院国家标准馆

1. 概况　中国标准化研究院国家标准馆（以下简称"标准馆"）成立于1963年，是我国唯一的国家级标准文献和标准化图书情报馆藏、研究和服务机构，是中国图书馆学会专业图书馆分会委员单位和国家科技图书文献中心（NSTL）九家成员单位之一（图9-16）。标准馆集标准知识管理与服务机构、标准文献馆、标准档案馆、标准博物馆于一体，为社会各界提供标准文献查询、阅览、咨询、研究、培训、专题服务及科普服务，为政府提供决策支持。标准馆藏有中国的国家标准、行业标准、地方标准、团体标准，ISO、IEC、ITU 等国际标准，美国、英国、德国等国家标准以及国外专业学（协）会标准。

2. 检索途径　标准馆提供简单检索、高级检索、批量检索等检索方式检索标准文献。

（1）**简单检索**：用户在首页检索框中直接输入标准号或关键词，点击"查询"按钮即可进行标准检索。用户还可以勾选"查询"按钮左侧的"搜段落"，段落中含有该检索词的标准文献即会出现在检索结果中。系统默认在"标准与法规"数据集合中进行检索，用户可以点击检索框上方的"西文期刊"或"标准公告"，根据检索需求，切换检索入口。

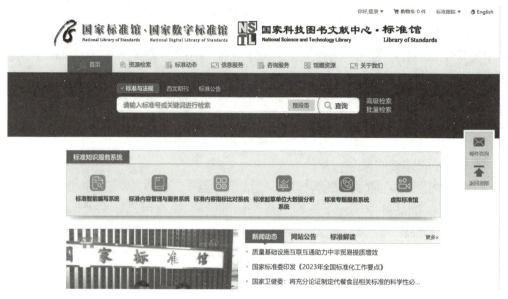

图 9-16　中国标准化研究院国家标准馆主页面

（2）**高级检索**：高级检索提供标准状态、关键词、标准号、国际标准分类、中国标准分类、采用分类、标准品种、年代号等检索字段（图 9-17）。用户可将关键词限定在标题、适用范围以及主题词中进行检索。在国际标准分类、中国标准分类以及标准品种字段，用户可以点击检索框右侧的"选择"按钮，在选择框中勾选符合检索需求的类别范围和标准品种。

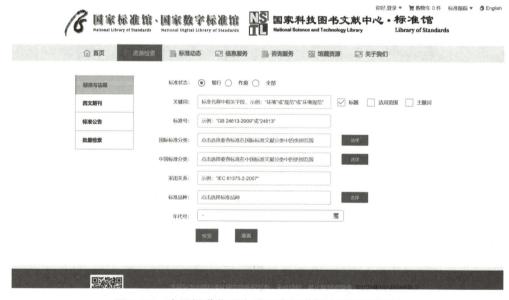

图 9-17　中国标准化研究院国家标准馆高级检索页面

（3）**批量检索**：批量检索支持导入文件和手动输入两种方式，导入的文件只支持 txt 和 excel 格式的文件，两种方式下标准号或标题排列方式都为每行一条。

（三）全国标准信息公共服务平台

全国标准信息公共服务平台由国家市场监督管理总局国家标准技术审评中心主办，由国家市场监督管理总局和国家标准化管理委员会主管。平台资源涵盖中国的国家标准、行业标准、地方标准、企业标准以及团体标准，并收录了部分国际标准和国外标准。截至 2023 年 11 月，平台收录了 80 619 个行业标准、69 395 个地方标准、7 906 个团体标准。全国标准信息公共服务平台提供分类检索、简单检索、高级检索等多种检索方式。

（四）万方数据知识服务平台中外标准数据库

万方数据知识服务平台中外标准数据库收录了所有中国国家标准（GB）、中国行业标准（HB）以及中外标准题录摘要数据，共计 200 余万条记录，其中中国国家标准全文数据内容来源于中国质检出版社，中国行业标准全文数据收录了机械、建材、地震、通信标准以及由中国质检出版社授权的部分行业标准。数据库提供简单检索、高级检索、专业检索等检索方式。高级检索提供标准编号、标准名称、关键词、发布单位、起草单位、中国标准分类号、国际标准分类号等检索字段。

（五）中国知网标准数据总库

中国知网标准数据总库包括国家标准全文、行业标准全文以及国内外标准题录数据库，共计 60 余万项。其中国家标准全文数据库收录了由中国标准出版社出版的，国家标准化管理委员会发布的所有国家标准；行业标准全文数据库收录了现行、废止、被代替、即将实施的行业标准；国内外标准题录数据库收录了中国以及世界上先进国家、标准化组织制定与发布的标准题录数据，共计 49 余万项。标准数据总库提供高级检索、专业检索、一框式检索等检索方式。高级检索提供的检索字段包括标准名称、标准号、关键词、摘要、全文、发布单位、出版单位、起草单位、中国标准分类号、国际标准分类号、起草人等。

三、国外标准文献检索

（一）国际标准化组织

国际标准化组织（ISO）是世界上最权威的标准制定单位，也是国际上最大的非政府性标准化组织，成立于 1947 年，拥有 169 个国家标准机构。截至 2023 年 11 月，ISO 有 825 个技术机构负责制定标准，出版了 2.5 万余项国际标准及相关文件。ISO 于 1995 年开通网上标准信息技术服务，是网上标准文献的重要信息源。用户可在其网站了解它的世界成员、技术工作、ISO9001 与 ISO14001 等，可浏览标准目录，进行标准信息的检索。ISO 提供的检索方法有简单检索和高级检索两种。用户在首页检索框中直接输入标准号，点击 "Search" 按钮即可进行标准信息简单检索。用户在简单检索结果页面点击 "Advanced search for standards" 按钮，即可进入到高级检索页面（图 9-18）。

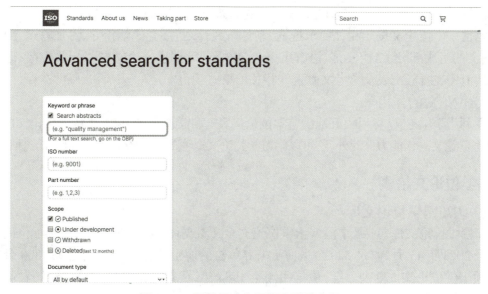

图 9-18　国际标准化组织高级检索页面

例如在 ISO 官方网站查询有关牛奶（milk）的标准文献,检索步骤如下。

1. 输入 ISO 的网址,在该网站首页点击导航栏中 "Standards" 按钮,即可进入标准文献检索页面。

2. 在此页面检索框中输入检索词,点击放大镜图标跳转至 Search 页面。在 Search 页面点击 "Advanced search for standards" 按钮,进入高级检索页面。

3. 在 "Keyword or phrase"（关键词或短语）的检索框中输入关键词 "milk"。点击 "Search" 按钮,检出 186 条有关牛奶的标准文献,点击某一题录的标准号,即可了解该标准的详细信息。

（二）美国国家标准协会

美国国家标准协会（American National Standards Institute, ANSI）创立于 1918 年,目前有 1 400 余家标准组织、政府部门、企业等参与,提供美国国家标准以及 ISO、IEC 等标准。点击网站导航栏中的放大镜图标,用户即可在其下方展开的检索框中输入关键词或出版号进行简单检索。

第三节　学位论文检索

一、概述

（一）学位论文的概念

中华人民共和国国家标准《学位论文编写规则》（GB/T 7713.1—2006）规定：“学位论文是作者提交的用于其获得学位的文献。”学位论文是标明作者从事科学研究取得的创造性成果和创新见解,并以此为内容撰写的、作为提出申请授予相应的学位评审用的学术论文,是一种重要的文献资源。学位论文除了被本单位图书馆或者科研管理部门收藏外,一般还在国家指定单位专门进行收藏。根据授予学位级别不同,学位论文分为学士学位论文、硕士学位论文和博士学位论文三种。

（二）学位论文的特点

1. 科学性　学位论文的选题必须以科学领域里的某一专业性问题为研究对象。论文运用专业术语和专业性图表符号来表达学术论文内容,语言确切、规范。

2. 学术性　学位论文的研究内容和研究方法具有科学性,其概念严谨,数据精确,材料翔实,研究方法科学合理。

3. 新颖性　学位论文在新的研究领域中提出全新观点或理论框架,能够在发展和深化前人研究成果的基础上进行创新,论证方式新颖。

4. 逻辑性　学位论文的论证逻辑强,变量设置合理,研究方法得当有效。

5. 规范性　学位论文按照相关要求选题、制订研究计划、接受导师指导、参加答辩,因而研究程序规范;论文的组成部分、结构安排、语言风格、字数要求等都遵守论文撰写相关规范;论文中的关键词、摘要、引用、注释、图表及参考文献遵守相关的格式规范。

（三）学位论文的作用

大学生利用学位论文,可以很好地借鉴学位论文表达科学研究的方法,了解学位论文的写作基本格式,提高医学论文写作能力。此外,还可以学习学位论文严谨的科研设计,提高自己的科研设计能力。

二、国内学位论文检索

（一）中国知网学位论文库

中国知网学位论文库包括《中国博士学位论文全文数据库》和《中国优秀硕士学位论文全文数据库》,截至 2023 年 11 月,收录 520 余家博士培养单位的博士学位论文 55 余万篇,800 余家硕士培养单位的硕士学位论文 570 余万篇,最早回溯至 1984 年,覆盖基础科学、工程技术、农业、医学、哲学、人文、社会科学等各个领域。

用户可通过登录中国知网的首页,在检索框中输入检索词,勾选检索框下方的"学位论文",单击检索图标即可执行一框式检索。用户也可以点击中国知网首页检索框下方的"学位论文",进入学位论文库主页(图 9-19)。在此页面,用户可以直接在检索框中输入检索词,点击检索图标执行检索,或者点击"高级检索"按钮进入学位论文库高级检索页面。数据库提供主题、题名、关键词、摘要、目录、全文、参考文献、中图分类号、学科专业名称、学位授予单位、导师、第一导师等检索字段。

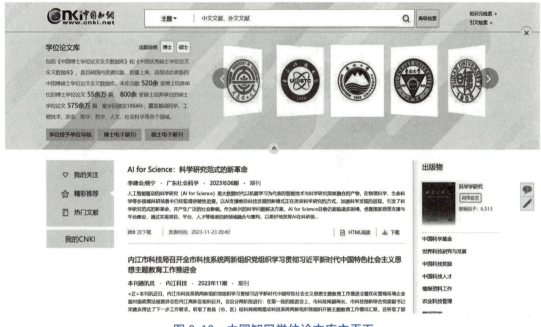

图 9-19　中国知网学位论文库主页面

(二) 万方中国学位论文全文数据库

中国学位论文全文数据库是万方数据知识服务平台的主要资源之一。数据库收录 1980 年以来的学位论文,年增 35 余万篇,涵盖基础科学、理学、工业技术、人文科学、社会科学、医药卫生、农业科学、交通运输、航空航天和环境科学等各学科领域。数据库提供快速检索、高级检索、专业检索等检索方式。高级检索提供的检索字段包含主题、题名或关键词、题名、作者单位、作者、关键词、摘要、DOI、专业、学位授予单位、导师、学位等。

(三) 国家科技图书文献中心学位论文数据库

国家科技图书文献中心(NSTL)学位论文数据库收录了 1984 年至今我国高校、科研院所授予的硕士、博士论文以及博士后论文 350 多万篇,学科涉及自然科学各专业领域,涵盖全国 1 400 所高校及科研机构。数据库还收录了 ProQuest 公司出版的 2001 年以来的电子版优秀硕博士论文 70 多万篇,涉及自然科学和社会科学领域,涵盖 900 余所国外高校及科研机构,是学术研究中十分重要的信息资源。

在 NSTL 主页点击"学位论文"图标,即可进入学位论文数据库页面(图 9-20)。在此页面,用户可以选择简单检索、高级检索、分类检索等多种检索方式,还可以在页面左侧设置院校、年份、语种、学位、主题词、作者、导师等限定条件。

(四) 中国高等教育文献保障系统学位论文中心服务系统

中国高等教育文献保障系统(China Academic Library & Information System,CALIS)学位论文中心服务系统面向全国高校师生提供中外文学位论文检索和获取服务,内容涵盖自然科学、社会科学、医学等各个学科领域。该系统采用 e 读搜索引擎,检索功能便捷灵活。检索结果包括中文题名、

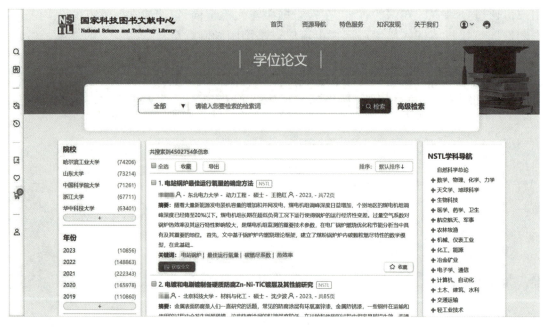

图 9-20　NSTL 学位论文数据库页面

外文题名、作者、学位名称、主题词、学位年度、学位授予单位、导师姓名、语种等，通过 CALIS 馆际互借系统可以获取全文。用户可以从显示范围、出版年、语种、资源类型、学科、收录数据库、收录馆等对检索结果进行多角度限定。

三、国外学位论文检索

ProQuest 全球博硕士论文全文数据库（ProQuest Dissertations & Theses Global，PQDT Global）是世界著名的学位论文数据库，收录有欧美、加拿大等 60 多个国家 4 100 余家机构的 500 多万篇学位论文文摘索引记录和 300 万篇学位论文全文，每年新增近 25 万篇（图 9-21）。内容涵盖文、理、工、农、医等各个学科领域，是迄今为止世界上最大的国际性博硕士论文数据库。

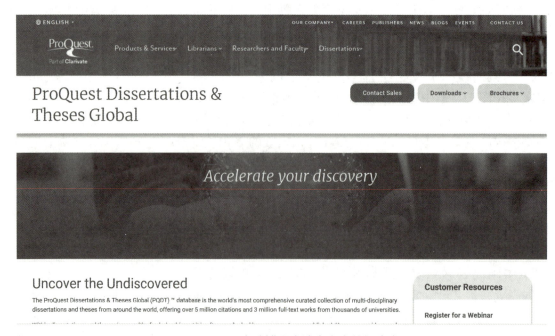

图 9-21　ProQuest 全球博硕士论文全文数据库主页面

第四节　医学会议文献检索

一、概述

（一）会议文献的概念

会议文献（meeting document）指的是各种会议上宣读、提交讨论和交流过的论文、报告、会议纪要等文献。医学会议文献是指国内外各种医学学术会议形成的会议信息、学术报告和论文汇编等，包括医学会议消息和医学会议论文。医学学术会议是医药卫生工作者交流经验、报告新发现和研究新问题的重要会议。通常一些新问题、新见解、新的研究成果和进展都是在学术会议上首次公之于众的。

（二）会议文献的特点

会议文献具有学术性强、内容新颖、报道迅速等特点，它在科学和研究领域有着独特的情报价值，是医学工作者获取最新医学信息、掌握学科前沿动态的重要信息资源。

（三）会议文献分类

会议文献包括会前文献、会后文献。

1. 会前文献　会前文献包括会议通知、会议日程、征文启事等，预报了会议内容以及召开的时间、地点等，为医学科研人员及时了解和掌握国内外的专业会议信息、撰写会议论文并参加会议提供了帮助。传统的会前信息查找方式主要是通过专业期刊上刊登的会议预报及征文启事等来了解会议的信息，随着互联网的发展和普及，会前信息也可以通过专业会议发布系统和专业网站获取。

（1）中国学术会议在线：中国学术会议在线是经教育部批准，由教育部科技发展中心主办，面向广大科技人员的科学研究与学术交流信息服务平台。该网站设置会议预告、会议通知、精品会议、会议新闻、会议回顾、全文搜索等栏目，会议预告及会议通知栏目可以通过学科分类筛选基础医学、临床医学、中医学和中药学等学科领域的会议预告及通知。用户可以通过会议信息所属学科、会议名称和关键词来检索相关的会议信息。

（2）中华医学会网站：中华医学会网站是中华医学会（Chinese Medical Association）组织学术交流活动、开展继续医学教育的学术网站。首页"学术交流"栏目下设有会议计划、会议动态、学术会议概览、会议通知、征文通知。通过"会议通知"可获取由中华医学会及各分会主办的学术会议信息。在"会议计划"中可下载查看某年度的学术会议计划。

（3）CNKI 中国学术会议网：网站汇集了大量会议信息以及学术资讯。主页设有即将召开、推荐会议、热门会议、会议直播、精彩回放、精选主题等栏目。在首页导航栏点击"会议预告"按钮，即可查看即将召开的学术会议。在会议预告页面，医学科研人员可以通过选择学科范围，筛选医学领域的学术会议信息。

2. 会后文献　会后文献是指会议结束后出版的会议文献，一般以会议录、汇编、论文集、科技报告、学术讨论报告、会议专刊等为名，以期刊、图书等形式结集出版。

二、国内医学会议文献检索

（一）中国知网会议论文数据库

中国知网会议论文数据库重点收录 1999 年以来，中国科协系统及国家二级以上的学会、协会、高校、科研院所，政府机关举办的重要会议以及在国内召开的国际会议上发表的文献，部分重点会议文献回溯至 1953 年（图 9-22）。截至 2023 年 11 月，数据库已收录国内会议、国际会议论文集 2万余本，累计文献总量 370 余万篇。全部论文按学科分为十大专辑，下设 168 个专题。数据库支持

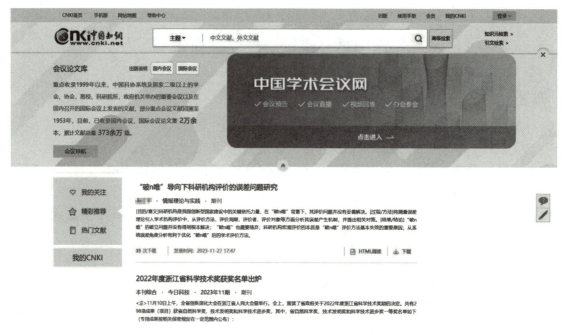

图 9-22　中国知网会议论文数据库页面

一框式检索、高级检索、专业检索、作者发文检索、句子检索、会议导航等检索方式。其中高级检索功能提供主题、篇关摘、关键词、篇名、全文、作者、第一作者、单位、会议名称、主办单位、基金、摘要、小标题、论文集名称、参考文献、中图分类号等检索字段。

（二）万方中国学术会议文献数据库

中国学术会议文献数据库是万方数据知识服务平台的会议论文数据库,会议资源包括中文会议和外文会议。中文会议收录始于 1982 年,年收集约 2 000 个重要学术会议,年增 10 万篇论文,每月更新。外文会议主要来源于 NSTL 外文文献数据库,收录了 1985 年以来世界各主要学协会、出版机构出版的学术会议论文共计 1 100 万篇全文(部分文献有少量回溯),每年增加论文 20 余万篇,每月更新。内容范围覆盖了自然科学、工程技术、农林、医学等领域。检索途径有快速检索、高级检索、专业检索和会议导航。数据库高级检索功能提供主题、题名或关键词、题名、作者、作者单位、关键词、摘要、中图分类号、第一作者、会议名称、会议主办单位等检索字段。

（三）国家科技图书文献中心会议文献数据库

国家科技图书文献中心(NSTL)会议文献数据库包括中文会议和外文会议两个数据库。中文会议论文数据库主要收录 1985 年以来我国国家级学会、协会、研究会以及各省、部委等组织召开的全国性学术会议论文,其收藏重点为自然科学各专业领域。外文会议论文数据库主要收录了 1985 年以来世界各主要学协会及出版机构出版的学术会议论文、会议录,学科范围涉及工程技术和自然科学各专业领域。NSTL 会议文献数据库提供简单检索和高级检索等检索方式。

三、国外医学会议文献检索

（一）Conference Proceedings Citation Index

Conference Proceedings Citation Index(会议论文引文索引,简称 CPCI)是基于 Web of Science 检索平台的文摘索引数据库,分为 CPCI-S(科学与技术版本)和 CPCI-SSH(社会科学与人文科学版本)两个子数据库。CPCI 收录了世界上著名国际会议、座谈会、研讨会及其他各种学术会议中发表的会议文献,其中 CPCI-S 涵盖了所有科学与技术领域,CPCI-SSH 涉及社会科学、艺术与人文科学的所有领域。使用该数据库需要授权。

（二）OCLC FirstSearch 会议论文数据库

OCLC FirstSearch 会议论文数据库是美国联机计算机图书馆中心（Online Computer Library Center,OCLC）提供的产品。该库包括 PapersFirst（国际学术会议论文索引）和 ProceedingsFirst（Proceedings）（国际学术会议录索引）两个会议论文数据库。其中 PapersFirst 收录了 1993 年以来在世界各地学术会议上发表的 940 多万条论文索引,记录每周更新一次。ProceedingsFirst（Proceedings）收录了 1993 年以来的 49 万余条全球会议录索引数据,记录每周更新一次。

（宁晓旭）

思考题

1. 查找专利文献常用的数据库有哪些？如果想要查找有关"产钳"的中国发明专利,应如何操作？

2. 如果想要查找有关"学术论文"的我国现行国家标准,应如何操作？

练习题

3. 如果想要查找题名中含有"半夏"的学位年度为 2023 年的学位论文,应如何操作？

4. 如何通过互联网获取某一学术专题的学术会议预报信息？

第十章 | 文献管理与论文写作

教学课件

思维导图

学习目标

1. 掌握：文献管理软件的使用；医学论文撰写的基本格式和规范要求。

2. 熟悉：各种医学论文的体裁；科研选题的信息获取；病例报告的撰写要求。

3. 了解：医学论文投稿的要求；查新委托的基本要求；国家自然科学基金、省部级科研项目和厅（局）级科研项目的申请和结题的基本要求。

4. 学会运用所学的知识进行独立科研选题，并具有对选题进行预查新的能力；能够独立撰写病例报告及医学论文。

5. 具备自主学习的意识，不断提高学生的信息素养，培养其献身科学的精神。

案例导入

某高职院校临床医学专业大三学生李某接到学院通知要求做毕业论文设计，相关要求如下：①在临床医学专业领域进行选题，注意理论联系实践；②增强调查研究、独立思考、分析问题、解决问题的能力，学习选题、研究设计与论文写作规范；③字数不少于5 000字。李某看了毕业论文设计要求后犯了难，一筹莫展，应该如何进行毕业论文设计？

请思考：

1. 应该如何进行科研选题？

2. 应该选择哪些数据库才能找到所需的相关文献？

3. 选中的相关文献如何进行科学管理？

第一节 文献管理软件

文献管理是指借助一定的文献管理软件，将文献进行有效的录入和归类，帮助科研工作者建立个性化的知识管理体系，简化文献引用的流程，让科研人员能够高效、简洁、方便地进行文献调用。越来越多的科研人员开始使用文献管理软件，以此提高科研工作效率。文献管理软件较多，目前最为常用的是 NoteExpress 和 EndNote。

一、NoteExpress

NoteExpress 是由北京爱琴海乐之技术有限公司自主研发、拥有完全知识产权的文献管理软件。该软件支持简体中文、繁体中文和英文界面，管理软件的界面简洁、清爽，易操作、灵活等特点（图 10-1）。

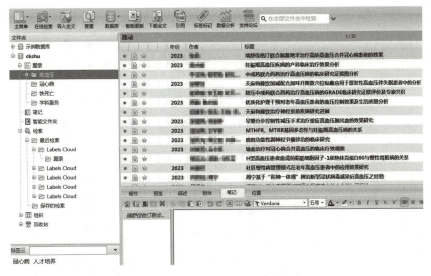

图 10-1　NoteExpress 主界面

（一）软件功能

NoteExpress 具有管理、检索、分析及写作引用等功能。

1. 管理　用户利用 NoteExpress 能够有效管理海量文献资料,可按用户的需求及研究方向分门别类管理文献,如可按照年份、作者、标题、来源等排序。

2. 检索　用户快速检索所需文献。NoteExpress 软件设置在线检索功能,通过点击"在线检索"选项中的在线数据库直接检索全球数 200 多个常用数据库。

3. 分析　用户可利用 NoteExpress 对检索结果进行量化分析。可采用 NoteExpress 的"数据分析"功能,对管理的文献题录进行多字段统计分析,使用户快速了解某领域内的重要专家、研究机构和研究热点等。

4. 写作引用　用户利用 NoteExpress 可以规范写作和提高写作效率。用户在论文写作时,可利用 NoteExpress 在撰写的论文中进行引文的插入、编辑、格式化等,也可实现在论文写作时自动生成符合要求的参考文献列表。

（二）软件使用

1. 下载及安装　登录 NoteExpress 官网进行软件下载,并按照软件提示一步一步安装到用户设备。

2. 新建数据库　NoteExpress 安装后,首次使用会带有示例数据库,可供练习使用,正式使用时可创建自己的文献数据库。在 NoteExpress 主界面"主菜单"下"文件"菜单点击"新建数据库",在弹出的对话框中确定数据库名称及其保存位置,点击"保存"按钮后便构建新的文献数据库,(图 10-2)。

题录是 NoteExpress 管理文献的基本单位,由文献的字段信息、笔记和附件三部分构成,其中字段信息和笔记都存储在数据库文件中,附件则单独存储在一个附件文件夹中。用户利用文件夹功能,可以将题录进行分类管理。用户在新建的数据库下可以设定不同主题的文件夹,文件夹下面还可以建立子文件夹。用户根据需要可以非常方便地建立、删除和转移文件夹,方便管理文献(图 10-3)。

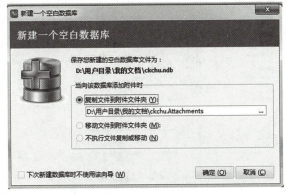

图 10-2　NoteExpress 新建数据库

3. 文献导入 用户创建数据库后,需要将新增的文献题录添加到创建的数据库中。NoteExpress 提供了文献导入、在线检索导入、浏览器检索导入和手工录入四种题录导入方式。

(1)**全文导入**:NoteExpress 支持全文导入且智能识别。NoteExpress 支持 PDF、CAJ 文件的智能识别,能识别出 PDF、CAJ 文件中的标题、DOI 等字段信息。点击"文件"菜单中的"导入文件"命令或者工具栏的"导入全文"按钮,将弹出"要导入的文件"对话框,选择需要导入的全文文件或包含全文文件的文件夹、确定题录类型及导入位置,即可将所选全文导入数据库,并将全文文件保存为附件。用户也可以直接将全文文件拖入NoteExpress 题录的目标文件夹下。如果导入的题录信息不完整,可以使用菜单中的"智能更新"功能,将题录更新为完整详细的题录。如果更新失败还可以手工更新相关内容。操作步骤如下:a. 点击"导入全文";b. 选择需要导入的文件或者文件夹;c. 选择是否要从 PDF 文件中智能识别内容 d. 选择题录类型,导入文件的位置(图 10-4)。

(2)**在线导入**:NoteExpress 内置200多个常用数据库,无需登录数据库网站,直接以 NoteExpress 作为网关进行检索;支持多线程下载方式,下载速度较快。操作步骤:a. 点击"在线检索"—"选择在线数据库",选择所需数据库;b. 输入检索词,点击"开始检索";c. 勾选所需题录,保存到所需文件夹(图 10-5)。

(3)**浏览器检索导入**:用户利用浏览器检索数据库,将检索结果以 NoteExpress 格式导出,然后导入NoteExpress。操作步骤如下:a. 数据库检索结果的导出格式,通常有 EndNote、refworks、NoteExpress 等,导出格式选择 NoteExpress,然后保存导出的文件;b. 打开

NoteExpress,在需要导入的文件夹上,单击右键,选择"导入题录";c. 选择导出格式文件存放的位置;d. 选择导出的文件,点击"开始导入"(图 10-6)。

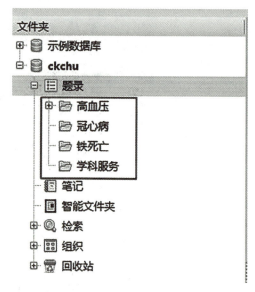

图 10-3 NoteExpress 新建文件夹

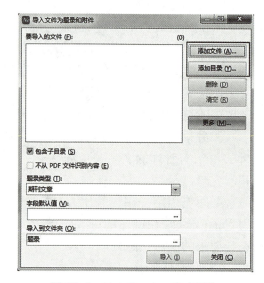

图 10-4 NoteExpress 全文导入

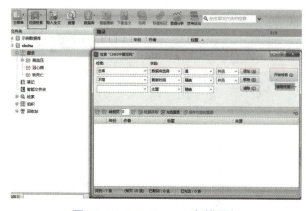

图 10-5 NoteExpress 在线导入

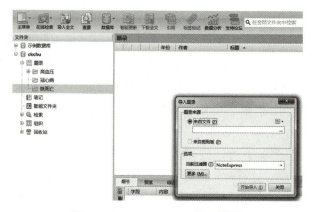

图 10-6 NoteExpress 导入题录

（4）**手工录入**：NoteExpress 提供手工录入题录的方式，在题录列表栏中点击鼠标右键"新建题录"，即可打开编辑页面，手工录入题录。

4. 文献管理　NoteExpress 提供了各种功能模块，有助于用户高效地管理文献信息。通过建立树形结构目录，分门别类地管理电子文献题录和全文。多层次虚拟数据库功能更适合多学科和交叉学科的研究。具体管理功能模块包括题录保存、文献查重、虚拟文件夹、数据库、附件链接、标签标记、排序查看、笔记、本地检索、全文下载、题录组织、数据备份、回收站、批量编辑等。

（1）**文献查重**：如果需要找出 NoteExpress 中的重复文献，可单击"查重"出现"待查重文件夹"，指定查找范围，选择"待查重字段"进行设置，同时设置敏感度和匹配度等，单击"查找"，重复题录高亮显示，可进行删除（图 10-7）。

（2）**虚拟文件夹**：如果一条题录需要放到不同的文件夹，NoteExpress 提供虚拟文件夹功能管理此类文献。只需在选中的题录处点击鼠标右键，选择"链接到文件夹"，选择存放的文件夹位置即可。

（3）**排序查看**：用户通过 NoteExpress "自定义列表"的表头以及"排序列表"功能，可定制题录的显示顺序，并且进行排序。操作步骤：鼠标右键单击表头列表区，选择"自定义"，定制表头中显示的字段及顺序；鼠标右键单击表头列表区，选择"排序列表"进行多字段组合排序。

（4）**全文下载**：NoteExpress 提供全文下载功能，操作步骤：选中需下载的全文题录，直接点击"下载全文"，选择相应数据库由软件自动链接网络下载；或点击右键选择"下载全文"，再点击"选择全文数据库"，选择相应数据库由 NoteExpress 自动链接网络下载全文（图 10-8）。

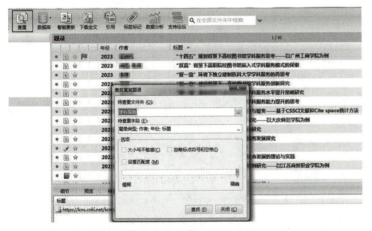

图 10-7　NoteExpress 文献查重

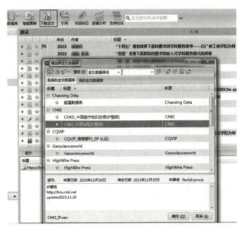

图 10-8　NoteExpress 全文下载

（5）**附件链接**：NoteExpress 提供强大的附件管理功能，支持任意的附件格式（也可添加多个附件格式），比如常见的 PDF、Word、Excel、视频、音频文档等，当然还有文件夹、URL 等。添加了全文附件的题录，在"题录相关信息命令"栏可看到一个回形针标志，点击回形针，就可以迅速打开附件。单个文件添加附件的操作步骤：选中要添加附件的文件，并切换到"附件"预览窗口找到要添加的附件名称，拖拽文件到"附件"窗口即可。或右键单击"添加附件"，再进入选择窗口"文件""文件夹"等进行选择导入（图 10-9）。

（6）**标签标记**：NoteExpress 的标签标记包括"阅读状态""星标""文章优先级""全文"等标签，方便用户根据需要和习惯管理题录。操作步骤：点击"阅读状态"标签可设置文献的已读及未读状态；单击题录"星标"列可对文献进行标记，再单击可移除星标；单击工具栏小旗，可标记文献的优先级；有全文的题录前有个小红方块作为标记。

（7）**笔记**：软件中设置的"笔记"功能，使用户能随时记录阅读文献时的思考笔记，方便以后查看和引用。操作步骤为选择题录,切换到"笔记"窗口,直接添加"笔记"。如有需要单击"打开"图标,进行"高级笔记"编辑,插入图片、表格、公式等。

5. 文献分析 NoteExpress 可以对文件夹中的题录信息进行统计分析,可使用户更快了解某领域里的专家、研究机构、研究热点等。操作步骤:右键单击需要分析的文件夹,采用"文件夹信息统计"选择需要统计的字段,并单击"统计",可将结果导出。按照"年份"进行分析,可以帮助了解某个领域的研究趋势;按照"作者"进行分析,可以帮助了解该领域的主要研究人员;按照"期刊"进行分析,可以帮助确定研究论文合适的投稿期刊等(图 10-10)。分析结果还可以导出为 txt、csv 等格式。

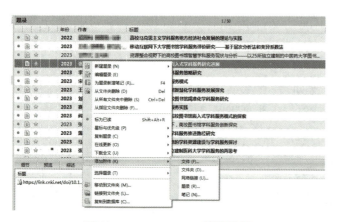

图 10-9 NoteExpress 附件链接

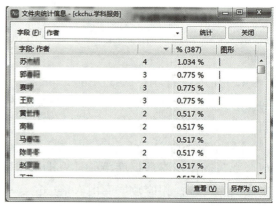

图 10-10 NoteExpress 文献分析

6. 论文写作 用户在使用微软 Office Word 或金山 WPS 文字撰写科研论文时,借助 NoteExpress 安装的写作插件,可以非常方便地在论文写作时引用 NoteExpress 中的文献题录,还可以高效管理论文中引用的参考文献。NoteExpress 内置了近 5 000 种国内外期刊、学位论文及国家、协会标准的参考文献格式,支持格式一键转换,支持生成校对报告,支持多国语言模板,支持双语输出。操作步骤:首先将光标移至正在撰写的论文中需要插入参考文献的位置,再切换到 NoteExpress 选中需要插入的题录,单击"插入引文",软件会自动在论文的最后部分,按照设定的参考文献样式,生成参考文献列表(图 10-11)。若需更换参考文献格式,单击"样式"图标,浏览并选择需要的参考文献格式,然后确定。当文章最终定稿后,可点击出去格式化,再点击清除域代码,确认最终的参考文献格式(参考文献不可再利用NoteExpress 编辑)。

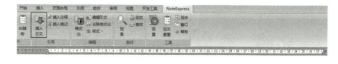

5. 使用维普数据库中的"期刊导航"功能,检索《中华创伤杂志》杂志2023年第六期发表的论文[1]。

参考文献

[1] ████、████. 早期分步控制性减压手术治疗重症高血压脑出血的效果研究[J]. 中国冶金工业医学杂志,2023,40(06):676-677.

校对报告

当前使用的样式是 [中华创伤杂志]
当前文档题录总数为1条, 在1个位置共插入1次 (包括**重复**插入)
有0条题录存在必填字段内容缺失的问题

所有题录的数据正常

图 10-11 NoteExpress 插入引文

二、EndNote

EndNote 由 Thomson Research Soft 公司开发,是科学研究、论文写作、文献管理、批量管理参考文献的专业助手及工具(图 10-12)。EndNote 获得研究人员的广泛使用,很多用户把 EndNote 作为文献管理的首选。此处以 EndNote X9 为例加以说明。

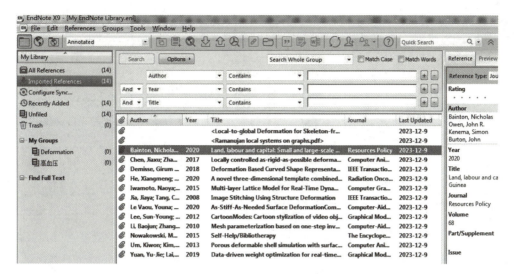

图 10-12　EndNote 主界面

（一）软件功能

EndNote 应用广泛，其功能主要是能简化工作流程、资源整合、文献管理及定制文稿等。

1. 简化流程　EndNote 将文献检索、分析、管理，论文写作和投稿整合在一起，创建简单工作流程。

2. 资源整合　用户可创建个人图书馆，检索在线数据库，并将检索到的相关文献导入到 EndNote，从而收集不同数据库的相关文献，创建本地数据库。通过从在线数据库导入文件用户可以避免重复输入文献。

3. 文献管理　EndNote 可建立文献库和图片库用以收藏、管理和搜索个人文献和图片。EndNote 软件内置了很多文献导入的过滤器、导出的文献书目、参考文献格式和论文写作格式的模板，包括了全文管理、笔记管理、简单分析及其他相关资料等，用户可以根据自己的需要进行修改。

4. 辅助写作　EndNote 可与 Word 无缝对接，用户直接在文稿的 Word 文件中格式化引文和图形，创建带有引文和图表的书目，自动、高效地进行参考文献、相关文件的格式化编排和组织，便捷地使用文稿模板直接撰写符合投稿期刊格式要求的论文。

（二）软件使用

1. 下载及安装　登录 EndNote 软件官网进行下载，安装后进行运行，启动程序。

2. 建立个人文献库"Library"　进入 EndNote 主界面，点击菜单"File"，选择"New"在线建立个人文献记录数据库"My EndNote Library"（图 10-13）。

3. 导入文献　用户将文献导入到 EndNote 的本地数据库，常用的有三种方式，即手工输入、批量导入及通过文件或者文件夹导入。

（1）**手工输入**：针对全文文献，用户手工操作，录入数据或添加附件，建立文献题录。也可以直接将文献拖入到指定文件夹，完成录入。

（2）**批量导入**：用户通过 EndNote 提供的在线数据库链接，进行检索，通过"filter"与"connection file"将检索结果批量导入个人 EndNote 文献库"Library"。操作步骤：点击菜单 Tools → Online search → 选择合适的数据库，如 PubMed（NLM）→ 打开 Search 对话框并进行在线检索，检索完毕后将全部或者部分检索结果，选择合适的 Filter（Import），导入文献记录库（图 10-14）。

（3）**通过文件或者文件夹导入**：用户可以将文件夹中的文献、数据库导出的文献或者整个文件夹导入 EndNote 中进行管理。操作步骤为：点击 File → Import → File/Folder → Choose File/Folder → Import Option（选择对应的 Filter）→ 单击 Import（图 10-15，图 10-16）。

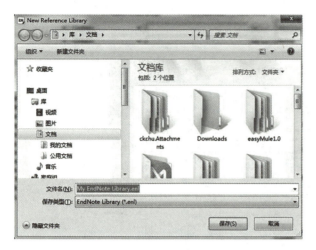

图 10-13　EndNote 建立个人图书馆

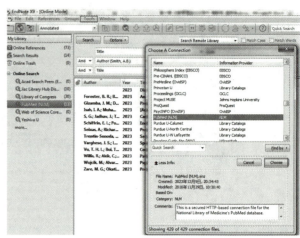

图 10-14　EndNote 在线检索

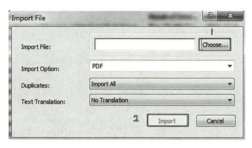

图 10-15　EndNote 导入文件

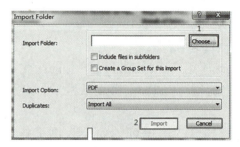

图 10-16　EndNote 导入文件夹

4. 文献管理　EndNote 可实现文献分组、编辑、查重、检索等，也可以对文献数据进行简单的统计分析，生成主题书目，也可根据文献中的作者、题名等字段进行统计和排序。支持课题组内进行文献共享，可关联外部文献分析软件对 Library 数据进行分析等。

EndNote 的智能分组功能可以将导入到 EndNote 数据库中的文献进行自动归类。在主菜单点击 Groups → Create Smart Group 通过设定筛选条件，EndNote 会自动从用户导入的文献库中筛选符合条件的文献添加到创建的智能文献组中，如果用户后续添加新的文献至 EndNote 时，该智能文献组也会按设置好的筛选条件即时同步更新（图 10-17）。

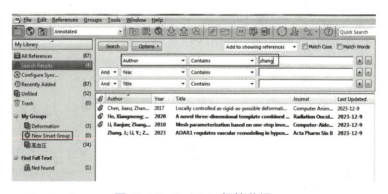

图 10-17　EndNote 智能分组

5. 论文写作　在安装了 EndNote 软件之后，Word 的工具菜单中会出现 EndNote 的菜单项。通过 "Insert Citations" 选项可实现插入引文、编辑管理引文等功能。还可通过 "style" 实现按不同期刊的要求，生成参考文献，以达到快速协助论文写作的目的（图 10-18）。

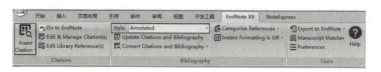

图 10-18　EndNote 插入参考文献

知识拓展

医学文献王

　　医学文献王是一款文献检索和管理软件。该软件集文献检索、文献管理、全文求助、论文写作等功能于一体，主要用于整理、调用无序分布在不同信息源的各类文献数据，实现对文献的管理。医学文献王具有简单易用的特点，适合医学论文写作的初学者使用。

第二节　科研项目的申报与科技查新

一、科研项目申报

（一）科研项目申报概述

1. 科研项目申报　科研项目申报是申报者依据科研项目申报渠道发布的科研项目指南或通知，将拟开展研究的课题，写成文件呈递给提供科研资助并负责管理的有关部门，以获得批准和资助的过程。课题被批准并受到资助，称为立项，递交的文件称之为申请书或者标书。项目申报成功与否，选题是关键，如果做到选题新颖，研究路线切实可行，那么整个项目申报的成功率会大大提高。科研项目申报的目的是使科研项目实行制度化和科学化的管理。

2. 科研项目分类　科研项目的类型可按照项目的来源分类，也可按照科技活动的类型进行分类。

（1）按科研项目的来源分类：纵向科研项目、横向科研项目和自拟课题三种。

1）纵向科研项目：指列入国家各级科研主管部门科研发展计划的项目，可分为国家级、省部级与厅局级科研项目。纵向科技计划是目前科研项目的主要来源，研究经费由各级政府提供，一般通过评审择优或招标答辩的方式落实承担单位，是医务工作者申报科研计划的主渠道。

2）横向科研项目：是指接受企事业单位委托，或与企事业单位合作的应用研究和开发研究项目。

3）自拟课题：医务工作者结合工作的实际需要，从医学基础理论和临床实践方面自拟科研题目进行科学研究。

（2）按科技活动的类型分类

1）基础性研究：医学基础研究是研究并揭示生命现象的本质和疾病发生、发展的规律以及揭示药物的作用机制，为疾病的预防、诊治和康复提供依据。医学基础研究可分为纯基础研究和应用基础研究。

2）应用性研究：针对医学实践中遇到的具体问题，运用已知的专业理论和方法，提出某一问题的新技术、新方法、新产品。如针对疾病的诊断、预防、治疗和康复方法的研究，新药、诊疗新技术及新医疗设备的研究等属于应用性研究。

3）发展性研究：是利用基础研究或应用研究的成果，开发新产品或新技术等的科研活动。如核磁共振成像、断层造影术、超声波技术，以及计算机在疾病诊断和治疗中的应用等。

（二）科研项目通知及立项信息的查找

无论是即将申报的科研项目，还是正处于研究阶段的科研项目，各机构官方网站上基本都会有详细的列表。如国家自然科学基金委员会网站，就包括历年项目资助统计、项目申报指南、网上申报系统等内容。同时，进入国家科技成果网站即可以检索到相关科技成果信息，可为科研项目的申报和研究提供参考。此外，可随时关注中华人民共和国国家卫生健康委员会、各级医学卫生相关机构的官方网站发布的信息，如中华人民共和国国家卫生健康委员会科技教育司会在网站上定期发布医学科研、医学教育方面的课题信息。

（三）科研选题的信息获取

科研选题是科研工作的起点和关键，决定着科研工作的主攻方向和奋斗目标。科研选题的质量将直接决定科研成果的水平。开展科研选题，应当首先有效地获取、分析国内外相关科研信息，了解国内外已有相关研究及其研究水平，以及目前的研究中有待解决的问题和国内外研究的动向和主攻点是什么。因此，科研选题的信息获取是开展科研工作的首要前提。具体步骤如下：

1. 明确课题研究方向　无论是自选课题还是根据选题指南或已有选题，医务工作者都应该进行文献查阅。通过对相关文献的检索，可以把握研究动态、发展趋势、研究程度等重要信息，确定科研课题的大致方向，明确检索目标及检索方法。

2. 检索国内外数据库　医务工作者利用中国生物医学文献服务系统（SinoMed）、中国知网、万方数据、维普和 PubMed 等数据库进行检索。医学专业数据库具备严谨规范、检索功能强大、结果可靠、参考价值大等优点，是进行文献调研的首选。医务工作者在进行信息检索时，特别要注意提高文献的查全率，如果漏检率太高的话，可能会直接影响选题的创新性。

3. 信息分析　医务工作者应采用文献管理软件把国内外数据库检出的相关文献进行归纳整理，方便撰写科研立项申请书时参考或引用相关文献。目前大多数医学专业数据库不仅具备强大的检索功能，而且还能够对检索结果进行分析，帮助发现研究热点和发展脉络。

（四）科研项目的申报途径

目前，医学科研项目的申报途径有以下几种类别：

1. 国家级科研项目

（1）国家自然科学基金：国家自然科学基金由国家自然科学基金委员会负责实施与管理，重点资助基础研究和应用基础研究（图 10-19）。资助范围面向全国各部门、各地区、各单位的科技人员，但以国家级、省部级所属科研机构和重点高等院校为主，申报时间是每年的 1~3 月份，采用同行专

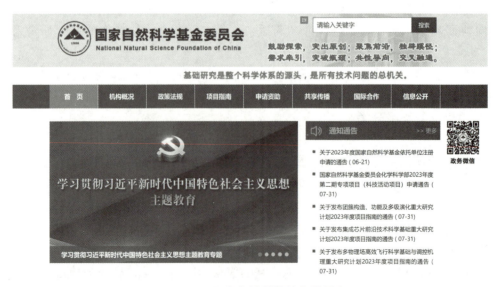

图 10-19　国家自然科学基金委员会

家通讯评议和学科评审组评议两级评审制度。国家自然科学基金的研究类别有：①探索系列，主要包括面上项目、基础科学研究中心项目、重点项目、应急管理项目等；②人才系列，主要包括青年科学基金、地区科学基金、优秀青年科学基金、国家杰出青年科学基金、创新研究群体等；③工具系列，主要包括国家重大科研仪器研制项目；④融合系列，主要包括重大项目、重大研究计划、联合基金项目、国际（地区）合作研究与交流项目等。年度指南发布时间一般为申请当年的1月份，研究期限一般为3~4年。

（2）**国家重点研发计划**：国家重点研发计划由中央财政资金设立，面向世界科技前沿、面向经济主战场、面向国家重大需求，重点资助事关国计民生的农业、能源资源、生态环境、健康等领域中需要长期演进的重大社会公益性研究，事关产业核心竞争力、整体自主创新能力和国家安全的战略性、基础性、前瞻性重大科学问题、重大共性关键技术和产品研发，以及重大国际科技合作等，加强跨部门、跨行业、跨区域研发布局和协同创新，为国民经济和社会发展主要领域提供持续性的支撑和引领。国家重点研发计划按照重点专项、项目分层次管理。重点专项是国家重点研发计划组织实施的载体，聚焦国家重大战略任务、以目标为导向，从基础前沿、重大共性关键技术到应用示范进行全链条创新设计、一体化组织实施。项目是国家重点研发计划组织实施的基本单元。项目可根据需要下设一定数量的课题。课题是项目的组成部分，按照项目总体部署和要求完成相对独立的研究开发任务，服务于项目目标。

2. 省部级科研项目　根据国家的长远发展规划，国务院各部委、各省市也相应制定出适合各专业特点和各省市地方特色的经济、科技发展规划，这些规划中的研究目标就更具体、明确，学者们可从中寻找申报的研究项目。

（1）**部级项目**：指国务院直属的政府管理部门制订的各类科研课题，主要有中华人民共和国国家卫生健康委员会的国家医学科技计划（专项、基金等）、中华人民共和国教育部重点课题、专项课题、规划课题，国家中医药管理局科技项目和国家新药研究基金等。

（2）**省科技厅项目**：主要有省自然科学基金、省医药卫生科技发展计划、省重点研发项目、软科学研究计划、重大科技创新工程等。

3. 厅（局）级项目　指省各主管部门的科研项目，如省卫生健康委员会、教育厅、中医药管理局、地方科技局等厅（局）级项目。

（五）科研项目申报的程序

1. 阅读指南　项目申请人可从主管部门或者网站上获取各招标项目或资助渠道的《指南》，认真理解和掌握指南的要求。

2. 形式审查　形式审查主要包括两个方面：一是申报条件，项目申请人必须符合《指南》的要求，如职称、学历、年龄等方面的要求。二是申请书的书写是否规范，是否按要求填写，不缺项，不超字数。上述任意一项不符合要求，申请书将被筛除。

3. 同行评审（函审）　同行评审（函审）一般会选择同学科、同一专业方向，力求完全理解项目研究内容及意义的专家进行评审。申请人可申请回避某位专家；通常以会议形式代替函审，不讨论、不交流，独立评审，独立打分。

4. 专家会审　召开评审会，主审向与会专家介绍情况，接受质询；解答问题，面对面充分讨论并打分。

5. 项目发布　审定项目，下达计划，划拨经费，进入项目实施和管理阶段。

（六）科研项目申请书的撰写

科研项目申请书的撰写是项目申报最关键的一个步骤。同行评审专家主要根据申请者提交的申请书，按照评审原则和相应的评审标准进行评价，从而提出是否资助的建议。因此，申请者必须按照申请书的各项要求认真仔细填写，高质量的项目申报书是项目申报成功的前提。

由于科研项目资助渠道的要求不同,申请书的格式不完全相同,以国家自然科学基金面上项目申请书为例进行介绍。

申请书由基本信息和报告正文两部分构成。

1.基本信息 近些年的国家自然科学基金面上项目申请书为计算机端录入,包括申请人基本信息、项目组主要参与者和经费申请表等,需按操作提示在指定的位置选择或按要求输入正确信息。

（1）**封面信息**

1）项目名称:项目的名称是课题内容的高度概括,要求简明、具体、新颖、易懂,并能准确地反映课题的研究对象、研究方法、研究目标和创新点。字数以15~25字为宜。

2）申请人:申请人是课题的总设计者,负责科研工作的安排并承担该项科研项目的工作任务。

3）依托单位:依托单位指该项研究的主要负责人所在单位。

4）通讯地址:通讯地址包括申请人的通讯地址、电话号码、E-mail地址。

5）申报日期:申请人按项目招标单位提出的申请时间填写。

（2）**基本信息**:基本信息包括申请者个人信息、依托单位信息、合作单位信息、研究起止年月、摘要和关键词。摘要是对申报课题核心内容的具体概述,主要包括研究方法、研究内容、预期成果、理论意义及应用前景(或预期的经济效益)等,字数、关键词按申请书要求撰写,摘要和关键词的中英文应保持内容一致。

（3）**项目组主要参与者**:项目组成员一般以5~9人为宜,应包含设计指导者、研究的主要实施者、必要的辅助人员,项目组成员的年龄、职称、知识结构以及实验技能人员结构要合理搭配,分工明确。

（4）**经费申请表**:申请人要根据课题研究任务的需要,按照经费的开支范围和有关规定,科学、合理、真实地编制课题经费预算。

2.报告正文 申请人参照以下提纲撰写,要求内容翔实、清晰,层次分明,标题突出。

（1）**立项依据与研究内容**:是正文中最重要的核心,涵盖了课题研究过程的全部内容,一般以4 000~8 000字为宜(不同科研项目要求不同)。

1）项目的立项依据:申请项目的研究意义、国内外研究现状及发展动态分析,需结合科学研究的发展趋势来论述科学意义;或结合国民经济和社会发展中迫切需要解决的关键科技问题来论述其应用前景。附主要参考文献目录。

2）项目的研究内容、研究目标,以及拟解决的关键科学问题(此部分为申请书重点阐述内容):①研究内容是指为实现研究目标而具体要做的工作,应包括课题研究的范围、内容和可供考核的指标。②研究目标是项目申请的精髓,它必须具体、明确、可行、准确地将课题做什么、希望解决的问题清晰地传递给评议人。③拟解决的关键科学问题是指在研究过程中对达到预期目标有重要影响的某些研究因素,以及为达到预期目标所必须掌握的关键技术或研究手段,对项目涉及的关键科学技术问题要有恰当的表述,并给出拟订的解决方案。

3）拟采取的研究方案及可行性分析:研究方案包括研究方法、技术路线、实验手段、关键技术等。可行性分析一般包括原理的可行性、方法的可行性、研究内容的可行性、研究条件的可行性,团队的可行性等。

4）项目的特色与创新之处:项目的特色与创新之处是指本研究在选题、设计、方法、技术路线、成果、应用等方面与众不同之处。创新点一般2~4条为宜。

5）年度研究计划及预期研究结果:年度研究计划是根据项目研究方案对研究内容所作的分期研究工作进度安排。预期研究结果是指成果的显现形式和体现,一般为研究论文、专著;专利;临床治疗方案;新技术方法、新工艺;新药材、药品、产品等。

（2）**研究基础与工作条件**：研究基础是要求提供项目组主要成员以往的、主要相关的研究基础和已取得的研究成果，并进行客观的自我评价。工作条件包括已具备的实验条件，尚缺少的实验条件和拟解决的途径，包括利用国家实验室、国家重点实验室和部门重点实验室等研究基地的计划与落实情况。

（3）**正在承担的与本项目相关的科研项目情况**：申请人和主要参与者正在承担的与本项目相关的科研项目情况，包括国家自然科学基金的项目和国家其他科技计划项目，要注明项目的资助机构、项目类别、批准号、项目名称、获资助金额、起止年月、与本项目的关系及负责的内容等。

（4）**完成国家自然科学基金项目情况**：对申请人负责的前一个已资助期满的科学基金项目（项目名称及批准号）完成情况、后续研究进展及与本申请项目的关系加以详细说明。另附该项目的研究工作总结摘要（限 500 字）和相关成果详细目录。

（5）**研究人员简历**：申请人和参与人的简历，包括研究人员的职称、学历、研究方向、主要学术成就等，特别强调与课题相关的研究成果。

（6）**附件信息**：是随纸质申请书一同报送的附件清单，按要求填写。如申请者的附件目录、代表作及其他等。另外，还附有系统自动生成的申请人和参与人的承诺书、申请单位承诺书等。

（7）**签字盖章**：申请人、项目组主要成员、依托单位及合作研究单位对所申报项目的真实性作出承诺以及为保障项目研究的顺利实施给予的支持等进行承诺并签字盖章。

当以上这些项目都填写完成后，一份完整的项目申请书就完成了，其他各级项目的申请大同小异。

二、科技查新

（一）科技查新的概述

1. 科技查新的定义　科技查新的概念经历了一个不断发展、逐步完善的过程。科技查新的定义最早出现于 1992 年，之后经历了多次变更，2016 年在《科技查新技术规范》GB/T 32003—2015 中定义："以反映查新项目主题内容的查新点为依据，以计算机检索为主要手段，以获取密切相关文献为检索目标，运用综合分析和对比方法，对查新项目的新颖性作出文献评价的情报咨询服务。"

国家中医药管理局 2022 年颁布的《中医药科技查新技术规范》对中医药科技查新的定义："以反映中医药领域查新项目主题内容的查新点为依据，以计算机检索为主要手段，以获取密切相关文献为检索目标，运用综合分析和对比方法，对查新项目的新颖性作出文献评价的信息咨询服务。"

2. 科技查新的作用　科技查新是为科研立项、成果鉴定、专利申请等提供参考，在科学研究活动中起到监督、公正、协同和导向作用。具体表现为：①科技查新为科研课题提供立项的依据；②科技查新保证科研成果鉴定及评奖的客观性；③科技查新为专利申请提供详实的依据；④科技查新为科技人员进行研究开发、技术创新提供丰富可靠的信息。

3. 科技查新的性质　科技查新是为科学研究和科技管理提供服务的信息咨询工作，主要服务于科研立项、科技成果鉴定、评审和专利申请等方面。因此，科技查新是科学研究与科技管理的重要组成部分，具有科学性、技术性和政策性。同时，查新与一般的文献检索不同，也有别于专家评审。

（1）**与文献检索的区别**：文献检索是针对委托人的需要查找指定的文献或一定范围内的文献，仅提供查找出的文献或文献线索，对检出的文献不进行分析和评价，对可能相关的文献侧重于查全，而不管最终有多少文献与所查项目相关或密切相关。而科技查新虽然离不开检索，但查新中的检索与一般文献检索有着质的不同。查新是以文献为基础，以文献检索和情报调研为手段，以检出结果为依据，进行深入筛选、确定相关文献，并根据相关文献对项目查新点进行对比分析，为查新项目的新颖性作出评价，写出有依据、有分析、有对比、有结论的查新报告。因此，查新有较严格的年限、范围和程序规定,有查全、查准的严格要求,要求给出明确的结论,查新结论具有鉴证性。另外,科技查新还具有一定的政策性和技术法律责任,这些都是文献检索所不具备的。

（2）与专家评审的区别：专家评审是依托个人的专业知识和实践经验针对评选项目在创造性、先进性、新颖性、实用性等方面作出评价,直接为科研立项、成果鉴定与评审、成果转化及其相关的科技活动提供鉴定意见。而科技查新工作主要通过检出文献的客观事实来对项目的新颖性作出结论,是为科研立项、成果鉴定与评审、成果转化及其相关的科技活动提供帮助的信息咨询服务。

（二）科技查新的类型

1. 科研立项查新　科研课题立项之前,为避免低水平、重复性研究而造成的资源浪费,需要针对科研项目的论点、研究开发的目标、技术路线、技术内容、指标等是否具有先进性、新颖性和实用性进行评估和判断。为此,需要查新机构对拟立项的项目进行查新鉴定。同时,通过查新检索,也使科技人员在开题之前能比较全面地掌握相关的文献信息。科研立项查新包括国家级计划项目、省、市及部委计划项目的研究或引进的立项查新。要求科研人员提供科研立项申请书,包括全面、充分的科研背景材料,明确的研究目标和具体的研究内容等。

2. 科技成果查新　科技成果查新需要对科研成果进行全面系统的文献检索,证实其是否具有创新性,判断科研成果在国内外相同或类似研究中的技术水平、先进性和创新点。目的在于帮助评审专家客观、公正地评价研究成果,减少评审失误,保证成果的质量,实事求是地反映科研水平。成果查新包括成果鉴定和成果报奖查新,要求委托人提供科技成果申报书的各项内容,还应提供已经在国内外发表论著、专利证书、科研合作单位及其知识产权关系的证明材料等。

3. 专利查新　专利查新在专利申请过程中,为审查所述发明创造是否达到专利法所规定的新颖性、创造性和实用性要求,也就是判断发明创造是否符合专利申请条件而进行的信息查询行为。科技查新包含专利查新,而专利查新在新颖度和时间限制上要求更为严格。专利查新主要是对专利的新颖度进行查新,即对有无和该项专利申请完全相同的发明创造进行查阅。这类查新对新颖度的内涵及查新的时间、空间范围均有明确的规定。申请人提交的发明专利和实用新型专利查新检索报告应该由国家知识产权局或者由国家知识产权局指定的省级知识产权局检索部门出具,外观设计专利的查新检索报告应由国家知识产权局检索部门出具。而科技信息部门所进行的专利查新可为专利申请人申请专利时提供参考依据。专利查新分为专利申请查新、专利法律状态查新和专利侵权查新。专利查新要求专利查新委托人提供具体类型的专利申请全部资料,查新机构根据专利类型进行相关内容和相应范围的检索并出具查新证明。

4. 新产品开发、引进技术项目查新　对于新产品开发除了对其新颖性进行判断外,在查新过程中还要注意其前瞻性、实用性和对市场的适应性,以保证新产品投放市场的前景。对于引进技术项目查新的侧重点在于它的先进性和可靠性,以避免花钱引进落后或虚假的技术项目。

5. 研究生开题查新　研究生开题包括硕士、博士开题两种。根据两者课题水平的不同,其查新的深度要求也有所不同。一般而言,博士课题查新比硕士课题查新要更加深入,要求检索国内外文献,对检出的相关文献进行对比分析,并出具正规的查新报告。

（三）科技查新新颖性及其判断

1. 新颖性概念　新颖性指在查新检索开始日以前,查新项目的科学技术内容部分或者全部没有在国内外出版物上公开发表过。按照定义,科技查新中新颖性含义涉及：①界定新颖性的时间,是以查新委托日为界限；②界定新颖性的范围,是国内外公开出版的文献；③确定新颖性的内容,是查新项目的科技内容的部分或全部。因此,科技查新的新颖性是一个相对动态的概念,其变化条件取决于信息采集与分析的查新过程,而起决定作用的是必须有全面的信息支持和科学的分析方法。

2. 新颖性判断原则　在实际科技查新工作中,新颖性查证就是通过将项目创新点（查新点）与可对比文献报道的现有技术进行分析、对比,进而作出结论。对项目是否存在新颖性的判断原则如下:①相同排斥原则,是指查新项目与现有研究相比,如果研究领域的研究目的和技术解决手段所达到的预期效果都相同,则不具有新颖性。反之,有一种以上不同则新颖性成立。②单独对比原则,是指将查新项目的查新点与每一份技术内容相关的对比文献单独进行比较来判断新颖性,而不能将它与几份对比文献内容的组合进行比较,若查新点未覆盖,则具有新颖性。③上下位概念否定原则,是指在同一科学技术主题中,具体(下位)概念的公开可使一般(上位)概念的查新项目丧失新颖性。例如,如铜上位概念是金属,对比文献公开某产品是用铜制成的,就使用金属制成的同一产品的查新项目丧失新颖性。而一般概念的公开并不影响具体概念的发明(或成果创新)的新颖性。④突破传统数值范围原则,主要是指若在现有技术中公开的某个数值范围是为了告诫所属技术领域的技术人员不应当选用该数值范围,而查新项目可突破这种传统并确立该数值范围。那么,该项目具有新颖性。⑤文献公开时间为先原则,是指委托人发表的与查新项目相关的文献与检索到的他人相关文献在公开时间上进行对比,如果两个文献的实质内容相同,则公开时间早的文献否定公开时间晚的文献。也就是说公开时间晚的文献缺乏新颖性。

3. 新颖性的评价与表述 新颖性的评价是项目的一种文献认证,是将项目内容和所检出的文献内容进行对比分析后作出的客观、公正的评价。其表述方法主要有以下三种:①有明显的创新点;②创新点不突出;③无创新点。

(四)科技查新程序和方法

根据我国的科技查新规范,查新程序一般可以分为办理查新委托、受理查新课题、实施课题检索、文献对比分析、撰写查新报告、审核查新报告、提交查新报告、查新资料归档等环节。

1. 查新委托 委托人在申请科技查新前,可根据科研主管部门的要求判断是否需要查新,再选择相应资质的查新机构,通过网络查找、下载科技部科技查新合同样本,认真阅读《科技查新技术规范》,做好科技查新前的准备工作。已建立查新申报系统的单位,用户可以根据查新网上申报系统步骤提示进行操作。

查新委托人应当根据查新委托单或查新申报系统的要求,据实、完整、准确地向查新机构提供查新所必需的资料。

(1)查新点:即查新项目的创新点,反映项目的独创特点和新颖性。要求简明扼要列出查新点,一般不超过3~4条,可以从"查新项目的科学技术要点"中提取。

(2)查新项目的科学技术要点:具体内容包括简述项目主要研究内容;要解决的技术问题、解决其技术问题拟/已采用的技术方案或方法;主要技术特色;所达到的技术效果及应用情况等。

(3)课题组成员发表的论文和/或申请的专利。

(4)检索词:委托人必须提供5~10个中英文对照查新检索词,包括规范词、关键词、同义词、近义词、全称及缩写、化学物质名称、分类号、分子式及结构式、物种拉丁名、专利名称、专利号等。

(5)与查新项目密切相关的国内外参考文献(标题、著者、刊名、年、卷、期、页),以供查新员在检索时参考。

对于不同项目类别的查新,查新委托人需提交相对应的相关材料。科研立项(申报基金项目等)查新:委托人需提交查新委托书、科研基金申请书、立项研究报告、项目申报表、可行性研究报告等。申报科研成果查新:委托人需提交查新委托书、成果申报书、相关成果论文、论著目录。研究生开题查新:委托人需提交查新委托书、开题报告;申报科研奖励查新:委托人需提交奖项申报书及有关报奖材料等。

2. 查新受理 当查新机构接收委托申请时,应根据科学技术部《科技查新机构管理办法》和《科技查新技术规范》的有关规定,判断查新项目是否符合查新范畴,初步审查查新委托人提交的资料是否存在缺陷,是否符合查新要求,判断其提出的查新要求能否实现等。查新机构接收查新委托后,要根据《中华人民共和国民法典》与查新委托人订立查新合同,即完成查新受理。查新机构在受理查新委托后,确定查新员和审核员,判断查新委托人提出的查新要求能否实现,确认能否满足查新委托人的时间要求。查新机构的查新员应与查新委托人进行有效的沟通与交流,明确检索目的,初步判断查新项目的新颖性。

3. 文献检索 查新员在进行文献检索前,应认真阅读委托人提供的全部资料,抓住创新点,分析查新要点,确定检索词,确定查新检索方案。

(1)确定检索年限:科技查新年限限定一般在 10~15 年。医学专业科技查新最低回溯时间一般为 10 年。但由于医学各学科发展速度不同,在具体查新中,可根据不同学科、不同课题和委托人的特殊要求,在最低时限基础上进行调整。

(2)确定检索范围:根据查新课题所属专业领域,选择具有针对性、覆盖面广、权威性强的检索刊物、数据库和网上相关站点作为检索范围,一般以使用数据库为主要的检索资源。

(3)制订检索策略:检索策略是为了实现检索目标而制订的全盘检索计划和方案,直接关系到查新课题相关文献的查全率和查准率,以致最终影响对查新课题作出新颖性的评价。因此,必须制订周密、科学和有良好操作性的检索策略。

4. 撰写查新报告 查新报告是查新机构用书面形式就查新事务及其查新结论向查新委托人所做的正式陈述。查新员阅读检出文献的原文并与查新项目进行对比分析,主要分析查新点,找出异同点,将检索所得到的文献分为密切相关文献、主要相关文献、一般相关文献,分析查新课题的新颖性,对查新课题作出科学、客观、公正的结论,供有关人员审查评议。查新报告须如实反映检索结果,以文献为依据,要抓住要点、证据充分,不作科学性、实用性评价。

(1)查新报告的结构:查新报告包括三个部分,①委托人申请查新课题的来源和性质:包括查新项目编号、课题名称、申请查新单位、主要研究者、联系人电话、查新目的、委托时间、完成时间等。②查新内容:包括查新项目的科学技术要点、查新点与查新要求;文献检索范围及检索策略;检索结果,包括相关文献目录(含摘要)。③查新结论及附件清单。

(2)查新结论的撰写方法:结论部分是查新报告最重要的部分,也最能体现查新工作的质量,务必认真撰写。查新结论一般由三部分构成,①查新员简述国内外文献报道情况,包括相关文献检出情况。②对比分析:查新员应按查新点逐条进行对比分析,必要时可列表对比。③新颖性结论:查新员根据查新点对比分析后的结果给出判断性查新结论。查新结论一定要详细具体,实事求是,不能有任何的个人观点和意见,每个观点都需要有相关文献为依据。

(3)查新报告的基本要求

1)查新员要如实、完整地填写基本信息,包括查新报告编号、名称,查新委托人的基本信息,查新委托日期,查新报告完成日期等。

2)查新报告应当采用科技部规定的格式。查新员需要使用规范化术语、文字、符号。计量单位应符合国家现行标准和规范要求。

3)查新结论应当客观、公正、准确、清晰地反映查新项目的真实情况。查新结论应当包括相关文献检出情况;检索结果和查新点的对比结果,并给出对查新项目新颖性的判断结论。

4)有效的查新报告应当具有查新员和审核员的签字,加盖查新机构的科技查新专用章,同时对查新报告的每一页进行跨页盖章。

5. 审核查新报告 查新员完成查新工作后,应将全部材料交由审核员做最终审查。审核是对查新报告所有的内容进行审核,最重要的是审核查新结论是否客观、公正和准确。审核合格后,由查新员和审核员在查新报告上签名,加盖查新专用章,填写查新完成日期,并正式交付查新委托人。

6. 查新资料归档 查新员按照档案管理部门的要求,及时将查新项目的资料、查新合同、查新报告及其附件、查新咨询专家意见、查新员和审核员的工作记录等存档保存。资料归档的目的是便于资料查证和更好地开展查新工作。

（五）科研课题的查新评价

1. 检索科研课题的相关文献 对科研课题进行查新评价,首先要对科研课题进行系统的文献检索,即通过科学合理地构建检索策略,全面而准确地检索国内外发表的与科研课题相关的文献,只有制订合理的检索策略,才能提高查全率、查准率。查全、查准相关文献的目的是希望能够客观、真实、全面、准确地反映与科研课题相关研究的现状及国内外研究进展,是对科研课题进行查新评价的前提和基础。

2. 对比分析相关文献的相关程度 在认真阅读、领会所检索到的相关文献的基础上,对照查新点,按照内容、技术要素、分布状况和相关程度分析,初步确定密切相关文献;只有准确判定检索出来的相关文献和科研课题所提出创新点的相关程度,才能准确地得出查新结论。然后依据科研课题创新点的数量来判定相关程度,例如科研课题有 5 个创新点,如果检索出来的相关文献全部包括这些创新点,说明查新课题与检出的相关文献有 100% 的相似程度,该课题属重复研究。如果是科研课题的 5 个创新点分别被不同作者的不同文献予以否定,即查新课题的每一个创新点都检索到了密切相关文献,但只要这些密切相关文献不是出自同一位作者,仍可认为查新课题具有新颖性。

3. 正确合理地查新评价 科研课题查新评价的核心就是查新结论,因此,对查新结论的表述必须准确合理。通常有以下表述形式:①该课题研究的内容国内外未见相同文献报道。②国内未见该课题研究的相关文献报道。

第三节　医学论文的撰写与投稿

医学论文是医学科学研究成果的文字概括和医学实践经验的书面总结,是医务工作者智慧的结晶,也是促进医学科学的发展和学术交流的主要工具。医学论文是以医学及有关的现代科学知识为理论指导,将医务工作者在医疗、科研、教学等工作实践中的新技术、新方法、新观点、新进展等经过归纳、分析、总结与推理等科学思维过程以文字的形式表达出来,用以学术会议上交流、学术刊物上发表或其他用途。医学论文反映了科研工作的水平和价值,能够为医学科学事业的交流、积累、继承与发展提供条件和依据。因此,了解医学论文的写作要求,掌握医学论文的写作方法,撰写出高质量的医学论文是医学专业大学生应该掌握的基本技能。

一、医学论文的体裁和写作基本原则

（一）医学论文的体裁

医学论文的体裁是由论文的内容决定的,根据论文内容的不同,医学论文可选用不同的体裁来表述,目前在我国的医学期刊中,常用的体裁有以下几种:

1. 研究性论文 研究性论文是作者根据论文选题所进行的调查研究、实验研究和临床研究的结果及工作经验的总结等写成的原始论文,也叫一次文献,是医学论文中最主要的一种体裁形式。研究性论文提出新的观点和新发现,是医学期刊的主要内容,也是医学类数据库的主体,往往能反映某一学科领域的科研水平。研究性论文的写作结构已形成了相对固定的模式,即前言、对象与方法(资料与方法)、结果、讨论和结论。这类论文通常内容新颖、设计合理、方法正确、论证明确、结论可信。

2. 综述论文 综述论文是根据科研、教学和医疗的需要,针对某一学科、专业或专题收集近几年内的有关文献资料进行整理筛选、分析研究和综合提炼而成的一种学术论文,属于三次文献。综述论文主要反映当前某一领域中某分支学科或重要专题的历史、研究现状与最新进展、学术见解和建议、未来的发展方向。它往往反映出有关问题的新动态、新趋势、新水平、新原理和新技术等,并附以大量的参考文献,使读者能在短时间内了解该领域的研究概况、存在的问题及今后的展望等。

常见的综述类型有系统综述（是伴随着循证医学的发展而形成的特殊综述类型）、专题综述、文献综述、回顾性综述和现状综述。它一般刊登在专门的综述性出版物或专业期刊上，以及各专业期刊内的"综述、述评"栏目上。

3. 病例报告 病例报告又称个案报告，是用来报告个别或几个病例的医学论文，作者主要是对临床上新发现的特殊病例、罕见病和疑难疾病的诊断和治疗经验进行总结，以引起临床医生的重视，减少误诊。特别是对某一疾病的首例报道，在国内外具有重要的影响力。要求内容确切、病例资料完整、诊断有科学依据、讨论有针对性。这类文稿对读者的临床实践工作具有指导价值。病例报告类常见栏目：病例报告、个案分析、临床病例（病理）讨论和病例综合报道等。

4. 述评论文 述评论文是作者对某学术专题的研究状况或某一疾病的诊断及治疗方法等进行概述、评论、展望和预测，因此，对作者的学术水平要求较高，通常由某一方面的专家撰写述评论文，故又称"专家述评"，在内容上更侧重于"评"。医学期刊上常见述评类栏目有述评、专家述评、专家论坛等。

5. 新技术、新方法论文 新技术、新方法论文主要介绍临床、实验室或其他技术操作中的新技术、新方法的原理，或对某种技术、方法、器械的改进及有关知识，以便进一步推广应用。这类论文写作的重点是叙述新技术、新方法、新仪器的操作方法和步骤，介绍使用情况、使用效果和使用中要注意的问题。为了向读者形象表达所介绍的情况，尽可能采用图、表和照片加以说明。

6. 经验交流论文 经验交流论文是对临床上某种疾病的诊疗方案及治疗措施所做的回顾性总结而撰写的论文。通过整理临床资料，用充分的证据，说明临床治疗成功的经验，指出不足，找出规律，提供经验。常见的经验交流有临床分析、诊疗体会和病案讨论等。

7. 其他 各种医学期刊发表论文的体裁可以说是多种多样的，除了上述介绍的主要体裁外，还有短篇报道、文摘、讲座、简讯、专题笔谈和会议论文等。

（二）医学论文的写作基本原则

医学论文是作者应用文字，准确、客观地表达自己科研成果和实践经验的文章。因此，医学论文的内容必须有材料、有概念、有判断、有观点，能促进临床诊疗技术水平的提高，给医务工作者提供新的启发，必须遵循以下几个基本原则：

1. 科学性 科学性是医学论文写作的基本要求，是医学论文的核心，也是衡量医学论文水平的首要条件。因此，从论文的选题、设计、观察研究、归纳分析，直到结论，每一个环节都必须坚持严肃的态度、严谨的作风和严密的研究方法。即要求论文来源的资料真实可靠，不能有半点的虚假。选题要有足够的科学依据，科研设计必须严谨、周密、合理；研究方法要科学、先进；实验数据应真实、准确；统计方法正确，推理要符合逻辑；研究结论要有严谨性；实验过程和研究数据结果经得起他人重复和实践论证。

2. 创新性 创新性是医学论文的生命，是衡量论文质量的主要标准之一，没有创新就没有医学科学的发展。所谓"创"，是指医学论文所报道的主要科研成果是前人没有做过或没有发表的"发明""创造"，而不是人云亦云，简单重复。所谓"新"，是指医学论文所提供的信息是鲜为人知的，非公知公用、非模仿抄袭。即使是重复已有的科研成果，也应该是推陈出"新"，即从新的角度阐明旧的问题，如老药新用、古方今用等。高水平的医学论文必须有先进的经验或有新的见解。

3. 实用性 实用性是指医学论文的实用价值。发表论文是为了交流及应用，便于参阅、验证、推广等，解决医疗卫生工作中的实际问题，促进医学科技的发展。因此，医学论文应做到研究过程及方法完整、准确，所提供的新技术、新方法能被他人应用于医疗实践，产生较好的经济效益和社会效益。论文的实用价值越大，其指导作用也就越强。

4. 可读性 可读性是医学论文的价值体现和交流的必要条件。单调乏味的论文难以引起人们的阅读兴趣，内容再好也难以达到交流的目的。因此，医学论文必须具有可读性，要做到层次分明、段落衔接、文字简洁、语法正确、语句通顺、标点准确。论述时观点鲜明、论据充分、论证有力、结论可信。论文要做到重点突出、结构严密、逻辑性强、易读易懂。

5. 规范性 规范性是医学论文写作必须遵循的重要原则,撰写医学论文要按照一定的格式。国家和国际标准对论文的题目、作者、摘要、前言、方法、结果、讨论和参考文献的撰写格式等都有规范性要求,对论文中所使用的名词术语、符号、图表、数字、计量单位、参考文献的著录等也都有具体的规定。语言上严肃、严谨、平铺直叙,不使用艺术性、修饰性语言。因此,写作论文时要严格遵守这些规则,规范的写作可为检索提供方便,同时也有利于医学论文的传递、交流和利用。

二、医学论文的基本格式和规范要求

医学论文的基本格式和规范有统一的规定,如国际上通用温哥华格式,我国常用《学术论文编写规则》GB/T 7713.2—2022,《学位论文编写规则》GB/T 7713.1—2006 和《信息与文献 参考文献著录规则》GB/T 7714—2015。写作时应予以严格遵守,否则就会出现一些表达的错误,降低论文质量。以下介绍医学论文的基本格式、规范要求以及写作时要注意的一些问题。

根据温哥华格式及我国国家标准的一般规定,国内外医学论文的结构基本相同。国内医学论文的结构按由前至后的顺序依次为题目、作者署名、摘要、关键词、中图分类号、文献标识码、前言、材料与方法、结果、讨论、结论和参考文献。

1. 论文的题目 论文题目又称篇名、题名、标题等,是论文内容的高度概括,且文字简洁、表达准确、结构合理,能够体现论文内容的深度和广度。论文题目要求做到醒目、规范,概括全文、力求题文相扣、突出主题,反映论文的中心思想并具有可检索性。论文题目的字数不宜超过 20 个汉字,避免使用不常见的缩略词、符号、代号或公式等,且尽量不用标点符号和副标题。不要用非公认的英文缩写;计量的数字要用阿拉伯数字,作为名词的数字除外,如十二指肠、三叉神经等。

2. 论文的作者署名 论文作者是能对论文的撰写内容和学术问题负责并享有论文著作权的人。作者署名一般列于标题下方居中,署名者可以是个人,也可以是团体,内容包括作者姓名、工作单位及邮编。作者署名含有两层意思,一是享受论文发表后应得的权益和荣誉(如著作权);二是表示作者对文章内容负责。作者署名按对论文的贡献大小排名。学位论文署名应注明指导老师的姓名和职称。需要注意的是,作者单位必须用全称,第一作者和通讯作者的单位名称、邮政编码需要标注。

3. 论文的摘要 摘要是对论文内容进行简明扼要而不加注释和评论的简短陈述。论文中需附中、英文摘要,一般置于文题和作者署名之后、正文之前。多采用结构式摘要,包括研究目的(Objective)、方法(Method)、结果(Result)、结论(Conclusion)四部分。论文摘要力求语言精练、清晰,尽可能采用专业术语,并以第三人称语气表述,不分段落,不引用文献,不加小标题,不举例证。严格控制字数,篇幅以 300 字左右为宜。避免使用图表、数学公式及化学结构式等。

4. 论文的关键词 关键词是能够表达论文主题内容特征的并具有实质意义的单词或词组。一般是从题名、摘要和正文中提取,不能用缩写词,并尽可能选用医学主题词表(MeSH)所列的规范词。一篇论文应选取 3~8 个关键词,词与词之间用分号隔开,排在摘要的下方。

5. 论文的中图分类号 发表医学论文要求按照《中国图书馆分类法》著录分类号。涉及多学科的论文可给出多个分类号,主分类号排列在第一位。

6. 文献标识码 为了便于文献的统计和期刊评价,确定文献的检索范围,提高检索结果的适用性,"中国学术期刊(光盘版)检索与评价数据范围" 共设置 A、B、C、D、E 五种文献标识码。其中,A 是理论与应用研究学术论文(包括综述报告);B 是实用性技术成果报告(科技)、理论学习与实践总结(社科);C 是业务指导与技术管理性文章(包括领导讲话、特约评论等);D 是一般动态性信息(通讯、报道、会议活动、专访等);E 是文件、资料(包括历史资料、统计资料、机构、人物、书刊、知识介绍等）。

7. 论文的前言 前言又称引言、导言，是论文正文最前面的一段短文，前言应简明扼要地介绍所研究问题的历史背景、主旨、目的和意义，提出观点和要解决的问题等内容，起到引导作用。中文期刊论文前言字数一般在 200 字左右，写作时要注意：①篇幅不宜过长；②一般不另列序号及标题；③不要在无根据的情况下称自己的论文为"国内外首次报道""前人未有研究"等。

8. 论文的研究对象与研究方法 研究对象与研究方法是论文中论据的主要内容，是阐述论点、引出结论的重要步骤，提供了研究工作中的原始资料。撰写研究对象与研究方法的目的是为研究结果提供科学依据，也便于别人重复、验证。内容主要包括：①研究对象：即所选实验与观察对象的标准、来源、样本量及分组原则等。②研究方法：实验原理与设计、操作的要点与步骤、观察内容、记录方法、评价指标及工具等。③统计分析方法：统计学处理方法的描述等。在临床研究论文中，研究对象与研究方法这一部分称为"临床资料"，其内容包括病例选择标准：①诊断与分型。②病例的一般资料：病情和病史。③分组情况：实验组与对照组。④治疗用药：剂量、剂型与给药途径。⑤疗效观察：症状、体征、实验室检查等。⑥疗效判断标准：痊愈、显效、缓解、无效或死亡。

论文写作时应注意的事项：①列标题进行描述。②注意病人隐私权的保护，论文中不应出现病人姓名和医院名称。③方法中不应包括得到的研究数据。④强调方法的可重复性、科学性和严谨性，保证其他研究者能顺利复制实验。⑤要注意样本的随机、对照和正确使用医学统计方法。⑥同时还要注意伦理原则。

9. 论文的结果 结果是论文的核心内容，主要陈述实验或临床观察所得数据或事实结果，与"研究对象与研究方法"相呼应，是引言中所提出问题的答案。结果的内容包括真实可靠的观察和研究结果、测定的数据、导出的公式、典型病例和取得的图像等。临床医学论文中也将疗效标准、治疗结果和并发症写在结果内。描述时要求做到完整准确、客观可靠。结果可分点列出，适当运用图表。

写作时要注意：①文字描述的内容与图表内容不要重复。②描述结果所用的表格要规范，使用三线表，要在文字描述后接着列出。③相互比较的结果中要列出统计学检验结果。④阐述结果的语言要精练，客观陈述，不加作者任何分析、评论和推理。

10. 论文的讨论 讨论是将研究结果从感性认识提高到理性认识的部分，为结论提供理论依据，是科研成果的总结性说明。讨论的具体内容可包括解释研究的原理和概念，说明材料、仪器和方法的优缺点；分析实验结果，提出科学理论依据；指出自己研究的新发现及其意义；将本研究结果与当前国内外有关研究进行比较，分析异同的原因，从而推断出自己的观点和结论，并对异同的可能原因进行探讨；指出成功的经验和失败的教训；对本研究结果的可能误差，以及值得商榷的问题，提出进一步的建议和设想。

撰写论文的讨论部分时应注意：①需围绕论文的结果部分进行讨论，不要在讨论中又提出新的结果。②不能隐瞒缺点，不要离开自己研究的结果进行讨论。③引用他人的定理、公式、数据以及重要结论性意见，要注明来源，反对不恰当的引经据典。④推论要符合逻辑，结论要恰当。

11. 论文的结论 结论部分是根据研究结果和讨论所作的高度概括性的论断，是论文最终的、总体的结论。写作时应注意突出重点，观点鲜明，评价恰当，措词严谨、准确、精练，观点要明确，有条理性，并与前面所提出的问题前后呼应。

12. 参考文献 参考文献是论文的一个重要组成部分，主要是用来说明论文所借鉴的科学依据的出处。凡论文中引用了他人的方法、观点和结果时，要在论文相应的地方标上角码，然后在文章后面所附的"参考文献"部分按规定的格式列出，供读者查阅参考，减少对前人文献的复述，以节省篇幅。有助于证实论文的科学性，也表示对他人劳动成果的尊重。列出参考文献时，作者不超过 3 人的全部列出，姓名之间用逗号隔开；作者超过 3 人的，只著录前 3 名作者，其后加", 等"或", et al"。参考文献中列出的文献题名后标上文献类型标识字母,各种文献类型标识为:专著(M)、论文集(C)、期刊(J)、学位论文(D)、科技报告(R)、标准文献(S)、专利文献(P);电子文献类型的标识用双字母,如数据库(DB)、计算机程序(CP)、网上期刊(J/OL)等。

三、医学论文的基本表达方式和写作步骤

(一) 医学论文的基本表达方式

1. 标题的层次 标题层次的编号按照《科学技术报告、学位论文和学术论文的编写格式》国家标准(GB/T 7714—2015)的规定,采用阿拉伯数字分级编号,其优点是层次分明,隶属关系清楚。标题层次的划分,一般不宜超过3级,例如:

第一级标题——1

第二级标题——1.1

第三级标题——1.1.1

2. 数字的表达 凡有计数意义的数量、年份和时刻等都要使用阿拉伯数字。年份不能简写,如2018年不能简写成18年。尾数零多的,可改成以万、亿作单位,如125 000可改成12.5万。要注意一系列数值的连续性,如<10岁,10岁~……

3. 缩略语和外文使用注意事项 多数期刊规定尽量少用缩略语,必须使用时,应该于首次出现处先写出中文全称,然后括号内注出中文缩略语或英文全称及其缩略语,例如:对氨基苯甲酸(para-aminobenzoic acid,PABA)、流行性乙型脑炎(乙脑)等,英文全称的单词均小写,缩写除有特殊约定外,均用大写字母。但对于已公知、公用的缩略语,可以直接使用,不需要注出英文全称,如DNA、AIDS等。在使用外文时要注意字母的大小写。例如(括号内为错误示例):pH(PH)、Hb(HB)、$\bar{x}\pm s$($\pm S$)、ml(ML)、μg(Ug)等。

4. 法定计量单位 法定计量单位的使用,要以《中华人民共和国法定计量单位使用方法》为准则,具体可参考《法定计量单位在医学上的应用》等参考书。严格实施有关国际标准、国家和法定计量单位,不使用非法定计量单位。实际使用中必须掌握以下几点:①在阿拉伯数字后,一律用计量单位符号,如1天、2小时、4毫克,应写成1d、2h、4mg;②一组同一计量单位的数字,在最后一个数字后标明计量符号,如37~40℃;③当叙述计量单位时,一般应写汉字,如"每升"不应写成"每L";④一个组合单位不得有2条斜线,如表示每日每公斤体重的用药,可用mg/(ks·d)或mg·ks^{-1}·d^{-1},而不能用mg/ks/d;⑤单位符号的字母通常用小写,如ml,但表示升的符号"L"大写,以免与阿拉伯数字1混淆;⑥数值相乘时,均需写上单位,如4×7cm的正确表示应为4cm×7cm。

5. 插图与表格 图表是表达研究结果的重要形式,制作有效的图表是科研论文得以发表的重要环节。

图包括示意图、流程图、曲线图、直方图、饼图和照片图等。每幅图都要有图序(编排序号)和图题(简短确切的标题),两者中间空一格,放于图的下方;图还常常会有"说明"放在图题之下,为图作必要的解释。图例置于图下或图旁,用于描述和识别图的有效信息,便于读者没有参阅正文即能理解图的含义。为了读者看明白图上的某些特殊部位,可以标上箭头、星号或其他标志。病理图片要求注明染色方法和放大倍数。表格设计要清晰、简练、规范,每个表格除有表根、表体外,还要有表序、表题和表注。表格一般采用三线表的格式,表内文字左对齐,数字右对齐且小数位数保持一致,未发现的数据用"-"表示,表内尽可能不用或少用标点符号,有统计学检验结果时要标出。

6. 注意使用正确的简化字和医用术语 以下括号内的词语为不规范词语:①规范的简化字:例如:蛋白(旦白)、年龄(年令)、阑尾(兰尾)等;②医用术语:例如:白细胞(白血球)、发热(发烧)、食管(食道)、血红蛋白(血色素)等。

（二）医学论文的写作步骤

医学论文的写作大多包括选题、查阅文献、整理材料、构思、拟定提纲、写成初稿、修改定稿等几个步骤。

1. 确定论文题目（选题） 选题是撰写论文的第一步。根据作者所从事的专业方向及现有的材料和掌握的信息，确定自己有把握写好的题目。要根据论文写作的 5 个基本原则（科学性、创新性、实用性、可读性和规范性）来选题。

2. 查阅文献，整理材料 作者确定论文的题目后，利用网络数据库或期刊查阅近几年的相关文献，通过整理、阅读、分析文献，了解相关领域的研究进展及发展动态，并从科研和临床实践中，获取各种原始资料、记录、数据并进行归纳整理，以最有力的材料来论证和表达主题。避免论文撰写的重复性，同时保证所选题目的创新性和先进性。

3. 精心构思 作者在充分的收集数据、查阅有关文献和掌握第一手资料的基础上，就可以考虑论文的构思。构思是指围绕论文的主题合理地组织好论文内容结构的思维过程。构思应根据写作目的和范围，反复推敲，考虑通篇布局，要有明确的论题，鲜明的论点，充分的论据和正确的论证方法，还要有正确的结论。

4. 拟定提纲 作者在构思之后，宜先参考论文的写作格式，拟出一个尽可能详尽的写作提纲，以便进行撰写。提纲的主要内容应包括题名、前言、材料和方法、结果、讨论、结论、参考文献和图表等，形成整篇论文布局合理的写作脉络。

5. 初稿 作者根据要求按写作格式及拟定的提纲完成论文初稿。初稿应尽量全面、丰满，也要合乎文体规范，论点、论据、论证齐全，标题层次分明，合乎逻辑，量词的符号、单位要规范。

6. 修改定稿 作者阅读初稿并不断进行修改，从论文的基本观点是否经得起推敲，主要论据是否成立，结构是否合理，论点是否明确，结论是否恰当、可靠，语句是否准确、精练，医学术语及专用词是否使用准确，逐字逐句推敲，找出毛病，并予以改正。论文初稿经过多次反复修改后，才能算最后定稿。论文的格式应与拟投稿期刊的要求一致，以提高录用率。

四、医学论文投稿应注意的问题

论文反复修改定稿后，应尽快投稿，以便尽早发表、及时交流、发挥作用。投稿时要注意以下几点：

1. 了解期刊分类，按质投稿 首先要对自己论文内容所属的专业杂志有了解，然后根据论文的水平决定投向哪一级、哪一类期刊。大多数学术期刊会在每年年初的时候在刊物的适当位置公布当年的报道计划和重点报道内容，作者应及时了解这方面的信息，不要错过投稿时机而延误论文的发表。

> **知识拓展**
>
> #### "中国科技期刊卓越行动计划"
>
> "中国科技期刊卓越行动计划"是由中国科学技术协会、中华人民共和国财政部、中华人民共和国教育部、中华人民共和国科学技术部、国家新闻出版总署等七部委联合实施的科技期刊支持体系，是迄今为止我国在科技期刊领域实施的力度最大、支持资金最多、范围最广的重大支持专项。截止到 2021 年底，领军期刊类项目 22 种，重点期刊类 26 种，多种医学期刊涵盖在内，如《国际口腔科学杂志（英文版）》《信号转导与靶向治疗》《药学学报（英文）》《中国免疫学杂志（英文版）》《中华医学杂志（英文版）》等。

2. 阅读"投稿须知",了解投稿方式 国内医学期刊都有自己的"稿约"或"投稿须知",对期刊的性质、读者对象、稿件内容等作出详细的介绍,并对来稿提出基本要求,如书写格式、名词术语、计量单位、图表格式、公式、参考文献等都有具体的规定。投稿前应认真阅读稿约,清楚所投的期刊对稿件的具体要求,根据其编排格式修改论文,做到有的放矢,提高投稿的命中率。

3. 切忌一稿多投,更不能一稿多发 同一篇论文不能同时投向多家期刊,期刊编辑部一般在收到稿件后3个月内通知作者是否采用,如逾期不通知作者,则可另行处理稿件。

4. 资料真实,不涉密 投稿时编辑部常常会要求附上所在单位的介绍信,注明稿件无侵权,无一稿多投,不涉及保密,无署名争议等内容,以示单位对该论文的发表负责任。

5. 了解投寄方式 目前投稿有两种方式:①传统的邮寄方式,一般以挂号邮寄为主;②网上直接投稿或者通过 E-mail 投稿。网上投稿方便、简捷、快速,目前绝大多数学术期刊均采用网上投稿,作者还可以随时查阅稿件的处理状态。

6. 自留底稿 多数期刊编辑部收到投稿后,即使不采用也不会退回稿件。一般是期刊编辑部收到稿件后,随即寄出一封关于稿件收到的信函,并在信中声明收到稿件3个月(有的是6个月)未得到录用通知的可自行处理稿件,所以,自留底稿可为日后投向其他期刊作准备。

(蒋新军　楚存坤)

思考题

1. 简述文献管理软件在临床科研工作中的作用。

2. 简述查找科研项目的途径,并提取出你感兴趣的研究选题。

3. 请对课题"黄连素对胰腺癌的治疗作用研究"进行预查新。

4. 请检索二肽基肽酶-Ⅳ降低血糖的用药情况,利用专业数据库检索了解该药物在临床的使用情况,并围绕该药设计研究选题。

ER 10-3

练习题

参考文献

[1] 孙思琴,郑春彩.医学文献检索[M].4版.北京:人民卫生出版社,2018.

[2] 郭继军.医学文献检索与论文写作[M].5版.北京:人民卫生出版社,2018.

[3] 孙思琴.医学文献检索[M].2版.北京:中国医药科技出版社,2022.

[4] 王细荣,张佳,叶芳婷.文献信息检索与论文写作[M].8版.上海:上海交通大学出版社,2022.

[5] 任淑敏,孙思琴,吕少妮.信息检索教程:案例版[M].天津:天津科学技术出版社,2020.

[6] 刘宏伟.专利文献检索[M].北京:知识产权出版社有限公司,2022.

[7] 高巧林,章新友.医学文献检索[M].3版.北京:人民卫生出版社,2021.

[8] 王敏,仲超生.信息检索教程[M].南京:南京大学出版社,2021.

[9] 葛均波,徐永健,王辰.内科学[M].9版.北京:人民卫生出版社,2018.

[10] 管进.医学文献检索与论文写作[M].北京:人民卫生出版社,2020.

[11] 黄如花.信息检索[M].3版.武汉:武汉大学出版社,2019.

53检